Health-Preserving in 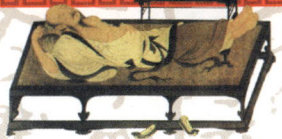 Twenty-Four Solar Terms

贰拾肆节气
养生经

张将曙 编著

四川出版集团·四川科学技术出版社

·成都·

目录

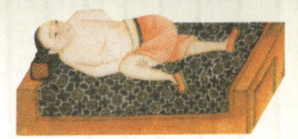

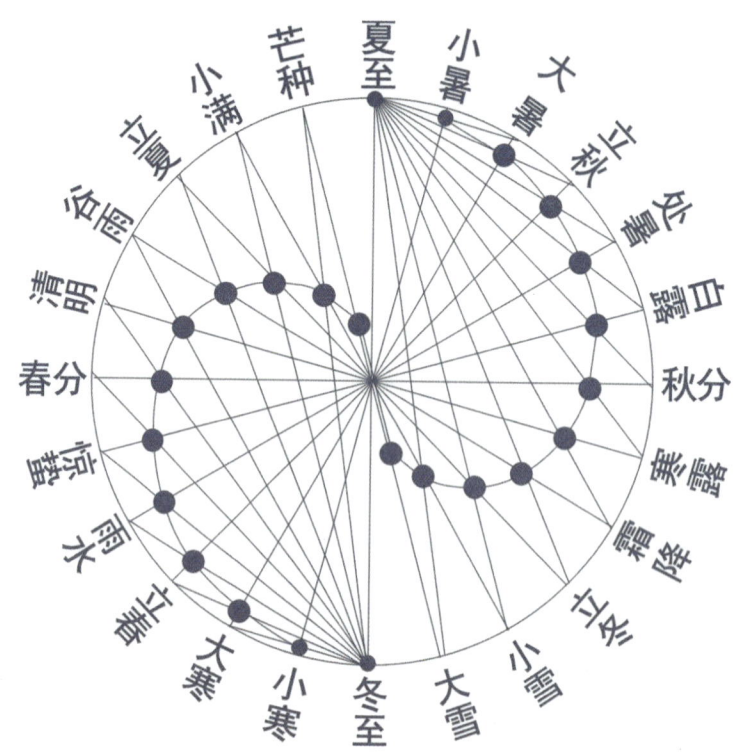

夏至 小暑 大暑 立秋 处暑 白露 秋分 寒露 霜降 立冬 小雪 大雪 冬至 小寒 大寒 立春 雨水 惊蛰 春分 清明 谷雨 立夏 小满 芒种

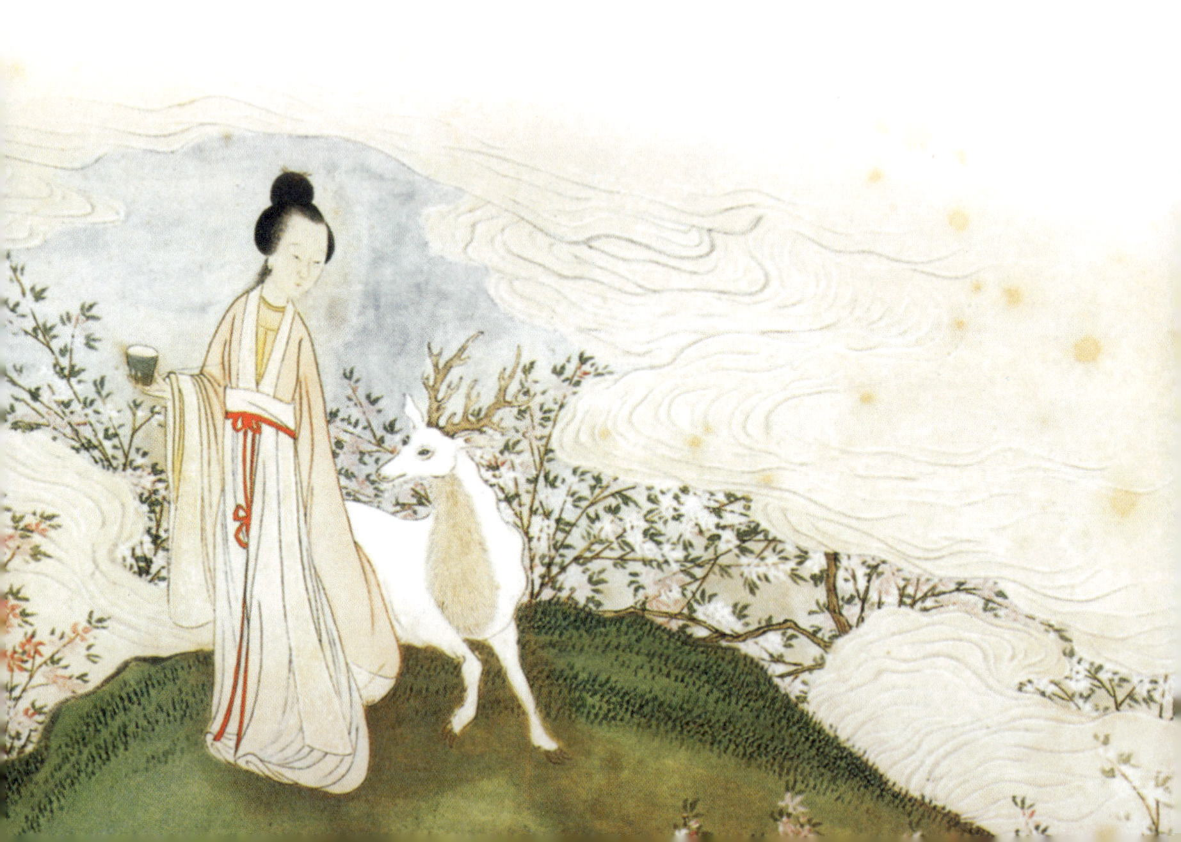

绪论

中国古代历法中，根据太阳在黄道上的位置，将全年划分成24个段落，每一段落就是一个节气，每个节气相隔15天，这就是二十四节气。二十四节气详细、科学地反映了一年之中复杂而多变的气候，以及大自然微妙的规律变化，指导着古代人们的衣食住行、生活起居。

二十四节气养生以《黄帝内经》中"天人合一，顺应四时"的养生法则为基础，解释了二十四节气与人体健康的关系，对不同季节、不同节气的气候特点、养生重点进行总结，至今仍是人们顺应时节养生的黄金标准。

《黄帝内经》："天人合一，顺应四时"的养生法则

"天人相应"的思想是中医学最根本的核心思想，几千年来一直指导着中医学的发展。奠定中医学根基的著作《黄帝内经》中说："人与天地相参也，与日月相应也。"这句话的意思是人和天地互相参照，和日月互相感应，所以人要顺应天地日月的变化。它体现出来的就是"天人相应"的思想。

人是大自然的结晶，生活在大自然的环境之中，正如《黄帝内经》所说"天地合气，命之曰人"。人的生存需要依赖大自然的给养，即"人以天地之气生，四时之法成"。人和大自然的关系如此息息相关，大自然的变化必然会引起人体的变化，只有充分适应大自然的变化规律，遵循"天人相应"，人体才能处于健康平衡的状态。

二十四节气养生：人体节律周期的健康之道

"天人相应"的思想，揭示了人与大自然之间的紧密联系。自然界的各种变化，无论是四时气候、昼夜晨昏的交替，还是日月运行、地理环境的演变等，都会直接或间接地影响人体，使人体产生相应的变化。如盛夏天气炎热，人体的气血趋向于体表，所以表现为皮肤松弛，汗孔开张而多汗；隆冬天气严寒，人体的气血趋向于里，所以表现为皮肤紧密，汗孔关闭而少汗。人体阴阳气血也会受昼夜晨昏的影响：人体的阳气在白昼时运行于体表，有利于脏腑机体活动；夜晚则阳气内敛，便于人体睡眠休息。

由于大自然的变化对人体有着极为重要的影响，因此人们必须掌握和了解自然环境的特点，顺应自然界的变化来进行保养，调摄身体，与天地阴阳保持协调平衡，使人体内外环境处于和谐的状态，这样才能有益身心、健康长寿。

正因如此，《黄帝内经》提出了按照时节来调摄身体的养生之道。《黄帝内经》中说："故智者之养生也，必顺四时而适寒暑，和喜怒而安居处，节阴阳而调刚柔。如是则僻邪不至，长生久视。"意思是，高明的养生之人，一定会顺应四季气候的寒暑变化，调畅情绪，安于所处的环境，调和阴阳，做到刚柔相济。这样邪气就不会侵袭身体，从而可以延年益寿。

一年四季气候变化较大，在同一个季节，气候也相差不小，而最能详细反映四季气候变化的就是二十四节气。二十四节气的气候、物候状况都会对人体的变化产生影响，因此人们要根据二十四节气的特征，积极顺应大自然的变化，不断调整衣食住行、运动锻炼、精神情绪，从而使身体处于阴阳平衡、气血调和的状态。

二十四节气养生继承和完善了《黄帝内经》的养生思想，是最科学合理、最符合"天人相应"思想的养生方法之一。

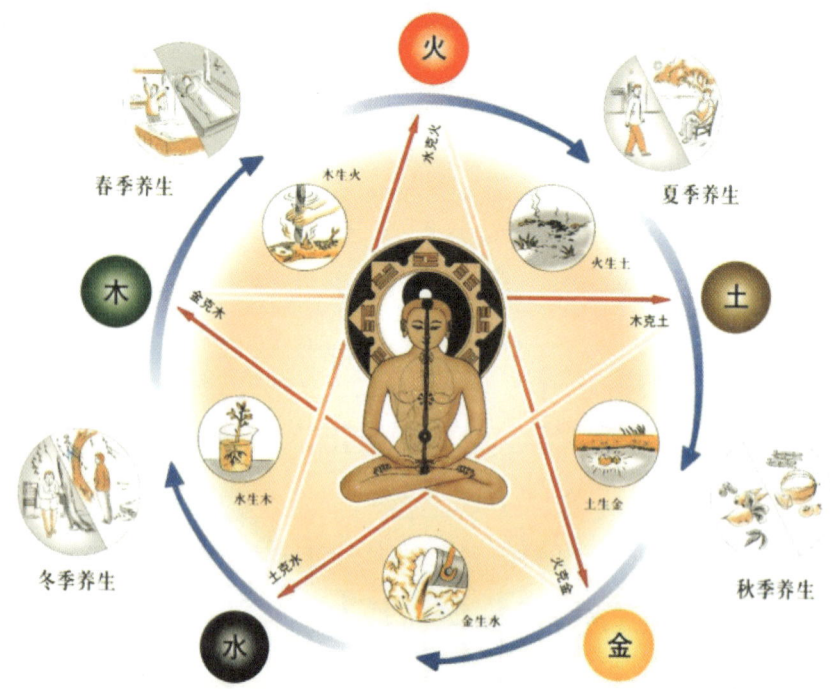

图1 五行生克关系与四季养生

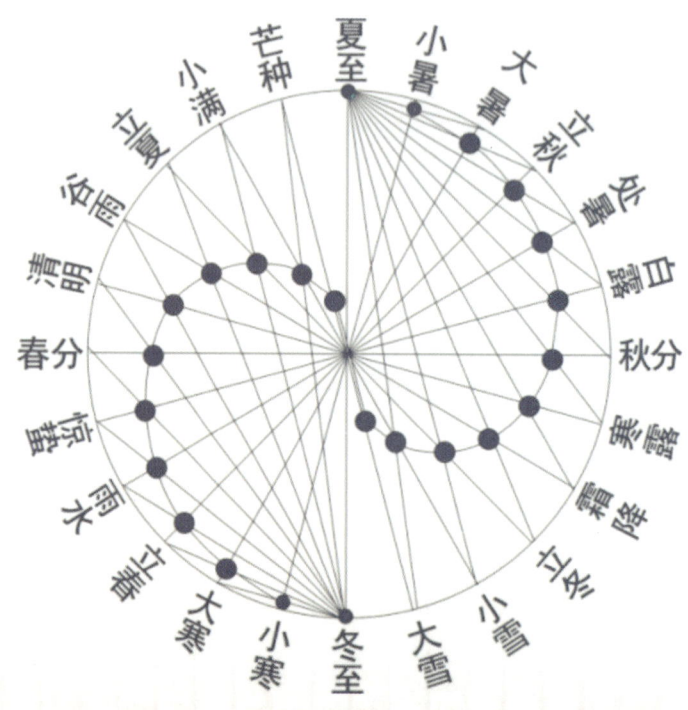

图2 二十四节气

春季篇

春天三个月，草木发芽，天地一派生机，万物欣欣向荣。此时人们应该晚一点睡，早一点起，在庭院缓步而行，披散头发，舒展形体，使情志顺应春生之气而舒畅条达，不要损害、克伐它。这是适应春季时令的养生法则。违背这个法则，就会伤及肝气，生长之气不足，到夏天就会发生寒性病变。

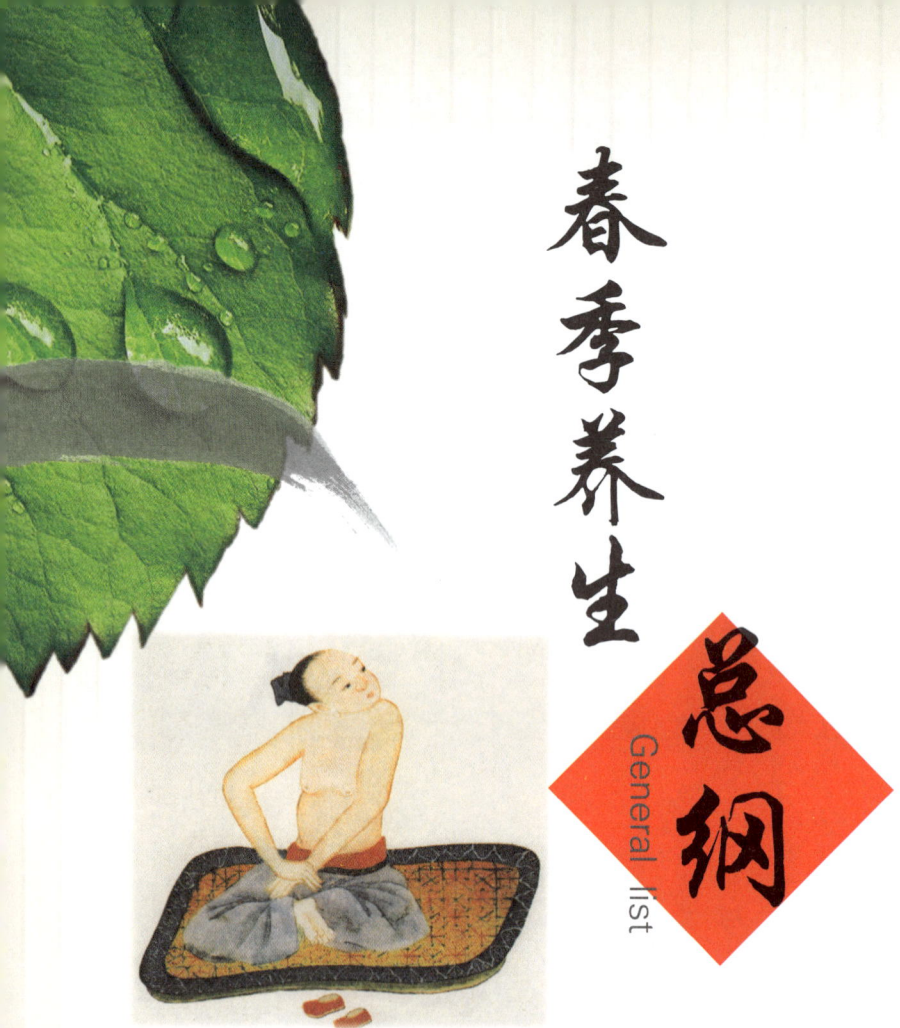

春季养生

总纲

General list

《黄帝内经·素问·四气调神大论篇》

春三月，此谓发陈，天地俱生，万物以荣，夜卧早起，广步于庭，被发缓形，以使志生，生而勿杀，予而勿夺，赏而勿罚，此春气之应，养生之道也。逆之则伤肝，夏为寒变，奉长者少。

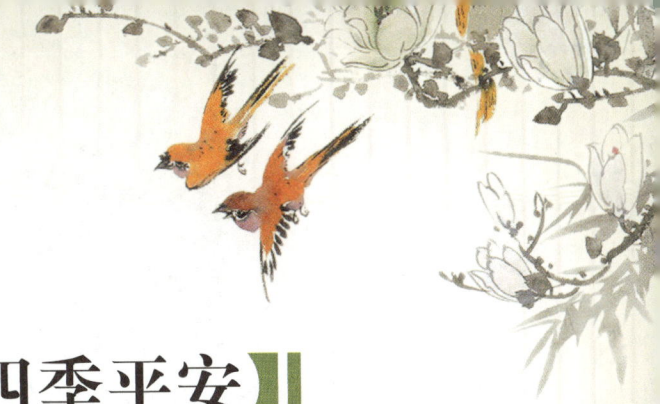

养阳护肝，四季平安

春季是指农历的1～3月，包括了立春、雨水、惊蛰、春分、清明和谷雨6个节气。在经历一个寒冷的冬季后，春回大地、万物复苏、鸟语花香，大自然呈现出一片欣欣向荣的景象，正是养生的好时节。一年之计在于春，做好春季的保健养生，能为一年的健康打下良好的基础。

根据中医的五行理论，春季在五行中属木，与五脏中的肝相对应。五行中的木，指树木，树木具有生长、升发、舒畅、条达的特性。肝与树木相似，中医将肝的特性概括为"喜条达而恶抑郁"，就是说肝像树木一样，喜欢不受约束，不被压抑。春季树木萌发生长，肝脏的功能也开始活跃，排出浊气，调畅气血，肝气引导人体内的气血向外发散，就像树木向四周生长一样。因此，春季养生重在养肝护肝。

春季气候回暖，万物生长，天地间的阳气开始回升，与此相应的是，人体内的阳气也开始逐渐上升。由于万物升发，人体内的气血由内向外发散，趋向于体表，体内阳气也向外蒸腾。因此很多人容易出现体表阳气充盛，而体内阳气虚弱的状况。所以，《黄帝内经》中提出了"春夏养阳"的养生法则，此时养阳，可起到事半功倍的效果。只有体内阳气充盛，才能适应春季阳气不断向外蒸腾的特点。

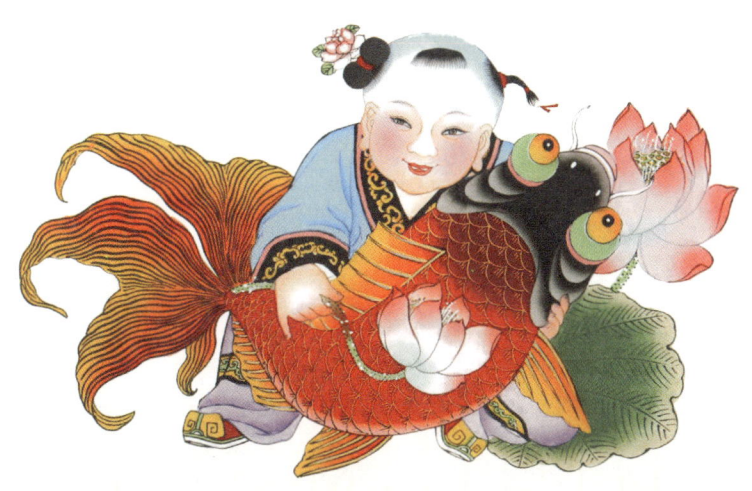

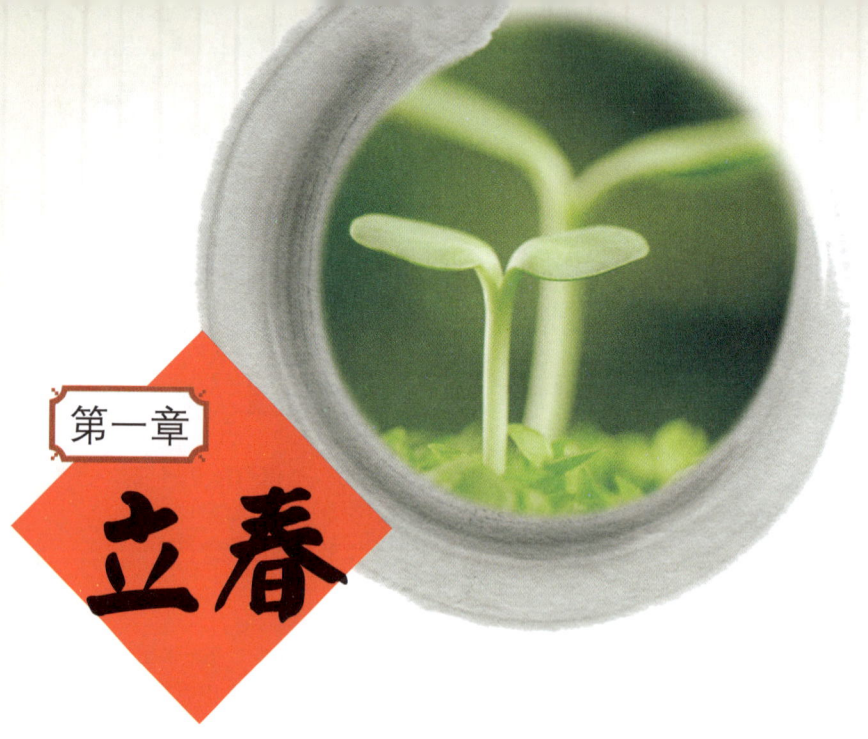

第一章

立春

立春雨水到，早起晚睡觉

立春是二十四节气中的第一个节气，在每年**公历的2月4日**前后。立春意味着从这一天起，春季开始了。

古人将每个节气的15天，分为三候，一候5天。立春的三候为："**一候东风解冻，二候蛰虫始振，三候鱼陟负冰。**"立春第一候时，东风送暖，大地开始解冻；第二候时，蛰居的虫类慢慢在洞中苏醒；第三候时，河里的冰开始溶化，鱼开始到水面上游动，此时水面上还有没完全溶解的碎冰片，如同被鱼负着一般浮在水面。古人巧妙地用大自然事物的变化，来描述立春节气的气候和物候。

气候特点

◎天气变暖，风寒未退，忽冷忽热

立春是冬季向春季过渡的节气，此时，东风送暖，大地解冻，白天的时间逐渐变长。立春时虽然气温在慢慢变暖，但是温度变化较大，天气乍寒乍暖，气候仍以风寒为主。因此在立春时，应注意防寒、防风，积极关注天气变化，及时增减衣物。

> 夫四时阴阳者，万物之根本也。所以圣人春夏养阳，秋冬养阴，以从其根。
>
> 《黄帝内经》

◎春意盎然，正当养肝

立春时节，人体顺应自然，肝气也开始活跃，此时最宜养肝护肝，以增强肝脏功能。

立春养肝应分3个方面：一是补肝，立春时肝气活跃，所需要的营养也增加，所以应该补养肝血，以适应肝气活跃的变化。二是疏理肝气，立春时草木生长旺盛，肝气也逐渐增强，肝像树木一样不能被压抑，所以此时应该使肝气通畅，防止肝气郁结。三是护肝，立春时节肝气旺盛，人容易生气发怒，而生气发怒，又容易使肝气郁结化火，肝火炽盛，会加重怒气。因此立春之时，一定要保持精神愉悦，心情舒畅，控制情绪，尽量不要生气发怒。

◎立春要养阳，养生不瞎忙

立春预示着大自然开始进入春季。此时万物生长，天地间阳气开始增强，人体适应着自然，体内的阳气也开始增长。在这个时候，顺应阳气增长的规律来调补人体内的阳气，可收获事半功倍的效果，使体内阳气充沛，由内而外护养全身。

◎身体不暖，风寒为患

立春时节，天气变暖，但仍多风寒。此时冷、暖空气交替出现，天气忽冷忽热，但是气候仍以风寒为主。由于人体的阳气向外升发，皮肤的毛孔逐渐张开，肌肤腠理变得疏松，人体对寒邪的抵抗能力减弱。因此，立春时要特别注意保暖防寒。

立春时常出现大风天气，风气通于肝，外风引动内风，容易引起肝风内动，导致血压升高、中风等疾病。所以立春时一定要注意避免吹风，大风天气不宜外出。

起居养生

> 以立春日清晨煮白芷、桃皮、青木香三汤沐浴，吉。
>
> 宋·《云笈七签》

白芷和青木香都是芳香化浊、祛风、燥湿之药；桃皮即桃树的枝皮或根皮，据《本草纲目》载，有"辟疫疠"之效。将3味药煎水洗浴，尤其是在春季应用，对防病治病很有功效。

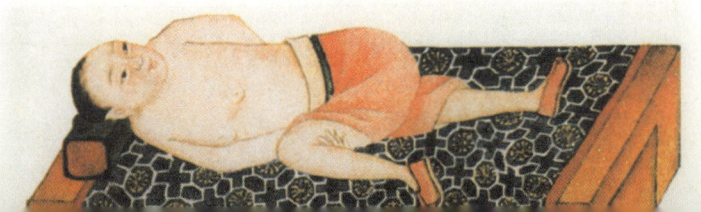

◎立春雨水到，早起晚睡觉

"立春雨水到，早起晚睡觉"，是我国民间流传已久的一句养生谚语，这个观点和中医经典著作《黄帝内经》中的养生观念完全一样。立春之后，天气逐渐变暖，白天的时间逐渐变长，夜晚的时间随之变短，此时人应该适应大自然的变化，早起晚睡，延长活动的时间，以使阳气得到充分地生发。如果违反这个规律，则阳气不能自由地向外生发，会导致阳气郁结，引起"上火"，还会损伤肝气，伤及肝脏。由于阳气被抑制，生长不足，到了夏天还可能产生寒性病变。

立春时节睡眠的最好时间是晚上11点到次日早上6点。

◎春捂秋冻，寒头暖足

立春以后，天气逐渐变暖，但气候并不是一下子就完全进入春天。从立春到雨水前后这段时间，气温变化比较大，有时候还可能出现"倒春寒"的天气。而此时，由于人体的阳气在向外生发，皮肤的毛孔是处于张开的状态，如果急于把冬装除去，人体很可能会受寒，引起各种疾病。因此，民间有"春捂秋冻"的说法，这是很有道理的。

春捂到底应该怎么捂呢？民间谚语再次给了我们答案：寒头暖足，这是民间流传的春季穿衣的方法，意思就是说，上半身可以适当地少穿一点，稍微冷一点没关系，但是下半身一定要穿厚一点，特别是脚部，要做好保暖。

古代的许多养生著作中也提出了相同的观点。孙思邈在《备急千金要方》中主张春季时穿衣应"下厚上薄"；清代著名的养生专著《养生随笔》告诉人们："春冰未泮，下体宁过于暖，上体无妨略减，所以养阳之生气。"为什么强调这样穿衣呢？因为此时，人体内的阳气向上生发，并通过皮肤向外蒸腾，所以上半身的阳气比较充盛，抗寒能力较强。上半身适当少穿一点衣服，还有助于阳气向外生发。而下半身由于阳气较少，加上地面湿气、寒气较重，因此下半身一定要做好保暖措施，以防寒湿之邪侵袭。

《云笈七签》

◎春心萌动，房事仍需节制

立春之后，万物萌生，阳气生发，人体各脏腑的功能也逐渐活跃起来，使得性腺的分泌也开始增多。性腺能分泌性激素，可使人感觉精力充沛，同时也容易使人产生性冲动。春心萌动，但是房事需要节制。如果不对性欲进行节制，过度进行房事，会耗气伤精，损伤阳气。而春季养生是以养阳为主，应补阳助阳，损伤阳气是大忌。所以，在立春时节，应当节制性欲。

◎立春午睡，可消春困

春季，人容易感到困倦、疲乏、昏昏欲睡，这就是春困。春困是怎么产生的呢？进入春季后，随着气温的升高，人体的毛孔、汗腺、血管开始舒张，皮肤血液循环开始增强，这样一来，供给大脑的血液就会相对减少。随着天气变暖，体内新陈代谢逐渐旺盛，耗氧量不断增加，大脑的供氧量就会出现不足，所以人们就会感到困倦、昏昏欲睡。

春困一般是发生在下午，午饭后睡一会午觉，可以很好地预防春困的发生。午饭后，大量的血液流向胃部，以帮助胃进行消化。此时脑部的血液供应减少，容易犯困。这时午睡一会儿，可以让大脑得到休息，消除疲劳，使精力充沛，还能增强身体的免疫力。一般而言，午睡宜安排在午饭后半小时到1小时之间。午睡时间以半小时左右为宜，最多不要超过1小时。睡不着也不要紧，静卧半小时，闭目养神，也能收到午休的效果。

食疗养生

是月宜食粥，有三方：一曰地黄粥，以补虚……二曰防风粥，以去四肢风……三曰紫苏粥……

唐·《千金月令》

地黄粥，性味甘苦，凉，有滋阴养血之效；防风粥性味辛甘，温，有发表、祛风、胜湿之效；紫苏粥性味辛、温，有下气消痰之效。立春时节，可根据身体情况选择服食。凡阴虚内热者，服食地黄粥；风湿头痛者，服食防风粥；常有咳喘者，服食紫苏粥。

◎以清淡为主，以养肝为先

立春以后，阳气增长，肝气渐旺，人很容易上火，出现舌苔发黄、口苦咽干等症状。因此在饮食上应该以清淡为主，忌油腻、生冷及刺激性食物。立春后可适当地多吃一些青绿色的蔬菜，尤其是性味为辛甘的蔬菜，有助于体内阳气的升发。这类蔬菜主要有大葱、香菜、芹菜、豌豆苗、胡萝卜、菜花、白菜及青椒等。有上火症状的人可以喝一下清火的汤茶，如绿豆汤、金银花茶、菊花茶、莲子心泡水等。

立春节气，应注重养肝，在饮食上可以选择一些补肝养肝的食物，如动物肝脏、鸭血、乌梅、豆制品、鸡蛋等。

◎宜辛甘发散食物，忌酸涩收敛之味

孙思邈的《备急千金要方》中记载："当春之时，食宜省酸增甘，以养脾气。"立春以后，人体阳气生发，肝气增强，在饮食上应该吃一些辛甘发散的食物，以帮助阳气升发，使肝气舒畅。辛能发散，甘能补阳，辛甘的食物主要有大葱、香菜、大枣、花生、胡萝卜、萝卜、冬笋、山药、蜂蜜、苹果、柚子、梨、猕猴桃等。

在五脏与五味的关系中，酸味入肝，具有收敛的作用，不利于阳气的生发和肝气的顺畅，因此要少吃酸涩的食物，如醋、柠檬、山楂等。

◎立春适宜吃芽菜、韭菜

芽菜是指植物新长出来的嫩芽或芽苗一类的蔬菜。立春后万物复苏，植物萌芽，芽菜是很好的生发性食物，有助于人体内阳气生发，气血发散。立春后很适宜吃芽菜，常见的芽菜有各种豆芽、香椿芽、豌豆苗等。

韭菜被人们称为"起阳草"，具有温中补阳的功效，立春时节食用韭菜，可以养护人体的阳气。韭菜独特的辛香味是其所含的硫化物形成的，这些硫化物有一定的杀菌消炎作用，有助于提高人体的免疫力。初春时节韭菜的品质最佳，立春正是吃韭菜的好时候。

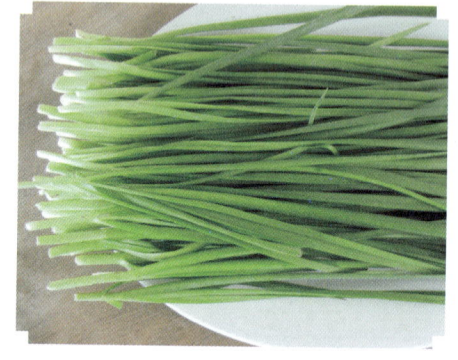

◎立春养生食疗

（1）地黄粥

材料： 干地黄60克，花椒50粒，生姜1片，大米100克。

做法： 将干地黄洗净，加水煮汁，滤出汁液。大米加水煮粥，煮沸以后加入地黄汁，用干净的纱布将花椒和生姜包起来，放入粥里一起煮。粥熟以后，取出纱布包即可。

功效： 补肾养肝，防治阴虚、血虚所引起的虚风内动，症状可见头晕、耳鸣、手足震颤、肢体麻木等。还可以温中健脾，增强脾胃功能。

（2）防风粥

材料： 防风10~15克，葱白2根，大米50~100克。

做法： 防风洗净入锅，熬煮数分钟，将药液滤出来备用；把大米淘洗干净后入锅，加入适量清水，熬煮成稀粥后，在粥内加入防风药液，放入洗净切碎的葱白（葱的白色部分），小火稍煮后即可调味食用。

功效： 疏风散寒，祛湿止痛。适用于防治外感风寒湿邪后引起的发热怕冷、头痛鼻塞、周身酸痛。

（3）紫苏粥

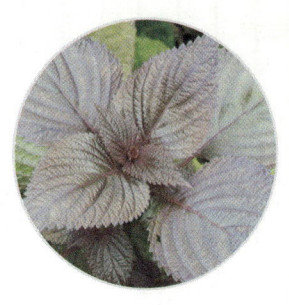

材料：紫苏叶15克，红糖适量，大米100克。

做法：将大米煮成粥，待粥快要熟的时候加入紫苏叶稍微煮一会儿，再加入红糖调匀。

功效：紫苏叶具有开宣肺气、发表散寒、行气宽中的功效，大米粥能健脾养胃，所以紫苏粥能宣通肺气、发汗散寒、健运脾胃，可防治感冒风寒、咳嗽、胸闷不舒等病症。

（4）韭菜炒虾仁

材料：干虾仁30克，韭菜250克，鸡蛋1个，酱油、淀粉、盐、植物油、香油各适量。

做法：干虾仁洗净用水涨发，约20分钟后捞出，沥干水分备用。韭菜择洗干净，切成3厘米的长段。鸡蛋打入碗里，搅拌均匀加入淀粉、香油调成蛋糊，把虾仁倒入拌匀备用。炒锅烧热后倒入植物油，待油烧热下下虾仁翻炒，蛋糊凝住虾仁后放入韭菜段同炒，待韭菜段炒熟，放盐、酱油，翻炒均匀后出锅。

功效：补肾阳、固肾气、通乳汁。韭菜含有大量粗纤维，能刺激肠壁，增强肠蠕动，可防治便秘。

（5）豆芽平菇汤

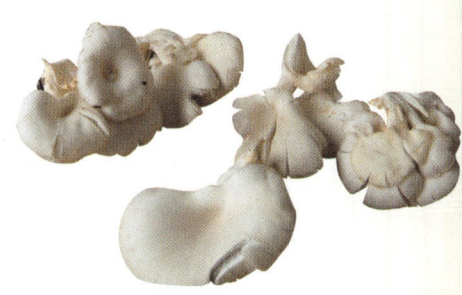

材料：黄豆芽、平菇各150克，盐、味精、香油各适量。

做法：黄豆芽洗净，平菇洗净，撕成条儿。锅中倒入适量开水，放入黄豆芽大火煮3分钟，再加入平菇条煮2分钟，放盐、味精调味，淋上香油即可。

功效：养肝、利湿、清热、通脉，尤其适用于肝硬化患者食用。

调神养生

> 人借气以充身，故平日在乎善养。所忌最是怒，怒气一发，则气逆而不顺，窒而不舒，伤我气，则伤我身。
>
> 清·《养生随笔·戒怒》

◎谨防怒火伤肝

根据中医五行理论，春属木，在五脏中，肝属木，而在人的七种情志（喜怒忧思悲恐惊）之中，怒属木，因此，春、肝、怒这三者关系非常密切。

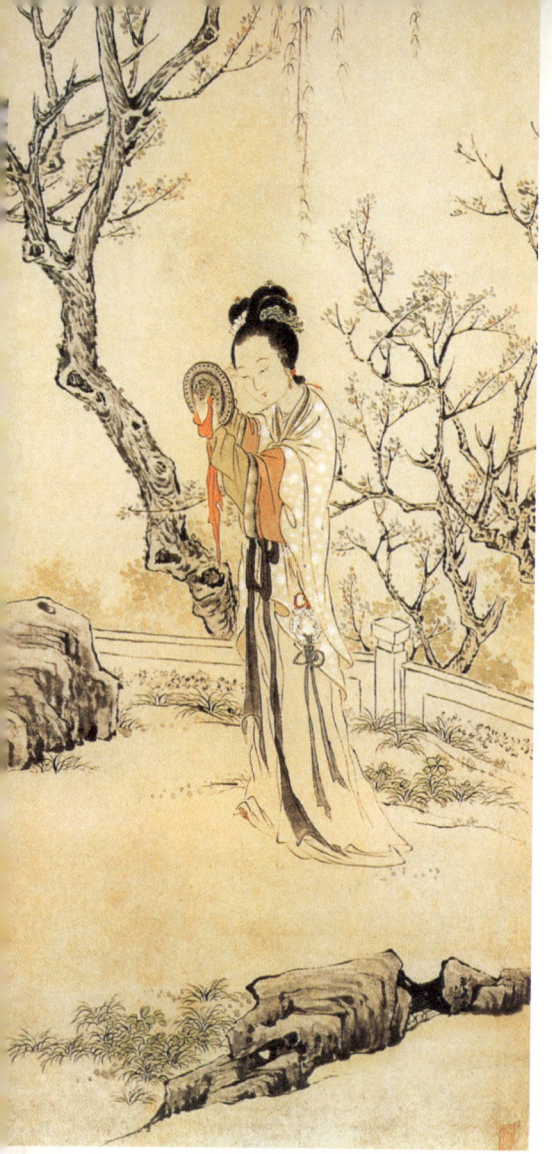

立春后，人体内肝气渐盛，人容易生气发怒，而"怒伤肝"，发怒会使肝气郁结，从而肝郁化火，损伤肝脏。因此，春季养生，应调神志，消怒气。

日常生活中难免会遇到使人生气的事情，这个时候，可以通过一些方法控制自己的情绪。

❶ 心理暗示法。当遇到生气的事情时，在心里不断地提醒自己：不要生气，不能发怒。因为发怒不仅解决不了问题，反而会伤害自己的身体。在这种心理暗示之后，就能逐渐控制自己的怒气，使情绪放松下来。

❷ 宣泄疗法。通过一定的方式把郁结在心里的不良情绪宣泄、释放出来。最简单的办法就是找朋友或者亲人聊天，把心里的不快说出来，这样能起到很好的缓解作用。也可以通过运动来释放心里的不良情绪，如跑步、打球、登山等等。

❸ 转移法。当出现不良情绪时，可以去做一些自己感兴趣的事情，来转移注意力，如听歌、看电影等等。

❹ 使生活丰富多彩。多培养一些兴趣爱好，让自己的生活丰富多彩，增加生活的乐趣，可以大大减少不良情绪的产生。读书、养花、养宠物、品茶、旅游、交友等，都能使人心情愉悦。

运动养生

治肝用嘘字导引……此能去肝家积聚风邪毒气，不令病作。——春早暮，须念念为之，不可懈惰，使一暴十寒，方有成效。

明·《修龄要指》

◎室外运动

立春之后，春风送暖，万物复苏，大自然呈现出一派生机，此时很适合走出去，亲近自然。去郊外春游、在公园散步、慢跑、放风筝、登山、骑单车……都是很适宜的室外活动。

为了保障安全，立春时节在室外进行运动锻炼要注意以下几点。

1 晨练不能太早。立春时节，清晨和夜晚气温仍然偏低，而且此时空气中悬浮物较多，不宜进行锻炼。锻炼的最好时间是日出以后，这时气温逐渐升高，雾气已经消散，此时锻炼可以预防感冒和其他呼吸系统疾病。

2 避开大风扬沙天气，也不要在起风的时候到土质场地运动，以免吸入灰尘，刺激呼吸系统。

3 运动前要适量补充水分。运动前喝一些牛奶、豆浆等热饮，不仅可以提供运动时所需的能量，还可以加速血液循环，为身体提供充足的氧分。但是不能喝得太多，也不能喝完之后立即进行运动。

4 运动前要热身。运动前的热身，不仅可以有效地防止运动损伤，还能提高健身的效果。运动后也要做一些调整活动，使人体尽快从运动的紧张状态中恢复过来。

5 注意保暖。初春时节气温还比较低，很多人在运动发热后大量减少衣物，容易引起受寒。在运动时以及运动后要注意保暖。

◎室内运动

初春时节，在北方的大部分地区，天气依然比较寒冷，不适合进行室外活动，在这种情况下，一些在室内也可以进行的保健养生操就非常适合了。

（1）嘘字导引功

春季养生护肝，嘘字导引功是一种最为适宜的功法。导引是按照一定规律和方法进行的肢体运动和呼吸吐纳的一种养生术，属于气功的一种。嘘字导引功是古代养生家非常推崇的一套养生功法，在明代养生家冷谦的养生专著《修龄要指》中有详细记载。练习方法为（图3）：

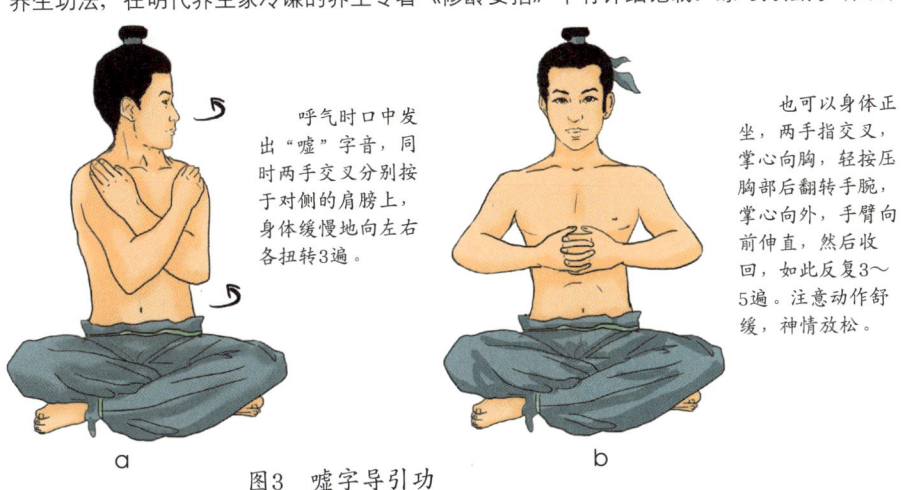

呼气时口中发出"嘘"字音，同时两手交叉分别按于对侧的肩膀上，身体缓慢地向左右各扭转3遍。

也可以身体正坐，两手指交叉，掌心向胸，轻按压胸部后翻转手腕，掌心向外，手臂向前伸直，然后收回，如此反复3～5遍。注意动作舒缓，神情放松。

a   b

图3　嘘字导引功

这一功法具有泄出肝之浊气、疏肝理气的功效，能使肝气升发，气血调和，全身气机顺利升降，并具有明目的功效。只要勤加练习，就能起到养肝护肝的作用。对于平素肝胆虚弱、或肝旺脾弱、或肝肾不足的人群尤为适宜。

（2）胆腑导引功

肝与胆关系密切，两者的功能息息相关。立春后，肝气升发，胆气也必须升发，才能带动其他脏腑之气升发，犹如春暖花开，万物俱荣。所以立春养生要重视对胆的养护调理。胆腑导引功记载于《修龄要指》，是调养胆的功法。练习的方法为（图4）：

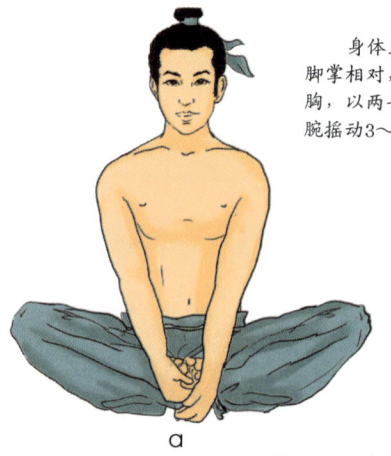

身体正坐，两脚掌相对，昂首挺胸，以两手挽起脚腕摇动3~5下。

也可盘腿而坐，两手撑地，支撑身体，用力挺直腰脊3~5次，能祛除胆腑的病邪毒气。

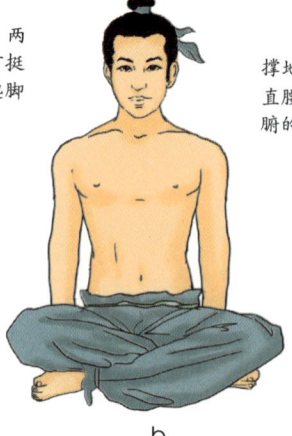

这套功法能通畅少阳胆经的气血，升发少阳胆气，祛除胆腑的病邪毒气，对于机体五脏六腑的保健具有很好的功效。

a　　　　　　b

图4　胆腑导引功

经络养生

经络是分布于人体全身的一条条气血运行的通道，而穴位则是经络上一个个感应点。经络穴位和脏腑的功能关系密切，每个脏腑都有属于自己的经络。通过按摩相关的经络穴位，可以增强脏腑功能，调节身体平衡，从而起到强身健体、防病治病、保健养生的作用。

◎养肝护肝

（1）按揉期门穴

取穴： 在胸部，当乳头直下，第6肋间隙，前正中线旁开4寸。

手法： 用双手拇指按揉期门穴36次，力度适中（图5）。

功效： 每天早晚各按摩一遍，能有效提高肝功能，还能防治慢性肝炎、肝硬化等症。

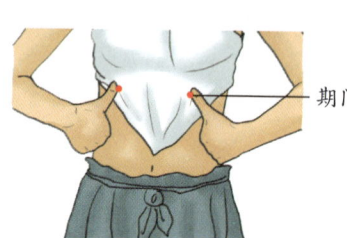

期门

图5　按揉期门穴

（2）按揉肝俞穴

取穴： 在背部，当第9胸椎棘突下，旁开1.5寸。

手法： 用拇指指腹按揉肝俞穴50次，力度较轻（图6）。

功效： 此穴位于人体背部肝区，能疏肝理气，增强肝脏功能。

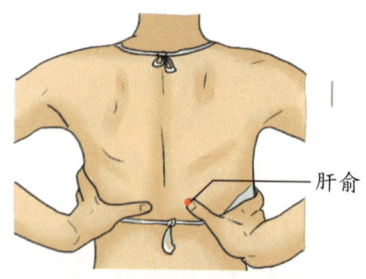

肝俞

图6　按揉肝俞穴

（3）点按外关穴

取穴： 在前臂背侧，腕背横纹上2寸，尺骨与桡骨之间。

手法： 拇指点按外关穴50次，用力均匀，以局部有酸胀感为宜（图7）。

功效： 此法能通经脉、调气血，疏肝理气。

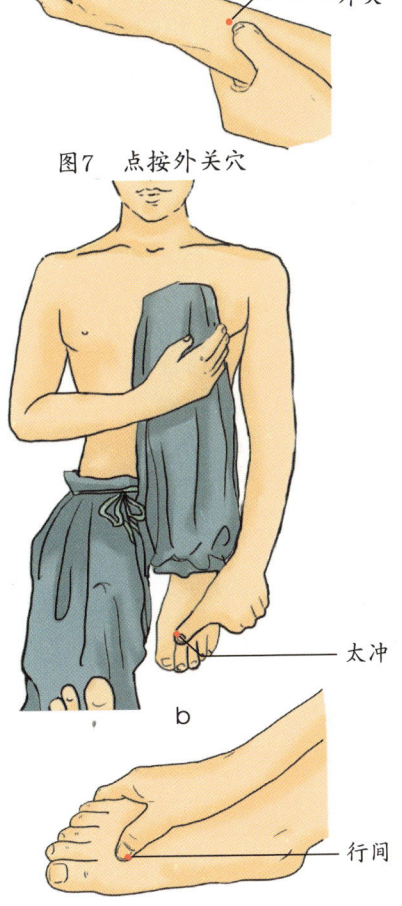

图7　点按外关穴

（4）点按足三里穴、太冲穴、行间穴

取穴： 足三里穴在小腿前外侧，屈膝时膝盖外侧凹陷下3寸，距胫骨前缘一横指（中指）。太冲穴在足背侧，当第1跖骨间隙的后方凹陷处。行间穴在足背侧，当第1、2趾间，趾蹼缘的后方赤白肉际处。

手法： 用拇指点按足三里穴、太冲穴、行间穴，力度由轻渐重，连续均匀地按压36次（图8）。

功效： 刺激足三里、太冲两穴可以调理各种体内气血所致之病，疏肝理气。加按行间穴可疏解肝气，增强肝脏功能。

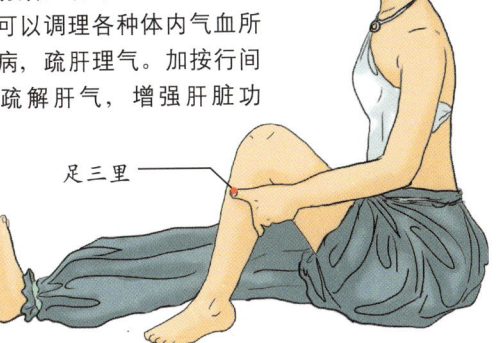

图8　点按足三里、太冲穴、行间穴

◎益肾养阳

（1）点揉风池穴

取穴： 在项部，当枕骨之下，与风府相平，胸锁乳突肌与斜方肌上端之间的凹陷处。

手法： 先将双手掌心贴住耳孔，挤压数次后，再以拇指点揉风池穴15~20次（图9）。

功效： "头为诸阳之会，唯风可到"，刺激风池穴，可壮阳益气，又可祛除外邪。

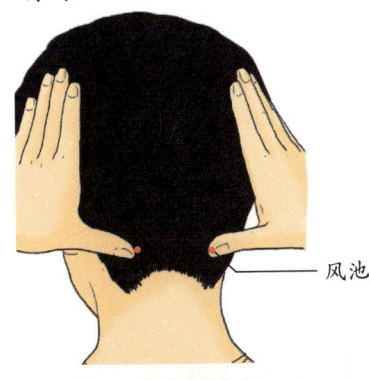

图9　点揉风池穴

（2）按揉肾俞穴

取穴： 在腰部，当第2腰椎棘突下，旁开1.5寸。

手法： 用双手拇指按揉肾俞穴，顺时针方向旋转按摩，逐渐用力，以有酸胀感为佳，按摩36圈（图10）。

功效： 刺激肾俞穴可温肾壮阳、固精培元，防治因肾亏引起的腰酸背痛等症。

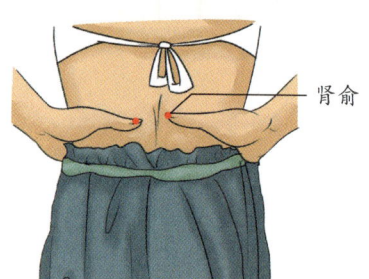

图10　按揉肾俞穴

（3）按揉合谷穴、鱼际穴、足三里穴

取穴： 合谷穴在手背虎口处，第1掌骨与第2掌骨间陷中。鱼际穴在手拇指第1掌指关节后凹陷处，约当第1掌骨中点桡侧，赤白肉际处。

手法： 用拇指按揉合谷穴、鱼际穴、足三里穴3~4分钟，按揉合谷、鱼际两穴时应朝小指方向用力，以感觉酸胀为宜，左右手交替进行（图11）。

功效： 合谷、足三里两穴是人体常用的保健要穴，配合刺激鱼际穴，可以很好地调节机体免疫功能，保护肾脏、补益气血，有效缓解腰腿疲劳等症。

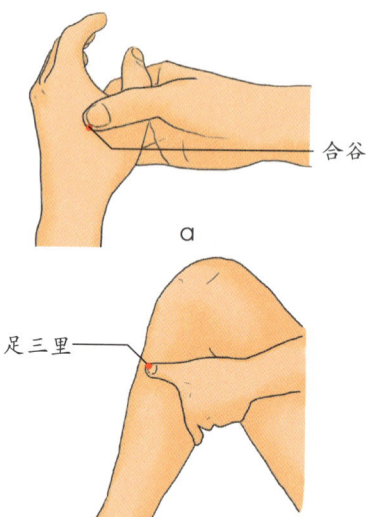

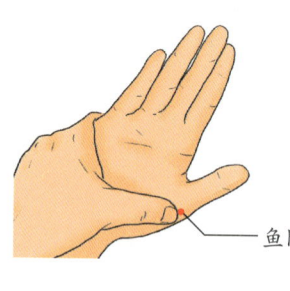

图11　按揉合谷穴、鱼际穴、足三里穴

（4）按揉然谷穴

取穴： 在足内侧缘，足舟骨粗隆下方，赤白肉际。

手法： 用双手拇指指腹按揉然谷穴18次，逐渐发力，以感觉胀痛为宜（图12）。

功效： 然谷穴是肾经的体表浅穴，可以泻热，又能调和肾脏的阴阳，对调整肾部微循环效果显著。

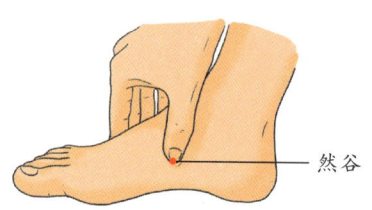

图12　按揉然谷穴

常见病防治

立春时节，气候很不稳定，天气变化无常，气温忽高忽低，这个时候，人很容易因为不能适应气候的变化而患病。立春时，冬季刚结束，在冬天人体新陈代谢速度减慢，免疫力下降，进入立春，人体还没有从冬天的状态中恢复过来，这也是立春时发病率高的一个原因。

立春时要有针对性地预防这一时段容易出现的疾病，如感冒、过敏性鼻炎等。下面介绍这两个疾病的防治方法。

◎感冒

感冒的种类多种多样，立春时最常见的是风寒感冒和流行性感冒。风寒感冒是由于没有做好保暖，感受了外界风寒邪气而引起的。风寒感冒主要表现为怕冷，或有发热，不出汗；鼻子不通气，打喷嚏；鼻涕较多，清稀如水；嗓子痒，咳嗽，咳白色清稀的痰液。流行性感冒简称为流感，是由流感病毒引起的传染性很强一种疾病。流感除了有鼻塞、流涕、打喷嚏、咳嗽等普通的感冒症状，还会出现突然发病、怕冷、发高烧、头痛、全身肌肉关节酸痛、全身没力气、没有食欲等较严重的症状。

● 预防方法

对于感冒，要注重预防，预防做得好，可以大大减少感冒的发病率。

①关注天气变化，及时增减衣物，注意防寒保暖。

②坚持锻炼，提高免疫力，增强对病邪的抵抗力。

③注意个人卫生，勤洗手；可尝试用冷水洗脸，能增强皮肤和黏膜对病毒的抵抗能力。

④常打开门窗透气，保持室内空气流通；如果家中有流感病人，可以用熏醋法对房间进行消毒。

⑤感冒流行期间，尽量少去人多的场合。

● 防治验方

生活中一些食疗方法能增强人体免疫力、祛病除邪，对感冒有好的预防和治疗作用。

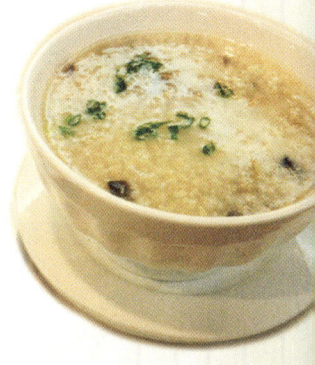

神仙粥

材料	糯米100克，葱白、生姜各20克，食醋30毫升。
功效	发汗解表，祛风散寒。
适用	风寒感冒。

葱白就是大葱或小葱叶子和须根之间的白色部分。做神仙粥时，先把糯米煮成粥，再把葱白、生姜切碎，放入粥内，煮沸5分钟后倒入食醋，立即起锅。趁热喝粥，然后盖好被子躺在床上，帮助身体发汗。15分钟后便会觉得胃里面热气升腾，全身微热，出点微汗。每天早晚各1次，1~2天即可康复。

红糖姜饮

材料	姜、红糖各25克。
功效	祛风发汗，增强正气。
适用	防治风寒感冒和流感。

姜洗净切片，红糖捣碎。在锅里放入姜片，加适量清水，大火烧沸，改用小火煮25分钟，加入红糖，调匀即可。每日服用1次。

◎头痛

头位于身体的最高部位，中医认为，人体五脏六腑的清阳之气，都沿着经络向上进入头部，所以头为"诸阳之会"。风邪为阳性之邪，风邪侵入人体后，也会向上游走，在头部发病。所以《黄帝内经》中说："伤于风者，上先受之。"

立春时节是冬春之交，时常有大风天气，如果生活起居没有避风，很容易被风邪侵犯而引起头痛。另外，立春时节肝气渐盛，如果肝气不顺畅，则气郁化火，火热生风，形成了中医所说的内风，即肝风。肝风上扰头目，则引起头痛、眩晕等。

● 预防方法

① 保持心情舒畅，防止情绪紧张、焦虑、愤怒。注意劳逸结合，避免过度疲劳，保证充足的睡眠时间，避免熬夜。

② 饮食宜清淡，不可过食辛辣刺激性食物。不可过量喝咖啡、饮茶，戒烟戒酒。

③ 注意防寒保暖避风，加强体育锻炼，抵御外邪侵袭。睡觉时头部避免吹风，避免在头发未干时睡觉。

● 防治验方

对于外感风邪引起的头痛，可用拔火罐的方法来防治。在大椎、风府、太阳、曲池4个穴位上拔罐，留罐10分钟，每日1次，3次为1个疗程。

对于肝风上扰引起的头痛，可用天麻炖鱼头来防治。

天麻炖鱼头

材料： 天麻20克，鱼头（鲤鱼、青鱼、鲢鱼等鱼头均可）1个，姜、葱、料酒、精盐各适量。

做法： 天麻去除杂物洗净后切成片。鱼头去腮、洗净，放入大碗里或汤盆里。将天麻片放入鱼头内，再加葱、姜、料酒、精盐及清水适量，放入锅中隔水炖煮30分钟至鱼头酥烂即可。

功效： 天麻能补养肝血、平肝息风，有"定风草"的美称。鱼头是很好的补脑食物。天麻炖鱼头能防治肝风上扰所引起的中风、头痛、头晕、发热等。

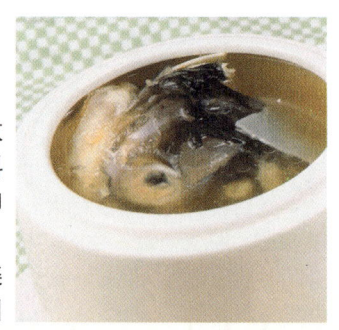

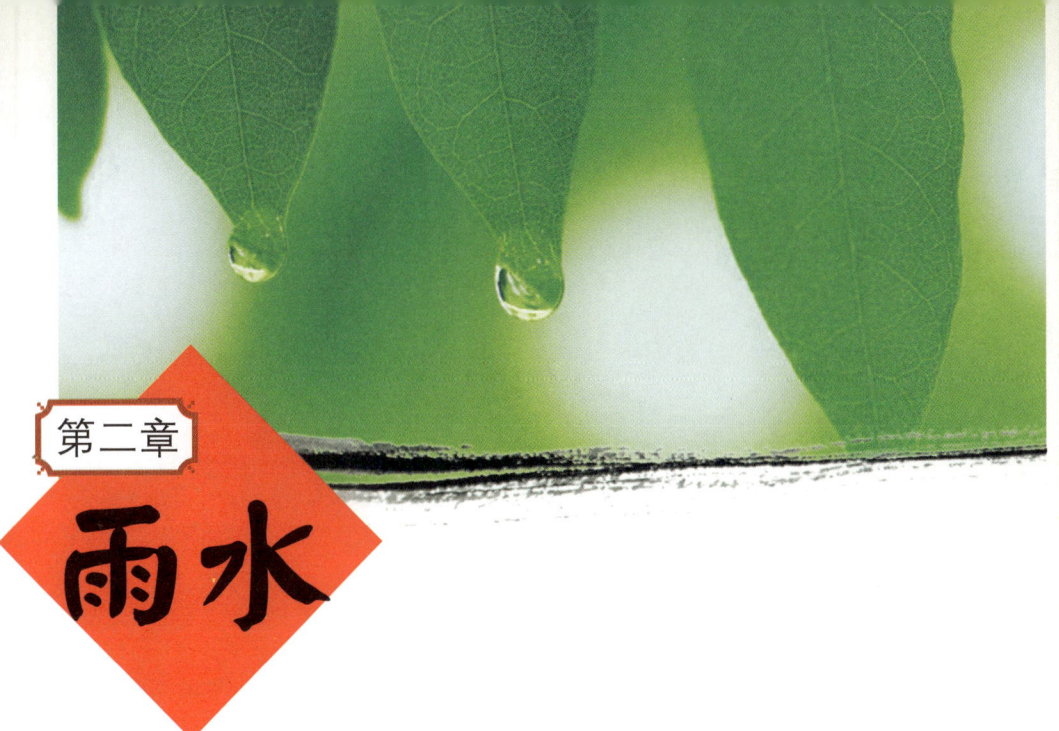

第二章

雨水

好雨知时节，当春乃发生

公历2月18日前后，就到了雨水节气。《月令七十二候集解》中说："正月中，天一生水。春始属木，然生木者必水也，故立春后继之雨水。且东风既解冻，则散而为雨矣。"雨水这个名字包含两层意思，一是天气回暖，降水量逐渐增多；二是在降水形式上，雪渐少了，雨渐多了。

我国古代将雨水节气分为三候："一候獭祭鱼；二候鸿雁来；三候草木萌动。"意思是说，到雨水第一候时，水獭开始捕鱼了，将鱼摆在岸边，就像先祭祀然后食用一样；第二候时，大雁开始从南方飞回来了；到第三候时，在春雨的滋润下，草木开始萌生，长出嫩芽，大地渐渐开始呈现出一派欣欣向荣的生机。

气候特点

◎天气变暖，雨水增多

到了雨水节气时，天气逐渐回暖，降雨开始增多。雨水的到来，意味着寒冷的冬季已经过去，生机勃勃的春天来临了。大诗人杜甫的《春夜喜雨》，用生动、喜悦的诗句，为我们描述了春雨降临时的情景："好雨知时节，当春乃发生。随风潜入夜，润物细无声。"春雨滋润万物，草木萌生，绽放出新的生命。

雨水时节，虽然气温转暖，但是天气仍然变化多端，乍暖还寒，而且很容易出现寒潮侵袭，导致"倒春寒"的天气。因此雨水节气防寒保暖非常重要。同时，人们应该多到户外参加运动，锻炼身体，来提高身体的抵抗力。

养生要点

> 勿冒冰冻，勿太温暖。早起夜卧，以缓形神。
>
> 唐·孙思邈·《摄生论》

◎防寒祛湿，养肝莫忘调脾胃

春主肝，春季肝的功能比较活跃，肝气旺盛，肝阳充足。肝属木，脾属土，土生木，但是如果木太旺，则会反过来克制土，因此春季容易出现肝木克脾土，使脾胃功能减弱，如果调养不当，就会损伤脾胃。同时，雨水时节降雨增多，湿气加重。《黄帝内经》中说"湿气通于脾"，湿邪容易困扰脾胃，降低脾胃功能，引起消化不良、食欲不振等消化系统疾病。因此，雨水节气一定要注重对脾胃的调养，防寒祛湿，健脾养胃。

此外，春季属木，对应肝，养肝是春季不变的养生重点，因此雨水时节依然要注重养肝。

起居养生

> 春三月，每朝梳头一二百下，至夜卧时，用熬汤下盐一撮，洗膝下至足，方卧，以泄风毒脚气，勿令壅塞。
>
> 三国·嵇康·《养生论》

早晨梳头可使头皮血液流动加快，使气血向上，以应春季的生发之气。晚上用热盐水洗足及小腿，使下肢血液流动加快，使虚火下行，有利于睡眠。此法虽然简单，但功效很好，坚持实行，可祛病延年。

◎预防寒湿侵袭

雨水时节，空气湿度增大，而夜间气温降低，湿热空气很容易在此时凝成雨滴，导致夜间降水频繁。阴雨增多使雨云遮挡阳光，所以此时白天地面光照较少。雨水到达地面后，蒸发会带走大量的热量，又会使地面空气温度进一步降低，造成既潮湿又寒冷的天气。这种天气对人体的神经系统、骨骼关节以及各器官都有不良影响。因此雨水节气要特别注意防范寒湿的侵袭。

第一，不要过早减少衣物。春季阳气生发，人容易感觉到身体较热。此时如果过早地减少衣物，会使寒湿之气很容易侵入体内，损害身体。

第二，禁用冷水洗漱，年老体弱者尤其应注意。中医五行中，水与肾相对应，肾主骨。

雨水时节如果用冷水洗手，容易使寒湿侵入手部关节，导致手指酸痛，引起风湿疾病；如果用冷水洗头或洗脸，则寒湿侵入头部，容易导致头痛。

第三，洗头后应及时吹干头发。洗头后如果不及时吹干头发，头发上的水变成冷水，容易侵入头部，引起头痛。

◎驱赶春困

雨水时节要克服"春困"，就要做到生活有规律，劳逸结合，根据自然界的规律，随着四季和节气的变化来调整自己的日常作息。下面介绍几种可有效驱赶春困的方法。

一是视觉刺激，可以郊游、爬山，到野外感受自然之美，从而使人心情愉悦，精力充沛。二是触觉刺激，用有清凉效果的牙膏刷牙，从而兴奋神经，激发活力。三是味觉刺激，适当吃点味道刺激的食物，如苦的、辣的，可刺激神经；也可以喝茶或喝咖啡，醒脑提神。四是嗅觉刺激，选用一些可以提神的香水、精油，可以赶走困乏。五是运动疗法，多参加一些体育运动，运动可以提高大脑的兴奋度。六是听觉刺激，听一些节奏明快活泼的乐曲，闲暇时听听相声、看看小品，可以让心情舒畅，兴奋大脑。

◎丑时必入睡，滋养肝血

《素问·五脏生成论》中记载："故人卧血归于肝。肝受血而能视，足受血而能步，掌受血而能握，指受血而能摄。"意思是说，人躺下休息时，血归于肝脏，肝得到血的滋养眼睛才能看到东西，脚得到血的滋养才能行走，手掌得到血的滋养才能握住东西，手指得到血的滋养才能抓取。人的各身体部位都需要肝血的滋养才能正常发挥功能。

当人休息或情绪平稳时，机体需要使用的血液减少，大量血液储存于肝；当人活动或情绪激动时，机体需要使用的血液增多，肝释放出储藏的血液，供应机体活动需要。这就是中医所说的"人动血运于诸经，人静血归于肝"。

丑时，就是凌晨1点到3点，此时肝经功能最旺。如果这个时候人还未入睡，血液"运于诸经"而不能归于肝脏，肝脏得不到血液的滋养，就无法进行解毒、代谢蛋白质、脂质等活动，对人体非常不利。因此雨水时节，不能熬夜，在半夜1点至3点必须睡觉，而且必须睡着，这样才能有利于肝脏进行正常的代谢活动。

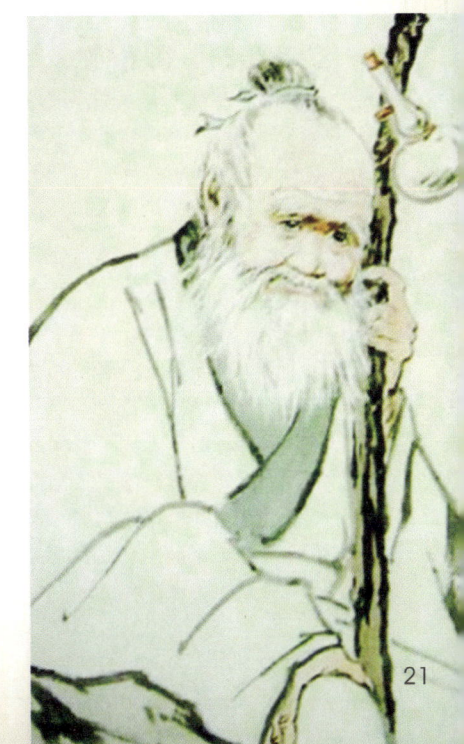

》 孙思邈

食疗养生

酸味入肝，能补益肝气。减少摄入酸性食物，可以防止酸味扶助肝气而引起肝气太盛。辛辣能发散，有助于阳气生发。肾属水，水生木，肝木旺盛，必须肾水充足，才能维持平衡。肺属金，肺金能克制肝木，防止肝气过盛。因此要助肾补肺。肝木旺，容易克制脾土，使脾胃功能下降，所以要健脾养胃。

雨水节气，在饮食上首先依然要遵循"以清淡为主，以养肝为先"的原则，要多吃辛甘发散的食物，少吃酸涩收敛的食物，这一点可参考立春节气食疗养生的内容。

雨水时节的气候与立春有所不同，因此此时的食疗养生应注重以下几点：

◎少生冷，适当增加辛辣

雨水时节，空气湿度增大，但气温仍然较低，此时的天气是寒中带湿。在这种气候下，人体内往往郁热壅阻。体内有郁热，会让人想吃凉的东西，但是寒凉食物容易损伤脾胃，引起消化不良、腹泻等疾病。所以，雨水时节的饮食应减少生冷食物。辛辣食物能发散体表的寒湿，帮助人体适应雨水时节湿冷的天气。可适当增加辛辣食物，但不能太多，以防引起内热。

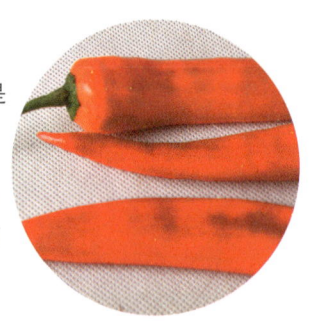

◎高蛋白，御春寒

雨水节气常有寒潮来袭，昼夜温差也比较大。而此时人们又经常出门活动，所以抵御春寒十分重要。在寒冷的刺激下，人体内的蛋白质会加速分解，从而使人的抗病能力下降。所以，此时人体需要摄入足够的热量来保持体温，应对寒冷。鱼、虾、鸡肉、牛肉、豆制品等含有较高热量和丰富蛋白质，在雨水时节可以适量多吃。慢性肝炎、肝硬化患者在这个时候也应该多吃一些比较容易消化且高蛋白、高维生素的食物，牛奶、酸奶、蛋类都是比较合适的食物。

◎健脾养胃，首推粥品

雨水节气降雨增多，湿气较重，湿气容易困厄脾胃，使脾胃功能低下，因此"驱寒除湿，健脾养胃"在这个时候非常重要。适当地多食用一些具有健脾利湿功效的食物，内以养护脾气，外以清除湿气，从而达到健脾养胃的目的。鲫鱼、胡萝卜、大枣、山药、小米等食物都具有增强脾胃的功效，而最适合用来调养脾胃的食物莫过于粥了。张文潜《粥记》中记载："粥能畅胃气，生津液。每晨空腹食之，所补不细。"粥既能滋补脾胃，又有利于消化，实在是健脾养胃的佳品。

◎雨水养生食疗

（1）大枣莲子粥

材料： 大枣20枚，莲子15克，大米100克。

做法： 将大枣、莲子、大米洗净后一起放入锅里，加清水适量，旺火煮沸后，改用小火熬成粥，早晨空腹食用。

功效： 本品具有健脾养胃、益气补虚的功效，特别适合中老年人脾胃虚弱、食欲缺乏、消化不良、体倦乏力、大便稀薄的人食用。

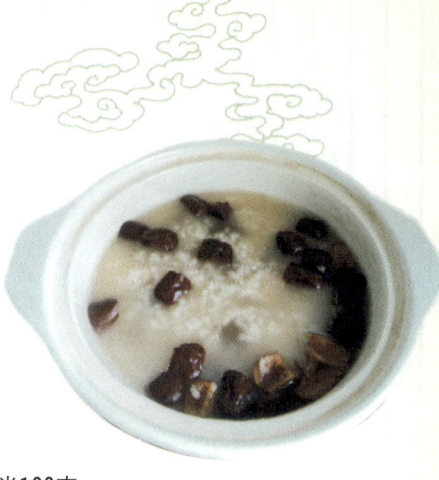

（2）薏米山药粥

材料： 薏苡仁10克，山药10克（或新鲜山药50克），大米100克。

做法： 将薏苡仁、山药、大米洗净后一起放入锅里，加入清水适量，先用大火煮沸，然后改用小火熬成粥，早晨空腹食用。

功效： 本品具有健脾祛湿、滋补脾肾的功效，特别适合消化不良引起的腹泻、大便稀薄、全身乏力、心慌气短者食用。

（3）黄豆炖猪肘

材料： 猪肘750克，黄豆100克，料酒、生姜、味精、食盐、大葱各适量。

做法： 将猪肘去毛洗净，用刀顺着猪肘切开。将猪肘放入沸水锅里煮5分钟，捞出备用。黄豆洗净泡发，大葱洗净切段，生姜洗净切片。将猪肘放入锅里，加入黄豆、生姜片、大葱段、料酒和适量水，旺火烧开。捞去浮沫，改用小火炖至猪肘熟烂、汤汁浓厚，加入适量食盐、味精调味出锅。

功效： 猪肘含有大量的蛋白质，尤其是胶原蛋白，可以使皮肤润泽、光滑；大豆能增强机体的免疫功能、防止血管硬化，还具有降糖、降脂的功效。本品具有健脾养胃、除湿止泄的功效。

调神养生

> 愁忧者，气闭塞而不行。
>
> 《黄帝内经·灵枢》

◎不要杞人忧天

雨水节气处于冬末春初之时，此时天气变化较大，也容易使人情绪波动较大。雨水时节，肝气较旺，容易克制脾土，使脾的功能变弱。在"喜怒忧思悲恐惊"七情之中，忧与脾关系密切，脾的功能受抑制，容易使人出现忧愁、失落的不良情绪。这种不良情绪对人体健康有很大的损害，对一些慢性病患者，如高血压、心脏病、哮喘病等，尤为不利。所以雨水时节养生保健一定要注意克服不良情绪，消除忧愁和失落，通过调养神志来保健养生。

据心理学家统计，日常生活中的忧虑有40%属于杞人忧天；有30%是因为无法改变的事实，无论做什么都难以改变；有12%依据的是根本不存在的臆想；另有10%是因为生活中遇到的鸡毛蒜皮的琐事。这就是说，我们平时所忧虑的事有92%是毫无意义的，这印证了那句名言："世上本无事，庸人自扰之"。所以，日常生活中，我们应该放宽心态，积极乐观，这样能减少很多不必要的忧愁。

当处于忧虑状态时，可以通过以下方法，来积极自我调整，争取尽快走出忧虑。

① 正视自己的恐惧和忧虑，不要逃避，用积极的心态去应对它们，这是最重要，也是最有效的方法。

② 用笔记下自己一段时间内所有的忧虑，列出一个清单，然后分析一下自己的这些忧虑都产生了什么结果，再算一算这些自己所忧虑的事情，哪些真的发生了。

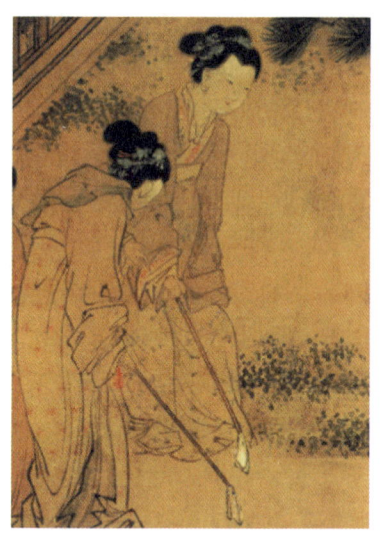

③ 不断地问自己："我到底在害怕什么？为什么要让自己处在忧虑之中，而不付出行动去改变这些让自己忧虑的事情呢？"

④ 当机立断，不要犹犹豫豫，做了决定就立即去实施。很多忧虑都是在犹豫不决的时候产生的。

⑤ 想一想：最坏的情况是什么？出现这种情况的可能性有多大？这样你就会发现，你的处境并没有那么糟糕。

⑥ 自己不喜欢的人和事尽量少接触，如果必须接触，尽量少去想。

运动养生

> 以两手掩口，取热气津润摩面，上下三五十遍，令极热。食后为之，令人华彩光泽不皱。行之三年，色如少女，兼明目，散诸故疾。
>
> 东晋·《灵剑子》

◎ 伸伸懒腰，赶走困意

春天很容易让人产生睡意，尤其是下午，经过半天的工作或学习之后，人很容易感到疲倦。此时有什么方法可以立即赶走困意，使人精神倍增呢？方法很简单，伸几个懒腰就行了。

伸懒腰对身体的肌肉、器官来说，是一次不小的运动。伸懒腰时一般都会打个哈欠，同时头向后仰，双臂上举，这个动作会使心、肺受到挤压，可以促进心、肺的血液流向全身，从而把更多的氧气运送到大脑和全身的器官。大脑得到更多的氧气，新陈代谢加快，就能消除困意和疲劳，使人觉得神清气爽。伸懒腰的动作还可以活动颈部、上肢和腰部的肌肉关节，能起到预防颈椎病、肩周炎、腰肌劳损等疾病的作用。

◎雨水养生导引功

《遵生八笺》中还记载了陈抟发明的"二十四气坐功导治病"功法。陈抟是北宋初年著名的道教宗师，宋太宗赐号"希夷先生"，后人尊称为"陈抟老祖"。他根据一年二十四节气的气运及其与人体经脉的对应关系，自创了一套"二十四气坐功导治病"功法，用来养生治病。这套养生功法功效显著，所以一直流传至今。其中，针对雨水节气的练习方法为：

盘腿而坐，两手交叠，按在一条腿的大腿内侧，同时头部和上半身向另一侧偏转。然后双手按在另一条腿的大腿内侧，同时头部和上半身向对侧偏转。左右各做15次。最后上下牙齿相叩，做深呼吸并且咽口水（图13）。

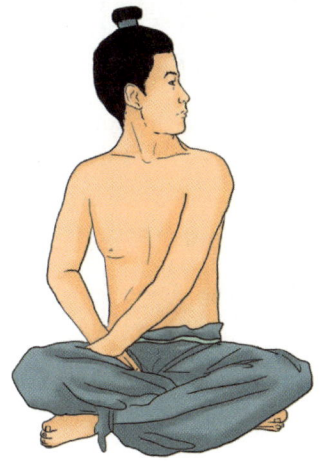

图13　雨水养生导引功

经络养生

◎健脾养胃

（1）按揉中脘穴

取穴：在上腹部，前正中线上，当脐中上4寸。

手法：用食指、中指指腹按揉中脘穴2～3分钟，以感觉酸胀为宜（图14）。

功效：中脘穴为胃经募穴，号称胃的"灵魂俞穴"，是消化系统的保健要穴。按摩此穴对脾胃功能有调整作用，可以起到健脾和胃、补中益气的功效。

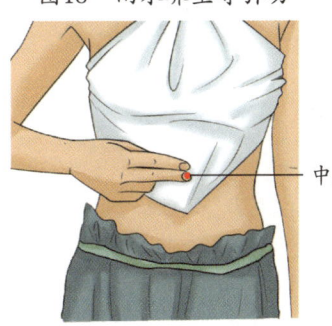

中脘

图14　按揉中脘穴

（2）按压天枢穴

取穴：在腹中部，肚脐旁开2寸。

手法：用食指、中指指腹按压天枢穴50次，以透热为宜（图15）。

功效：天枢穴是胃经要穴，常常按压此穴，可健脾和胃，增强胃动力，还可促进肠道的良性蠕动。

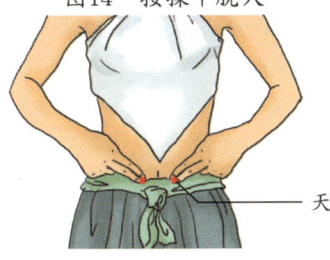

天枢

图15　按压天枢穴

（3）点按至阳穴

取穴：在背部，当后正中线上，第7胸椎棘下凹陷中。

手法：用拇指点按至阳穴1分钟，以感觉酸胀为宜（图16）。

功效：至阳穴是督脉要穴，其医疗功用十分广泛。按摩此穴，可扶助胃气，调理胃腑，缓解胃痉挛，增强脾胃功能。

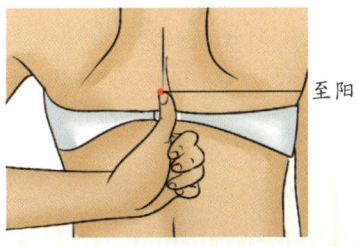

至阳

图16　点按至阳穴

（4）按揉脾俞穴

取穴： 在背部，当第11胸椎棘突下，旁开1.5寸。

手法： 用拇指指腹按揉脾俞穴2～3分钟，以感觉胀痛为宜（图17）。

功效： 脾俞穴是保养脾脏的首选穴位。适度刺激此穴具有益气健脾、和胃降逆的作用。

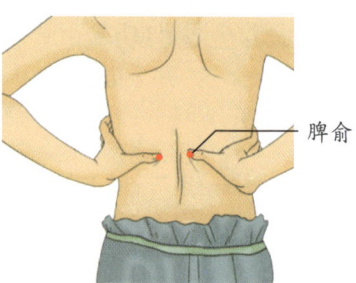

图17　按揉脾俞穴

◎消除抑郁

（1）按压百会穴

取穴： 在头顶部，两耳尖连线的中点处。

手法： 用食指、中指按压百会穴50次，以感觉压痛为宜（图18）。

功效： 刺激百会穴，可促进脑部血液流动，使人精神振奋、心情轻松愉快。

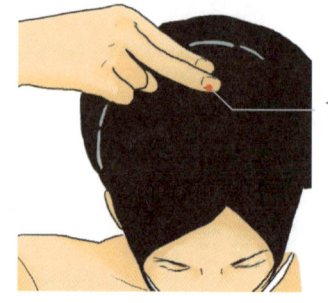

图18　按压百合穴

（2）按压、按揉太阳穴

取穴： 在耳郭前面，前额两侧，外眼角延长线的上方，在两眉梢后凹陷处。

手法： 以双手食指指腹按压太阳穴，力度由轻渐重，再由重渐轻，重复36次，然后做上下、前后、环转等揉动50次，以感觉酸胀为宜（图19）。

功效： 适度按压、按揉太阳穴可以给大脑良性刺激，能够振奋精神、止痛醒脑、保持注意力集中，从而消除抑郁。

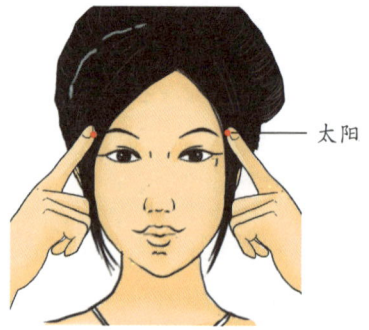

图19　按压、按揉太阳穴

（3）点按肩井穴

取穴： 在肩上，向前延伸正对乳房中央，当大椎与肩峰端连线的中点上。

手法： 用拇指轻轻点按肩井穴50次，以感觉压痛为宜（图20）。

功效： 按摩肩井穴可促进大脑血液循环，活跃脑细胞，调动情绪，愉悦心情。

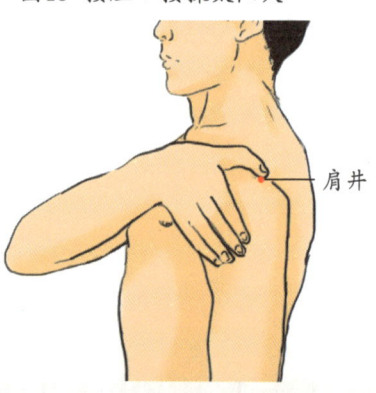

图20　点按肩井穴

（4）按压神门穴

取穴： 手腕关节的手掌侧，尺侧腕屈肌腱的桡侧凹陷处。

手法： 用拇指指腹按压神门穴50次，以感觉酸胀为宜（图21）。

功效： 按压神门穴能够起到镇静安神、补益心气、畅通经络的作用，坚持按摩此穴能有效缓解抑郁。

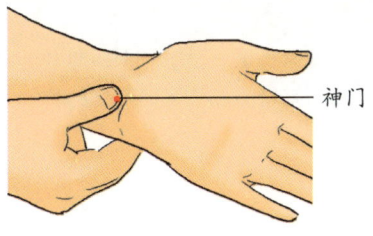

图21　按压神门穴

（5）掐按少冲穴

取穴： 在手小指末节桡侧，距指甲角0.1寸（指寸）。

手法： 用拇指指尖掐按少冲穴50次，以感觉刺痛为宜（图22）。

功效： 掐按少冲穴可刺激大脑皮质，消除不良情绪，进而缓解并消除抑郁。

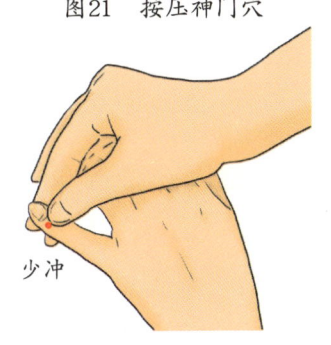

图22　掐按少冲穴

常见病防治

雨水节气，降雨增多，湿气较重，是风湿性关节炎的好发时节。而此时天气转暖，气候湿润，各种致病性的微生物也开始活跃，由细菌、病毒等感染而引起的疾病开始流行。此外，初春时节，阳气生发，人体内在冬天蓄积的内热也散发出来，所以痔疮就开始为患了。风湿性关节炎、腮腺炎、痔疮，是雨水节气比较多见的疾病。

◎腮腺炎

腮腺炎是一种由腮腺炎病毒引起的急性呼吸道传染病，民间常称之为"痄腮"或"大嘴巴"。春季是腮腺炎的高发时期，常见于5～15岁的未成年人，成年人发病较少。腮腺炎主要是通过空气由人呼出的空气中的唾液飞沫传播的，其传染性最强的时期是腮腺肿胀的前后一周。患腮腺炎病愈之后，患者可获得终生免疫。

腮腺炎主要表现为一侧或两侧耳垂下肿大，肿大的腮腺常呈半球形，以耳垂为中心，边缘不清，皮肤表面发热，有触痛，张口或咀嚼时局部感到疼痛，可伴有发热、乏力、无食欲等全身症状。

●预防方法

1 及早注射疫苗可以有效地预防腮腺炎。

2 腮腺炎流行期间尽量少出门，不去人多的地方，出门应戴口罩。

3 经常打开门窗透气，保持室内空气流通。

4 注意个人卫生，加强运动锻炼，多喝水。

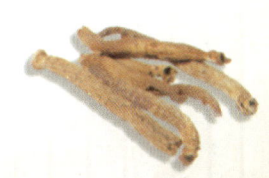

● 防治验方

腮腺炎患者要避免食用酸辣食物，因为酸辣食物会刺激唾液腺的分泌，从而加重疼痛。患者日常饮食应该以易消化的食物为主，并且多喝水。下面介绍两个可以防治腮腺炎的简易验方。

绿豆金银花饮

材料	绿豆50克，金银花10克，白砂糖30克。
功效	疏风解表，清热解毒，消肿止痛。
适用	腮腺炎。

绿豆和金银花分别洗净。将绿豆放入锅里，加适量水，大火煮沸，再放入金银花，小火煮30分钟。滤出汁液，加入白砂糖搅匀后即可饮用。每日3次，每次喝150毫升。

陈醋大蒜糊外敷

材料	陈醋、大蒜（去皮）各等份。
功效	消炎杀毒，消肿止痛。
适用	腮腺炎。

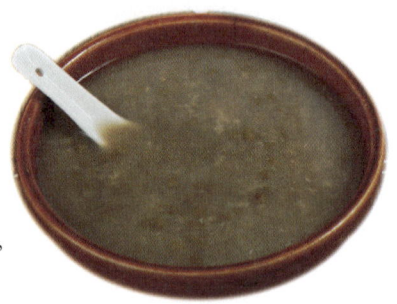

将陈醋和大蒜一起捣烂成糊，敷在患处，每日1～3次，现捣现敷，直到痊愈为止。

◎ 痔疮

痔疮是由于肛门部位的静脉血液瘀积，流动不畅而引起的。长时间保持同一个姿势，如久坐不动、长久站立等，都可能引起痔疮。长期便秘是引起痔疮的一个重要原因。春季时气压相对较高，是痔疮的高发季节，有过痔疮病史的人在此时应该注意预防。

● 预防方法

① 保持心情愉悦，情绪稳定。情绪激动会使气血瘀积大肠，并集结成块，引发痔疮。
② 及时排便，养成规律的排便习惯，排便时间不能太长。避免久坐不动或者长久站立。
③ 合理搭配饮食，多食用一些蔬菜、水果，可增加纤维素和水分，促进排便。
④ 保持肛门周围清洁。每天用温水熏洗，勤换内裤。
⑤ 加强锻炼，增强机体免疫力。

● 防治验方

食疗对痔疮有很好的防治作用。痔疮患者应该避免食用油腻和辛辣刺激性的食物，不能抽烟、喝酒。下面介绍两个食疗验方。

空心菜蜂蜜膏

材料	空心菜2000克，蜂蜜250毫升。
功效	清热解毒，润肠通便。
适用	痔疮。

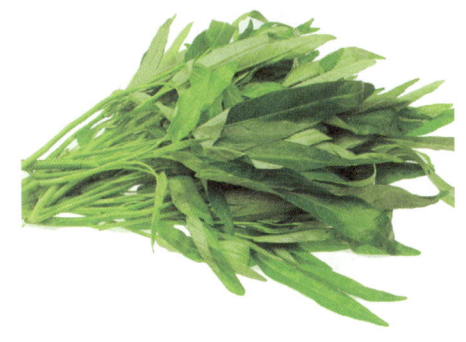

将空心菜洗净，捣烂取汁。把空心菜汁放入锅里，大火煮沸，改用小火煎煮。待空心菜汁煮到稠厚时，加入蜂蜜搅匀，再煎煮至黏稠，关火晾凉，装瓶待用。每日服用2次，每次1调羹，以开水调匀饮用。

红糖黄花菜汤

材料	黄花菜120克，红糖120克。
功效	活血消肿。
适用	痔疮。

将黄花菜用2碗水煎成1碗汤，加入红糖。温服，每日1次。

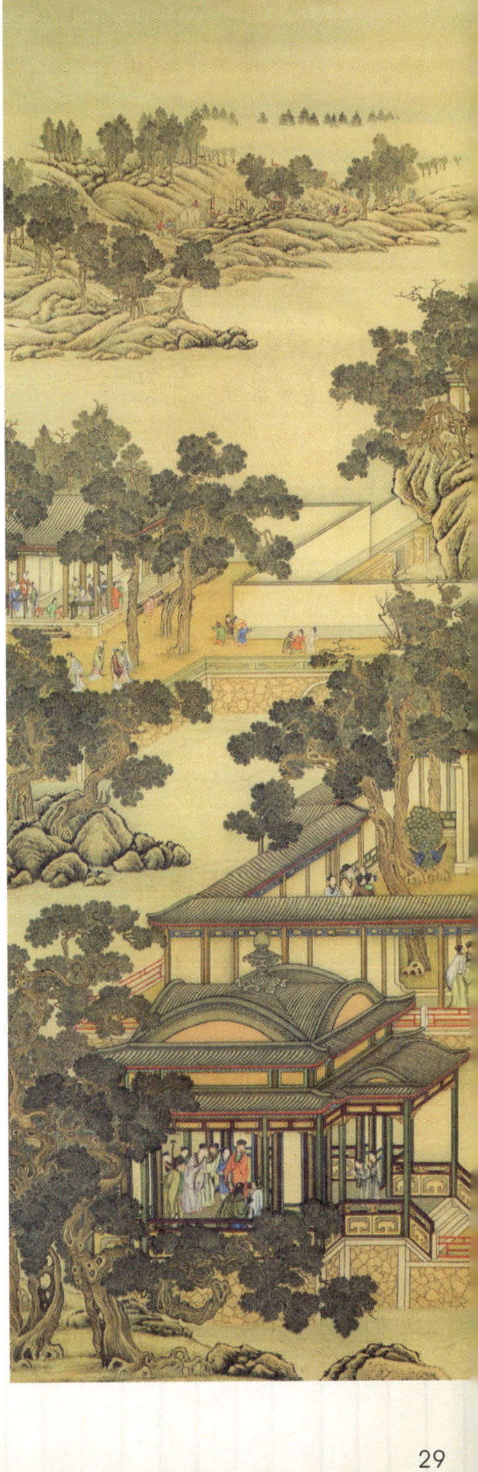

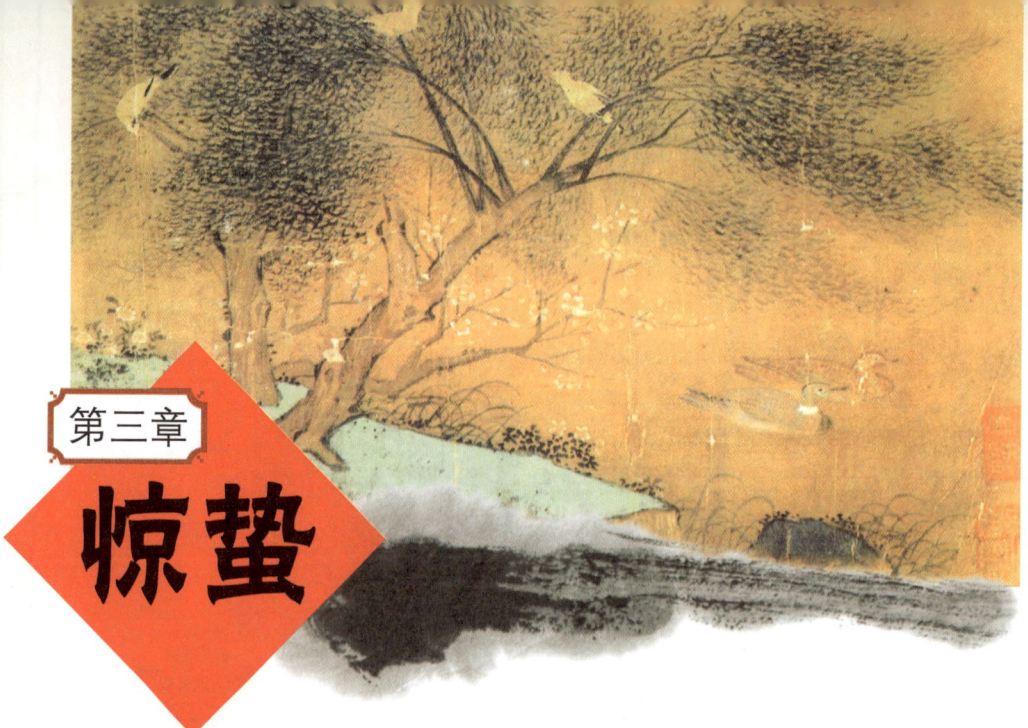

第三章

惊蛰

春雷响，万物长

惊蛰是春季的第三个节气，一般在每年的 **3月5日或6日**。惊蛰时节，气温回升较快，逐渐有春雷响动，"惊蛰"即是指钻到泥土里过冬的小动物被春雷惊醒后出来活动。

古代将惊蛰分为三候："一候桃始华；二候仓庚（黄鹂）鸣；三候鹰化为鸠。"第一候，桃花开始盛开；第二候时，可以听到黄鹂鸟的鸣叫声；第三候，鸠（布谷鸟）回来了。所谓"春雷响，万物长"，惊蛰正是万物生长的大好时节，气温显著回升，日照时间明显延长，雨水增多，此时我国大部分地区平均气温已升到0℃以上，到处一派融融春光了。

气候特点

◎气温回升，春雷响动

惊蛰是全年气温回升最快的节气，全国大部分地区惊蛰节气平均气温一般为12~14℃，较雨水节气升高3℃以上。日照时数也有比较明显的延长。但是因为冷暖空气交替，天气不稳定，气温波动甚大。农谚说"到了惊蛰节，春耕不停歇"，也就是说，到了惊蛰，我国大部地区进入春耕的农忙季节。

民间俗语说"二月二，龙抬头"。龙抬头是指春天东方之气上升，许多人会觉得背部和四肢发凉，出现目倦神疲、腰膝酸软、上火牙疼、皮肤嘴唇干裂等状况，这是人体没有适应大自然阳气生发的结果，所以要促进人体阳气生发。

养生要点

> 二月，肾气微，肝正旺。戒酸增辛，助肾补肝。衣宜暖，令得微汗，以散去冬伏邪。
>
> 明·《修龄要指》

◎疏肝气，清肝火

惊蛰时节，气温回升较快，人体肝气也非常旺盛，此时如果肝气不通畅，很容易上火。所以惊蛰节气疏理肝气非常重要，可以防止肝火形成，预防上火。

◎细菌、病毒活跃，预防各种感染

惊蛰时，万物欣欣向荣，细菌、病毒等各种致病微生物也开始大量繁殖，所以此时各种传染病也处于高发时期。惊蛰节气要积极做好各种疾病的防预工作，提高身体免疫力，增强对疾病的抵抗能力。

◎防寒保暖，防止受凉

到了惊蛰节气，气温快速回升，很多人开始换上薄薄的春装，但是此时气温变化较大，很可能出现降温，并可能出现"倒春寒"的天气，因此在这个节气，防寒保暖依然很重要，不能过早地换上春装，以防受寒着凉。

起居养生

> 春冰未泮，衣欲下厚上薄，养阳收阴，继世长生。春天不可薄衣，伤寒，霍乱，食不消，头痛。
>
> 元·《三元延寿参赞书》

◎小心倒春寒来袭

惊蛰期间，气温虽然逐渐升高，但是波动仍然较大。

有时会出现初春气温升高较快，到了春季中后期，气温反而较低的现象，这就是倒春寒。对于老年人来说，这种气候是非常危险的。有研究表明，在低温的室内不动时，老年人的血压会明显升高，可能诱发心脏病、心肌梗死。一些慢性疾病，如消化性溃疡、慢性腰腿痛等，在倒春寒的天气也容易复发或加重。所以当这种气候来临时，老年人一定要做好应对工作。

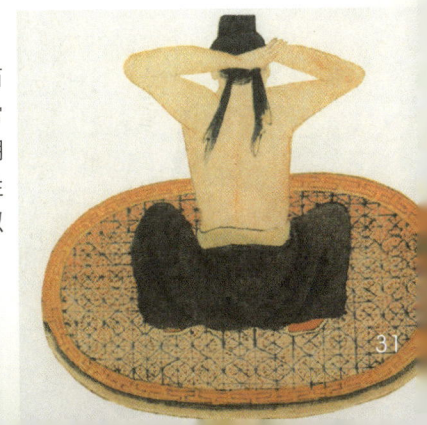

首先，要时刻关注天气变化，在气温发生骤降前就要增添衣物保暖，对手部、面部等敏感部位尤其要注意保护。

其次，合理调整饮食，少抽烟、喝酒。茶、姜汤、膳食纤维含量高的食物对预防心脏病和中风都有疗效，可适当服食。

再次，注意居住环境的卫生。平时多打开门窗，保持室内通风透气，勤洗手，勤打扫房间，积极预防传染病。

食疗养生

> 是月宜食韭，大益人心。
>
> **唐·孙思邈·《备急千金要方》**

惊蛰节气的饮食，依然要遵循"减酸增甘"的原则，以防止肝气太过，同时注意调养脾胃。除此之外，惊蛰时节的饮食还应注意以下几个方面：

◎清淡为主，清肝降火

惊蛰时，天气迅速回暖，加上肝气较盛，很容易使人产生口干舌燥、咽痛音哑等上火的症状。因此惊蛰时的饮食要以清淡为主，并多吃具有清肝降火功效的食物，可以预防高血压等心脑血管疾病的发生。惊蛰时宜多吃富含植物蛋白、维生素的食物，少吃动物脂肪类的食物。新鲜水果蔬菜中，芦荟、水萝卜、芹菜、油菜等可以清热泻火；山药、莲子、银耳可以滋阴健脾、清火柔肝。

◎富含维生素C的食物抗病毒

惊蛰时节，细菌、病毒等致病性的微生物开始大量繁殖、生长，很容易感染人体，引发疾病。因此，此时要积极提高人体的免疫力，以预防春季的感染性疾病。维生素C能促进胶原蛋白的合成，增强人体的免疫力，有助于人体抵抗细菌、病毒的感染。所以惊蛰节气应多吃富含维生素C的食物。蔬菜中，苜蓿、菜花、菠菜、大蒜、芥蓝、香菜、甜椒、豌豆苗等富含维生素C；水果中，雪梨、红枣、黑加仑、蜜枣、猕猴桃、核桃等，能为人体补充丰富的维生素C。

◎惊蛰时节少吃发物

惊蛰时草木生发，同时也是多种疾病生发的时期。在食物中，某些食物同样具有发性，这类食物很容易诱发旧病，或者加重现有疾病，中医称之为发物。惊蛰期间，要尽量少食用发物，以免诱发疾病，尤其是皮肤病。对于体质虚弱、过敏体质或者有慢性疾病的人，应避免食用以下发物：羊肉、牛肉、狗肉、猪头肉、公鸡、鹅肉、海鲜等。

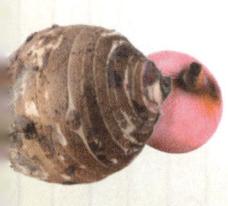

◎惊蛰养生食疗

（1）莲子炖雪梨

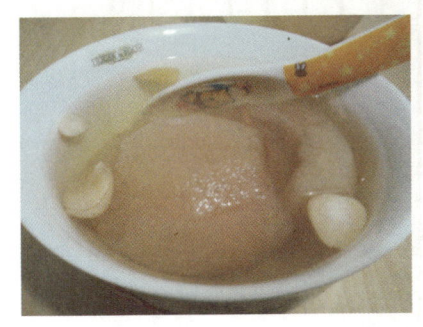

材料：莲子100克，雪梨60克，冰糖适量。

做法：莲子用清水浸泡一夜，去莲子心及两端。梨洗净，去皮、核，切片。砂锅里放入莲子、雪梨，大火烧沸，改用小火煮35分钟，加入冰糖，拌匀即可。每日服用1次。

功效：养心安神，润肺止咳，适用于咳嗽、失眠、大小便不畅。

（2）鸭血菠菜汤

材料：鸭血200克，海燕鱼适量，菠菜100克，枸杞少许，海鲜粉、盐、葱段、姜片、油各适量。

做法：菠菜洗净，放在开水里烫一下，切段备用。砂锅放油烧热，下姜片、葱段爆香后加清水烧开。海燕鱼处理干净后放入砂锅中煮15分钟，捞去姜片和葱段。鸭血洗净切片，入锅中煮熟，撇去浮沫。最后放油、盐、海鲜粉调味，加入菠菜段、枸杞再煮两三分钟即可。

功效：鸭血能补养肝血，治疗贫血，是养肝的好食品。菠菜具有滋阴润燥、疏肝养血的功效。鸭血菠菜汤可疏理肝气、保养肝脏，是惊蛰节气的养生佳肴。

（3）野菊花茶

材料：野菊花适量。

做法：将野菊花放入茶杯中，用开水冲泡，作为茶水饮用。

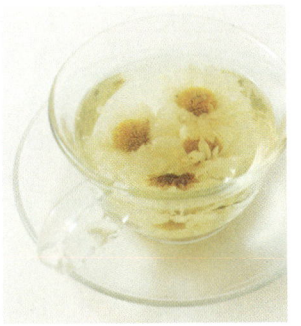

功效：野菊花能疏风，清肝火，清热解毒。惊蛰时节，气温变化大，容易感冒，喝野菊花茶可以防治感冒、咽喉肿痛、目赤肿痛、风火头痛，还可以防治因肝气生发太过而引起的头痛、眩晕、流鼻血等。

调神养生

> 仲春之月，号厌于日，当和其志，平其心，勿极寒，勿太热，安静神气，以法生成。
>
> 明·高濂《遵生八笺》

◎不良情绪容易招来疾病

医学研究表明，约65%的胃病是和心理因素密切相关的，也就是说，很多胃病，其实是不健康的心理状态引起的。中医很早就开始研究心理因素对疾病的影响，在中医的病因里，情

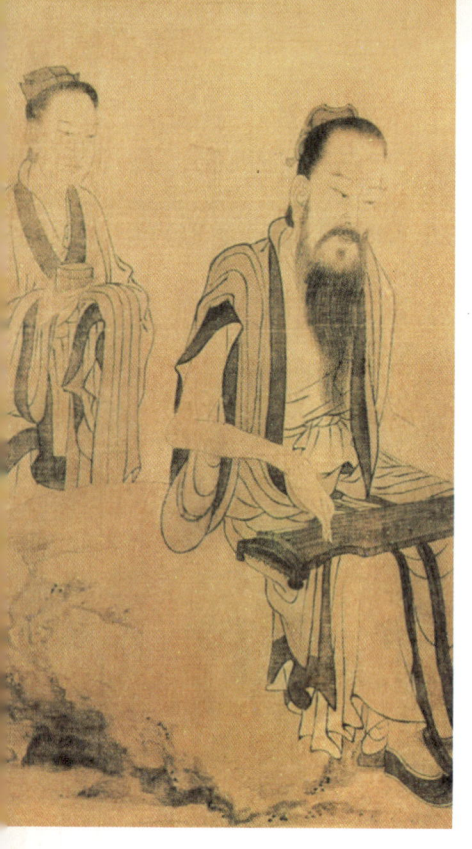

志因素是很重要的一个致病因素。

情志，即情绪和心理。情志过极，对五脏六腑会造成损伤。《黄帝内经》概括为：怒伤肝，喜伤心，思伤脾，忧伤肺，恐伤肾。诸葛亮三气周瑜，周瑜暴怒伤肝，吐血而死；范进中举，暴喜伤心，心气涣散而致精神失常；林黛玉常年忧虑悲伤，损害肺脏，成肺痨之疾；当阳桥头，张飞一声怒吼，夏侯杰被吓得肾气溃散，一命呜呼……这些都是情志伤身的例证。

大量的临床实践表明，长期处于不良的情绪状态，会导致机体免疫系统、内分泌系统发生异常。最常出现的疾病就是胃病，这是因为大脑中饮食控制中枢和情绪控制中枢离得比较近，其功能活动常互相影响。当人们情绪不好时，往往直接表现为没有胃口，不想吃饭。如果长期处于不良情绪中，就会对胃造成损伤，引起胃病。

惊蛰时节，肝气旺盛，人很容易生气、发怒；如果肝气不舒，则容易出现抑郁、情绪低落。所以惊蛰节气，一定要调理好情绪，避免处于不良的情绪状态。保持轻松愉悦的心情，积极乐观的生活态度，处理好人际关系，丰富的业余生活，是预防不良情绪的有效方法。

运动养生

正坐，两手相叉，争力为之，治肝中风。以叉手掩项后，使面仰视，使项与手争力，去热毒肩痛，目视不明，积风不散。

东晋·《灵剑子》

◎《灵剑子》导引法之一

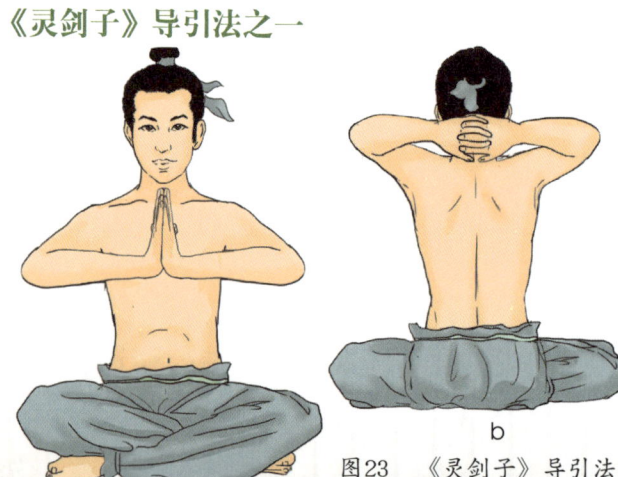

正坐，两手相对，虎口交叉，置于胸前，两手互相使劲，持续30秒。然后两手十指互相交叉，手掌置于后颈部，头向上仰视，两手和颈部相对用力，持续30秒（图23）。

此功法能疏理肝气、祛除体内热毒、缓解肩部疼痛、明目祛风。

图23　《灵剑子》导引法之一

a

b

◎惊蛰养生导引功

　　盘腿而坐，两手握拳，头颈部缓慢向左右转动各4次。两肘弯曲，手臂上抬与胸齐平，掌心朝下，十指自然弯曲。两肘关节同时向后伸展，再还原，如此反复做30次。最后牙齿相叩36下，深呼吸和咽口水各9次（图24）。

　　本套功法能防治腰脊脾胃蕴积邪毒，目黄口干，牙齿、鼻子出血，头风面肿，突然失音，视力减退，眼睛怕光，鼻子嗅觉减退，皮肤疾病。

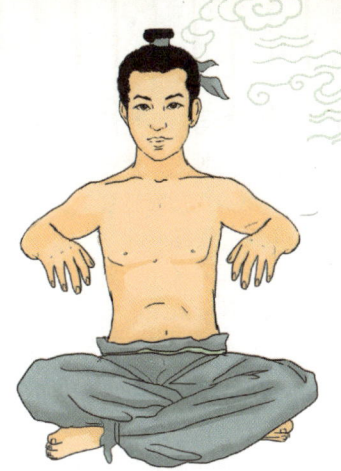

图24　惊蛰养生导引功

经络养生

◎补益元气

（1）点按百会穴

　　手法：用中指指腹点按百会穴3分钟，以感觉压痛为宜（图25）。

　　功效：经常按摩百会穴，可大大提升人体的阳气，起到振奋阳气、清热开窍、健脑通络的作用。

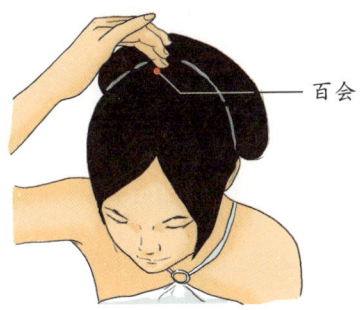

百会

图25　点按百会穴

（2）按揉膻中穴

　　取穴：在胸部，当前正中线上，平第4肋间，两乳头连线的中点。

　　手法：用中指指腹按揉膻中穴50次，以感觉酸胀为宜（图26）。

　　功效：胸为大气之府，位于胸中的膻中穴为八会穴之"气穴"。经常按摩此穴，具有补气调气的功效。

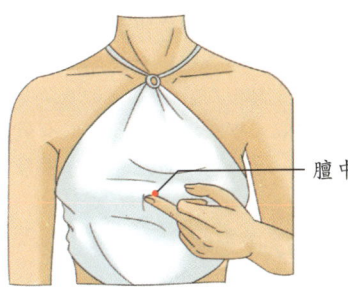

膻中

图26　按揉膻中穴

（3）按揉气海穴

　　取穴：在下腹部，前正中线上，当脐中下1.5寸。

　　手法：用食指、中指指腹按揉气海穴50次，以透热为宜（图27）。

　　功效：气海穴是人体补气强身的重要穴位，按摩此穴，可补肾虚、益元气。

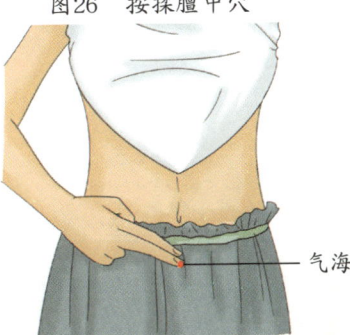

气海

图27　按揉气海穴

（4）按揉关元穴

取穴： 在下腹部，前正中线上，当脐中下3寸。

手法： 用拇指指腹按揉关元穴2～3分钟，以感觉皮肤发热为宜（图28）。

功效： 关元穴是"元阴、元阳交关之所"，是任脉上具有强精壮阳效果的要穴。按摩此穴，可培元固本、补益下焦、调达肝气、提高人体免疫力、补益元气。

（5）按压大椎穴

取穴： 在后正中线上，第7颈椎棘突下凹陷中。低头时，颈椎上最高的骨性突起为第7颈椎棘突（图29）。

手法： 用拇指按压大椎穴50次，以感觉酸胀为宜。

功效： 大椎穴是手足三阳经和督脉的交会穴，而督脉统率全身阳经，故大椎穴又被称为"阳中之阳"。刺激该穴，可促进全身气血循环、改善虚弱体质、补益元气。

◎养血益精

（1）点按石门穴

取穴： 位于腹正中线，脐下2寸。

手法： 用食指、中指点按石门穴50次，以感觉透热为宜（图30）。

功效： 中医认为，石门穴有调节人体阴血和水液的功效。适当刺激该穴，可温下焦、补元气、养血滋阴。

（2）点按肝俞穴

取穴： 在背部，当第9胸椎棘突下，旁开1.5寸。

手法： 用拇指指腹点按肝俞穴3分钟，以感觉压痛为宜（图31）。

功效： 按压肝俞穴，可以起到养血滋阴、改善体质的作用。

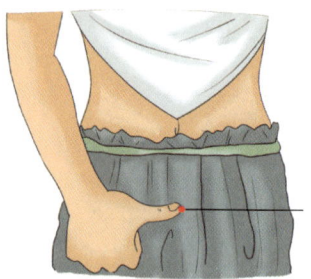

图28　按揉关元穴

关元

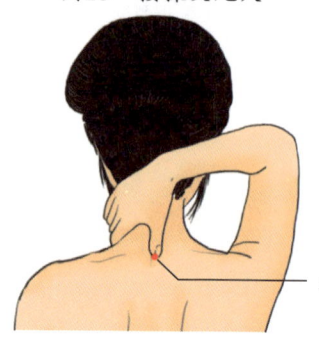

图29　按压大椎穴

大椎

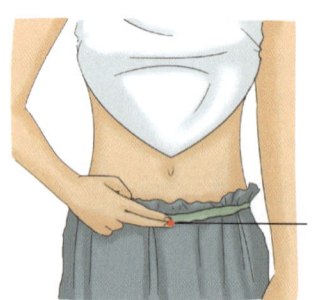

图30　点按石门穴

石门

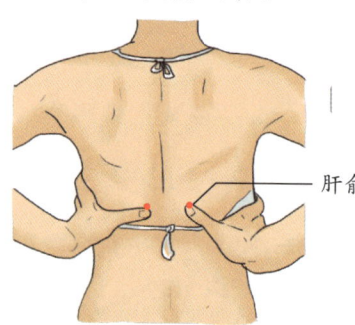

图31　点按肝俞穴

肝俞

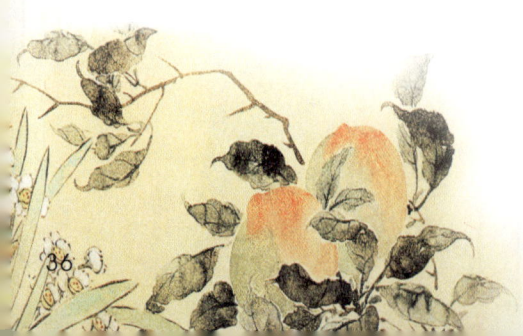

（3）按揉大陵穴、神门穴

取穴： 大陵在腕掌横纹的中点处，当掌长肌腱与桡侧腕屈肌腱之间。

手法： 用拇指按揉大陵穴、神门穴各3～5分钟，力度要大（图32、图33）。

功效： 刺激大陵穴、神门穴有活血补肾的作用，可以养血滋阴、加速血液生成。

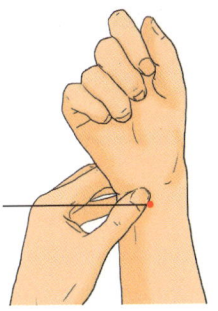

神门

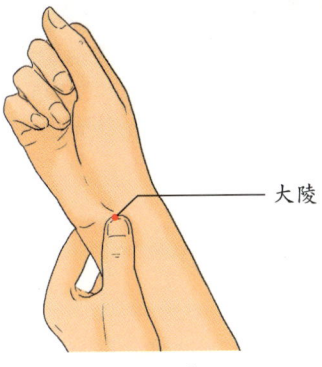

大陵

图32　按揉大陵穴

图33　按揉神门穴

（4）按揉足三里穴、三阴交穴

取穴： 三阴交在小腿内侧，当足内踝尖上3寸，胫骨内侧缘后方。

手法： 用拇指指腹按揉足三里穴、三阴交穴各50次，以感觉酸胀为宜（图34）。

功效： 足三里穴、三阴交穴都是人体养生大穴，对于人体保健有着重要的作用。刺激两穴可有效调节人体五脏功能，养血滋阴，增强体质。

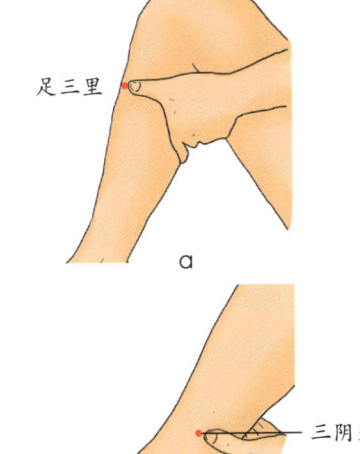

足三里

a

三阴交

b

图34　按揉足三里穴、三阴交穴

常见病防治

◎桃花癣

惊蛰时节，桃花盛开，正是桃花癣的高发时期。桃花癣是人们对春季常见的一种面部鳞屑性皮肤病的俗称。因为多发生在桃花盛开的时节，所以民间称之为桃花癣。桃花癣在医学上叫做白色糠疹，多发于脸部，也可见于躯干和四肢。桃花癣引起的皮肤损害为一片或数片白色或淡红色斑片，有少量糠秕状鳞屑。皮损消退后残留淡白色的色素减退斑。

● 预防方法

1 注意保持面部卫生和湿润，避免使用含有激素的洁面产品。

2 做好防晒工作，出门应携带遮阳伞，或者涂抹防晒霜。

3 沐浴后，尤其是用热水沐浴后，会使皮肤脱脂且脱水，此时不应让皮肤暴露在阳光之下。

● 防治验方

桃花癣患者在日常的饮食中应该多吃新鲜蔬菜、动物肝脏和家禽蛋，避免食用辛辣刺激性的食物以及海鲜。维生素A可以防治桃花癣，而胡萝卜中所含的胡萝卜素可以在体内被转化成为维生素A，因此多吃胡萝卜对桃花癣有很好的防治作用。

猪皮麦冬胡萝卜汤

材料	胡萝卜、麦冬各50克，猪皮100克，猪骨高汤、姜片、盐各适量。
功效	补血活血、促进皮肤新陈代谢、润泽肌肤、保护视力、延缓衰老。
适用	桃花癣。

麦冬用温水泡软；猪皮洗净，切条；胡萝卜洗净，切块。汤锅内放入猪骨高汤，大火煮沸，放入麦冬、胡萝卜、猪皮、姜片，改用小火炖煮1小时左右，加盐调味。

醋煮杏仁擦洗

材料	杏仁15克，陈醋250克。
功效	散瘀、解毒。
适用	桃花癣。

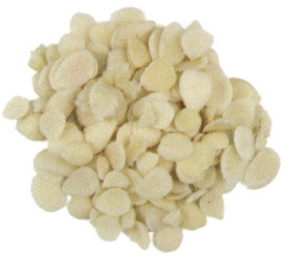

将杏仁捣碎后放入陈醋里，加热煮沸。趁热用棉花球擦洗患处，每天擦洗1次，连用3天，隔1～2天，再连续使用3天。

◎春季感染性疾病

惊蛰时节，气温迅速回暖，蛰伏于地下冬眠的昆虫开始出来活动，同时各种病毒和细菌也开始活跃起来。因此，春季是各种感染性疾病多发的季节，流感、流脑、水痘、带状疱疹、肝炎、肺炎等疾病在春季的发病率非常高。如果没有做好预防工作，很容易被致病性的微生物感染，从而患上疾病。

● 预防方法

1 生活要有规律，养成良好的生活习惯。保证充足的睡眠，不能过于疲劳，疲劳会使人体的抵抗力下降。要保持心情愉悦，积极参加体育锻炼，提高身体的免疫力。

2 关注天气变化，根据天气的变化及时增减衣服，注意保暖，避免着凉。

3 保持居住环境卫生清洁，经常开窗通风，保持空气流通，使空气新鲜。

4 注意个人卫生，个人生活用品，如衣服、被子等在天气好的时候要勤洗、勤晒。平时尽量少去人多、拥挤，尤其是通风不畅的公共场所。

5 饮食上以清淡、易消化的食物为主，多吃高蛋白、高维生素的食物。多吃些蔬菜、水果，忌食生、冷食物。尽量少吸烟、喝酒，少吃辛辣、刺激性食物。

● 防治验方

对于春季传染性疾病的防治，一个重要的方法就是提高身体的免疫力，即中医所说的"培补正气"。体内正气充足了，身体对致病性微生物的抵抗力就提高了，身体能及时杀灭这些细菌、病毒，就不会发病了。所以《黄帝内经》说："正气存内，邪不可干。"

杏仁薏米粥

材料	薏苡仁30克，甜杏仁10克，冰糖少许。
功效	润肺止咳，健运脾胃，提高人体免疫力。
适用	预防春季感染性疾病。

将薏苡仁洗净，杏仁去皮，冰糖研碎。将薏苡仁放入锅内，加水适量，先大火煮沸，再用小火加热，煮到半熟时放入杏仁，煮熟后加入冰糖即可。每日1次。

黄芪母鸡汤

材料	黄芪30克，母鸡1只，姜、盐、味精各适量。
功效	补益肺气、增强脾胃、提高免疫力。
适用	预防春季感染性疾病，尤其是呼吸道疾病。

将母鸡去毛及内脏，洗净，切块。黄芪洗净，清水浸泡几分钟，姜切片。把母鸡肉和黄芪一起放入砂锅里，加姜片、水适量，用文火煲煮，煮至母鸡肉熟烂即可，加盐和味精调味，吃肉喝汤。

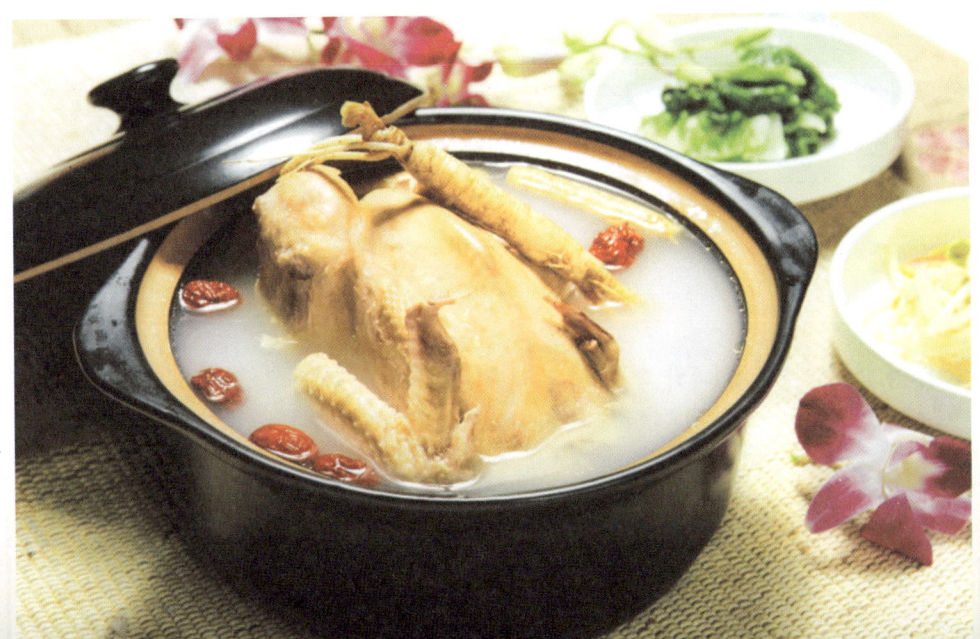

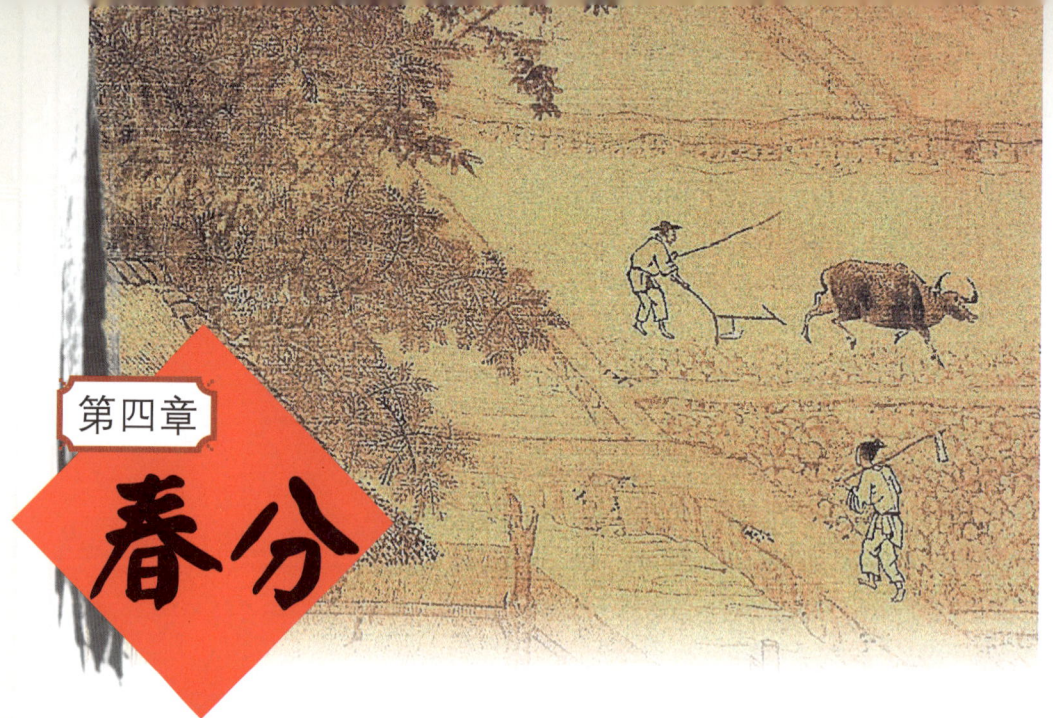

第四章

春分

二月惊蛰又春分，种树施肥忙春耕

　　春分是春季的第四个节气，在每年**阳历的3月19到22日**。这一天，太阳直射赤道，南北半球昼夜的时间平分。"春分"有两个含义，一是一天的时间，白天和黑夜平分，各为12小时；二是这个节气处于春季三个月的中间，平分了春季。汉代董仲舒的《春秋繁露·阴阳出入上下》记载："春分者，阴阳相半也，故昼夜均而寒暑平。"《月令七十二候集解》记载："二月中，分者半也，此当九十日之半，故谓之分。"过了春分这一天，白天的时间就要比夜晚的时间长了。

　　古代将春分分为三候："一候玄鸟至，二候雷乃发声，三候始电。"就是说，第一候时，春分到了，燕子从南方飞回来了；第二候下雨时天空就要打雷了；到第三候时就会出现闪电了。

气候特点

◎雨水增多，气温回升

　　春分一到，雨水开始明显增多，严寒已经过去，气温回升较快，尤其是华北地区和黄淮平原，日平均气温几乎与温暖多雨的江南地区同时升达10℃以上。欧阳修对春分有过一段精彩的描述："南园春半踏青时，风和闻马嘶；青梅如豆柳如眉，日长蝴蝶飞。"无论南方北方，春分节气都是春意融融的大好时节。

养生要点

> 故智者之养生也，必顺四时而适寒暑，和喜怒而安居处，节阴阳而调刚柔。如是则僻邪不至，长生久视。
>
> 《黄帝内经·灵枢》

◎调节阴阳平衡

中医所说的阴阳，是指人体内互相对应的物质和功能。人体之所以会生病，就是因为阴阳失去平衡，导致脏腑功能紊乱。

春分时节，天气变化频繁，温度与湿度往往变化较大，此时如果人体不能适应气候的变化，往往会导致人体阴阳平衡失调，体质较弱者很容易生病，出现眩晕、失眠、月经不调、痔疮等疾病。因此在春分节气，要注重调节阴阳平衡，阴虚则滋阴，阳虚则补阳，使阴阳平衡，人体才能保持健康。

◎预防旧病复发

春分时节，旧病容易复发，这是因为春分时，"阴阳相半"，人的气血一半在里面，一半在外面，随着气温升高，人体阳气越来越盛，伴随着阳气生发，人体内大量气血从里往外运行，导致内部的气血不足，一些旧病就很容易复发，危害人体，如心脏病、关节炎等。因此在春分节气要积极预防旧病复发，有慢性疾病的患者，要针对疾病进行调养。

◎补脾肾阳气

春分之日，阴阳均衡，春分过后，阳气继续增长，阳气要压制阴气，使人体与大自然相应，呈现出温煦、活跃的阳性特征。而此时，阳虚的人，由于阳气不能压制阴气，无法适应大自然阳气生发的特点，就会出现阴阳紊乱，脏腑功能失常。

春分时最容易出现肾阳虚和脾阳虚。肾阳虚常引起五更泻，每至清晨时就出现腹泻。脾阳虚常引起餐后腹泻，进餐后即出现腹泻，泻出未消化的食物。因此春分节气要注重健脾温肾，补充脾肾阳气。

起居养生

> 愤怒中尽力行房事，精虚气竭，发为痈疽。恐惧中入房，阴阳偏虚，自汗盗汗，积而成劳。
>
> 明·龚延贤·《寿世保元》

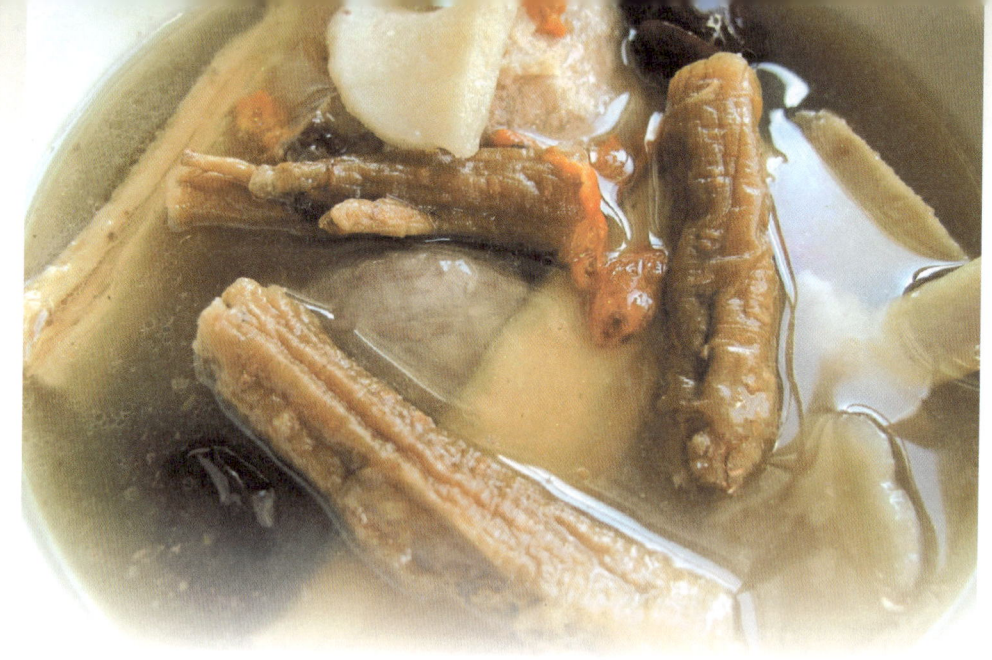

◎适应温度变化，不可过寒过热

春分时，太阳直射赤道，北半球阳光逐渐增多，气候也开始转暖。不过昼夜温差依然较大，且时有寒流侵袭。面对这样多雨多湿的气候，在穿衣方面应当尤其要注意腿部和脚部的保暖。穿衣应上薄下厚，这样既能有效地抵御寒邪，又有利于阳气的生发。对于身体较弱的老人和小孩，尤其要注意根据天气变化及时增减衣物，既不能太冷，也不能太热，防止引起疾病。

◎春分时节，房事有节

春季是一个阳气生发的季节，人很容易春心萌动。春分时，春情散发，人们的房事明显多于冬季。但是春季应注重养阳，所以房事应该有节，房事太多会损耗阳气。古代的养生者都非常重视房事养生，根据古人的养生经验，有些情况下不适宜行房。一是不能在酒后行房。二是不能在七情太过时行房，即不要在情绪过激时行房。孙思邈说："大喜大怒皆不可合阴阳。"三是不要在恶劣的气候或环境下行房。

食疗养生

> 是月勿食黄花菜、交陈菹（酱菜、酸菜），发痼痰，动宿气。勿食大蒜，令人气壅，关膈不通。
>
> 宋·《云笈七签》

◎健运脾胃，祛除湿邪

春分与惊蛰同属仲春，此时肝气旺，肾气弱，所以在饮食上仍应注意少吃酸性食物，多吃辛味之品。同时，肝气旺容易克制脾胃，而且春季雨水较多，湿气重，湿气容易抑制脾胃，因此春分时饮食上要注重健运脾胃，祛除湿邪。可多吃姜、葱、淮山药、枸杞、土豆、菜花、鸡肉、鲤鱼、鲫鱼等食物。

◎春分饮食，阴阳互补

食物和药物一样，也分寒、热、温、凉、平五种性质。春分养生应注重阴阳均衡，所以饮食上也要阴阳互补，互相搭配。吃寒性食物，如鱼、虾、蟹等，需要搭配温热之品，如葱、姜、酒、醋；吃温阳食物，如韭菜、木瓜等，要配以滋阴之品，如蛋类。这样才能有利于身体保持寒热、阴阳平衡的状态。

◎多吃时令蔬菜

蔬菜和药物一样，具有性味、性质和气味，蔬菜的性味是由所处的季节气候决定的。因此食用时令的蔬菜，能使人体更好地适应大自然的气候环境。在春分时应多吃"春芽菜"，如香椿芽、春韭、马头兰、鲜荠菜等。吃韭菜，能温补脾肾阳气，增强脾胃功能；吃豆芽、豆苗、莴苣等，能生发阳气，有助于活化人体的生长机能。

◎春分养生食疗

（1）核桃仁炒韭菜

材料： 核桃仁100克，韭菜300克，食盐、植物油各适量。

做法： 韭菜择洗干净，切成3厘米长的段备用。炒锅里放植物油，油热后放入核桃仁炒至金黄色，有香味时捞出。改用大火放入韭菜段煸炒至九成熟后，加食盐，放入核桃仁，煸炒至韭菜完全熟后即可。

功效： 韭菜含有丰富的维生素C和粗纤维，能润肠通便，防治便秘。核桃仁含有不饱和脂肪酸、锌、镁等，可降低胆固醇，有健胃、补血、润肺、增强记忆力、抗衰老等功效。

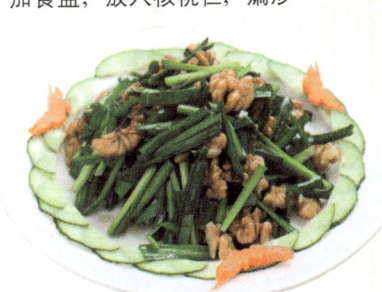

（2）枸杞黑豆排骨汤

材料： 枸杞20克，黑豆30克，猪排骨300克，姜片、葱段、盐、黄酒各适量。

做法： 将枸杞、黑豆和排骨洗净后，一起放入砂锅里，加适量清水，先用大火煮沸，加黄酒、盐、姜片、葱段等调料，再改用小火煨炖至黑豆烂熟，汤汁黏稠即可。

功效： 黑豆能养肝、补肾、解毒、明目。枸杞是中医里常用的补益药物，具有补益肝肾、明目安神、延缓衰老的作用。枸杞黑豆排骨汤是养肝明目、补肾、延年益寿的养生佳品。

（3）天冬萝卜汤

材料： 天冬15克，萝卜300克，火腿150克，鸡汤500毫升。

做法： 将天冬切成2～3毫米厚的片，加两杯水，以中火煎出一杯汁液，滤出备用。将火腿切成长条形的薄片，萝卜切丝。在锅里放入鸡汤，将火腿片先下锅煮，煮沸后将萝卜丝放入，并将天冬汁倒入锅里。盖上锅盖煮沸后，加盐调味，再略煮片刻即可。

功效： 天冬有清肺降火、滋阴润燥的功效，萝卜可补气理气，助排便。天冬萝卜汤有润肺健脾胃的功效。

调神养生

> 恬淡虚无，真气从之，精神内守，病安从来？
>
> 《黄帝内经》

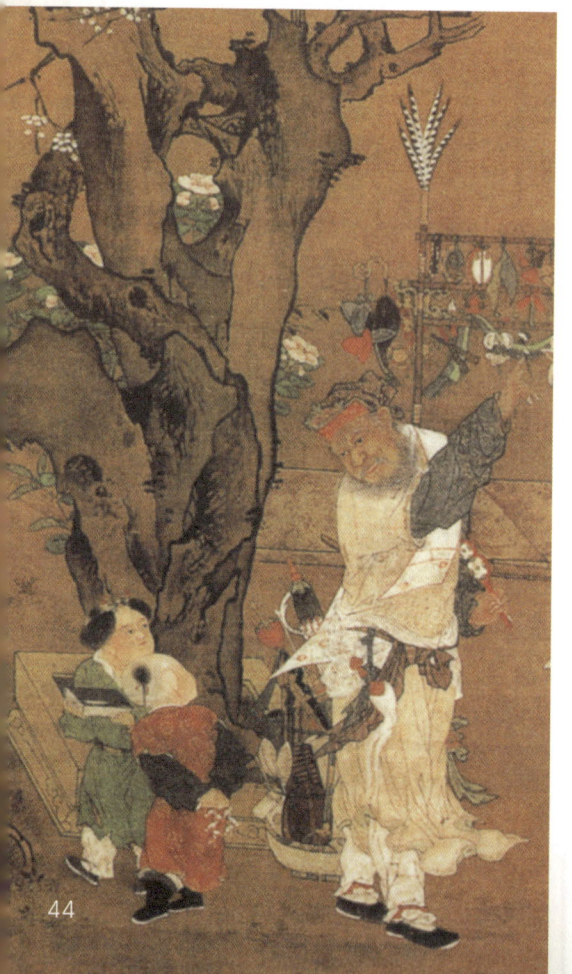

◎平心静气，祛病保健

春分时节，在保持身体阴阳平衡的同时，还应注意保持内心状态的平和。《黄帝内经》中说："恬淡虚无，真气从之，精神内守，病安从来？"这句话的意思是：思想和心态安定清净，排除杂念妄想，体内真气就能和顺，人的精神平静地守护在体内，疾病又能从哪里来呢？所以精神情志平和，是保健养生的一大法宝。

春分时，天气变化较大，阳气生发，肝气旺盛，很容易使人情绪波动，所以此时更应注重调养精神情绪。春分调神养生，应保持愉悦的心情，积极乐观的情绪，不能大喜大悲，情绪失控。

春季是保护肝脏的重要时期，应注意让肝气调畅。情绪波动容易影响肝气的疏泄，加重肝脏的负担，尤其是发怒，更容易伤肝。春分节气，是精神类疾病的高发时期。避免情绪激动，保持心胸开阔，并增加户外运动，可以大大减少各种不良情绪，降低精神类疾病的发病率。

运动养生

◎放风筝，健身又怡情

春分时节，暖风拂面，阳光明媚，很适合到户外去活动。放风筝是春季很适宜的一项室外活动。我国民间自古有放风筝的传统，古诗中也有很多对放风筝的描述，例如清代诗人高鼎的《村居》就写到："草长莺飞二月天，拂堤杨柳醉春烟。儿童散学归来早，忙趁东风放纸鸢。"

放风筝时，人们时而快跑，时而缓走，有张有弛，可以活动全身，又可以沐浴春光，呼吸新鲜空气，可以很好地改善人体的新陈代谢，调畅气血，提高身体素质。此外，风筝在天空飞翔，放风筝者必须抬头观望，时刻关注，这又可以有效活动人的眼部肌肉，消除眼部疲劳，防治近视。放风筝时，人们目视深邃的蓝天，心无挂碍，可以有效缓解压力，开阔胸襟，愉悦身心。因此，放风筝既可以锻炼身体，也有益于调节心情，可以说是一种养生保健的好方法。

◎春分养生导引功

盘腿而坐，两手臂贴在侧胸部，两肘弯曲，两手由体侧上提至腋下，手心朝上。然后两手掌心向前，向正前方推出，直到两臂伸直，与肩同宽同高，同时头向左侧转动。然后两手回收至腋下，掌心恢复向上，头转向正前方。再重复上述动作，两手推出时头转向右侧。如此左右各做42次。最后上下牙齿相叩36下，深呼吸、咽口水9次（图35）。

这套功法可预防和治疗胸部、肩背经络的虚劳和邪毒、牙齿疼痛、颈部肿痛、身体寒战、红肿热痛、耳聋耳鸣、耳后肩臂疼痛、皮肤肿胀、瘙痒等。

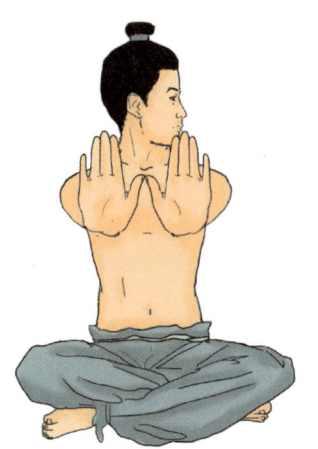

图35 春分养生导引功

经络养生

◎调和阴阳

（1）按揉合谷穴

手法：用拇指指腹按揉合谷穴50次，以感觉酸麻为宜（图36）。

功效：合谷穴是人体的保健要穴，适当地予以刺激，可以很好地调和阴阳，调节身体的免疫功能，增强体质。

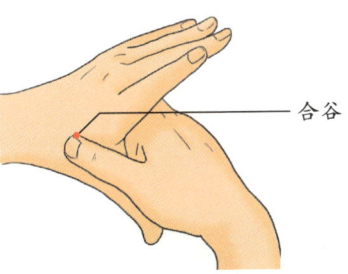

合谷

图36 按揉合谷穴

（2）按揉肾俞穴

手法：用双手拇指按揉肾俞穴50次，以感觉酸胀为宜（图37）。

功效：肾俞穴附近有任脉和督脉流注，刺激肾俞穴能使阴阳沟通，贯穿全身。按摩此穴，具有疏通经络、调和阴阳的作用。

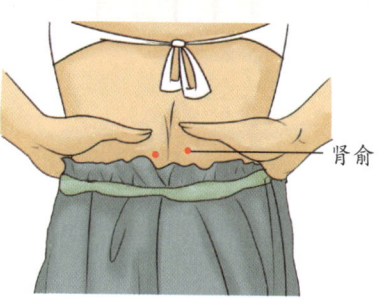

图37　按揉肾俞穴

（3）点按中脘穴、哑门穴、肩井穴、关元穴

取穴：哑门穴在项部，当后发际正中直上0.5寸，第1颈椎下。

手法：用拇指指腹点按中脘穴、哑门穴、肩井穴、关元穴各50次，以感觉压痛为宜（图38）。

功效：按摩中脘穴、哑门穴和肩井穴、关元穴，可调和阴阳、理气血、和脏腑、疏通经络。

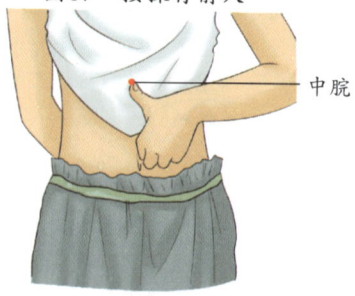

中脘

a

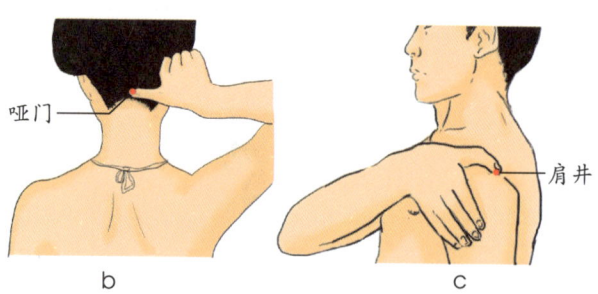

哑门

肩井

b　　　　　　　　c

图38　点按中脘穴、哑门穴、肩井穴、关元穴

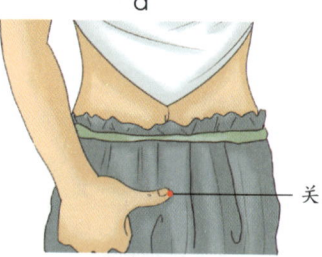

关元

d

◎减压放松

（1）点揉风池穴

手法：用拇指点揉风池穴50次，以感觉酸胀为宜（图39）。

功效：刺激与精神活动密切相关的风池穴能通经活络、清头明目，对缓解精神压力很有帮助。

风池

图39　点揉风池穴

（2）点按中脘穴

手法：用食指、中指指腹点按中脘穴50次，以感觉酸胀为宜（图40）。

功效：点按中脘穴可以增强脏腑功能，消除身心压力，让人重现活力。

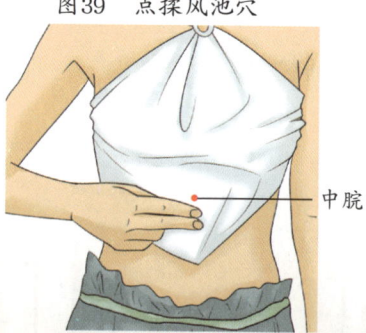

中脘

图40　点按中脘穴

（3）按压百会穴、点按印堂穴

取穴： 印堂在额头部，当两眉头的中间。

手法： 用食指、中指指腹按压百会穴50次，以感觉胀痛为宜，再用拇指点按印堂穴，以感觉舒适为度（图41）。

功效： 百会穴是各经经气汇聚之所，故能通达周身脉络经穴，调节机体平衡。刺激该穴可促进脑部血液循环，使人精神振奋，心情轻松愉快。加按印堂穴，功效更佳。

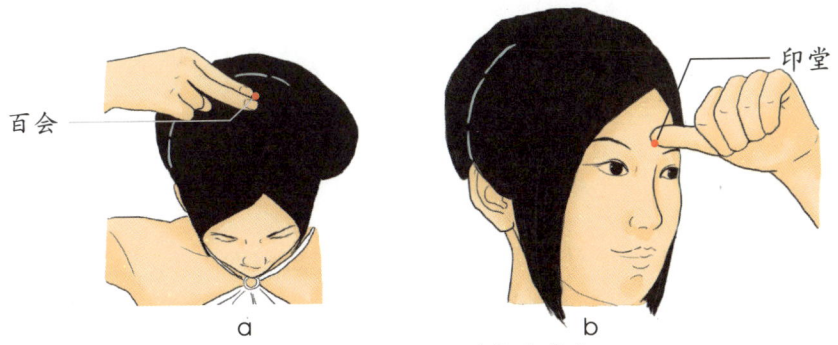

图41　按压百会穴、点按印堂穴

（4）掌摩神阙穴

取穴： 肚脐中央。

手法： 用手掌摩擦神阙穴1～3分钟，以发热为宜（图42）。

功效： 适当刺激神阙穴，可使人体气血充盈、精神饱满，有效改善因外在压力造成的精神萎靡等症，舒缓压力。

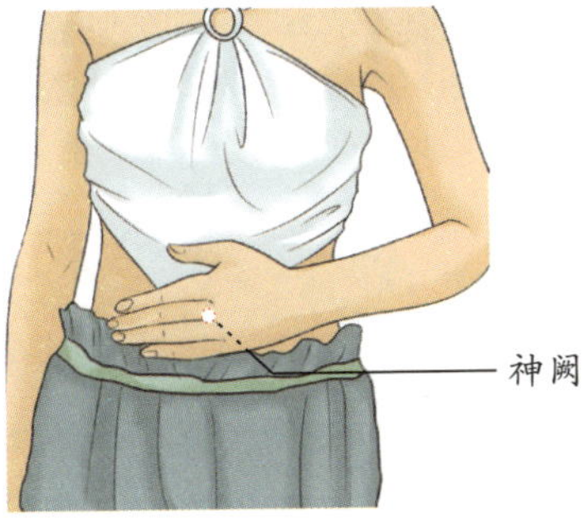

图42　掌摩神阙穴

（5）点压通里穴、神门穴

取穴： 通里穴在前臂掌侧，当尺侧腕屈肌腱的桡侧缘，腕横纹上1寸。

手法： 用拇指指尖点压通里穴、神门穴各50次，以感觉舒适为宜（图43）。

功效： 通里穴、神门穴有缓解身心压力、安神定志的作用，可以令人快速减压放松。

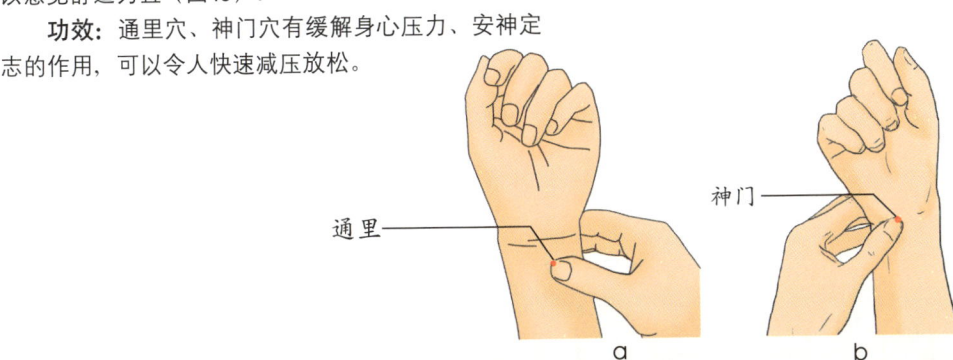

图43　点压通里穴、神门穴

常见病防治

春分时节，气候还不稳定，阴阳开始交替，在这种变化下，人体如果不能适应，就会出现相关的疾病。春分时常见的疾病主要有失眠、月经不调、精神类疾病，以及腹泻。春分节气养生，应针对这些常见病进行防治，从而减少疾病的发病率，保持身体处于健康状态。

◎失眠

中医认为，阳气由体表进入体内潜藏，阴气由体内向外分布于体表，则人体进入睡眠。如果阴阳失调，则会引起失眠。春分时气候变化较大，容易影响人的生理功能，再加上此时气压偏低，造成人体激素分泌紊乱，所以春分时节常出现失眠。

● 预防方法

1 晚餐后不喝咖啡、茶等可以提神的饮料，不抽烟。
2 保持良好的居住环境，卧室温度要适中，光线要柔和。
3 睡前平复心情，不看刺激的影视节目和书报文章。

● 防治验方

利用食疗的方法，可以防治失眠，提高睡眠质量。失眠的食疗应选择可以补养脏腑、调和气血阴阳的食物，以达到补益心肺、滋阴降火、疏肝养血、益气镇惊、化痰清热等效果。下面介绍两个可以防治失眠的食疗验方。

酸枣仁汤

材料	酸枣仁9克。
功效	养肝利胆、宁心安神。
适用	可防治失眠、多梦。

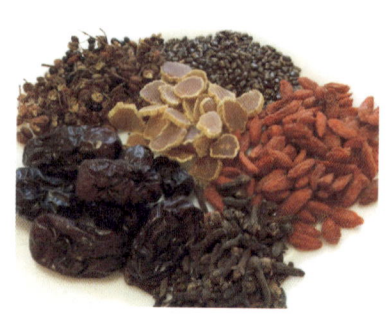

先将酸枣仁捣碎，放入锅内，加适量清水，小火煎成汤，滤出汤液。每晚睡前1小时服用1碗。

桂圆百合粥

材料	大米250克，桂圆肉10克，百合60克，白砂糖适量。
功效	清心除烦、宁心安神、补益心脾。
适用	防治失眠，提高睡眠质量。

将大米淘净，用冷水浸泡30分钟；百合瓣成小瓣，洗净；桂圆肉洗净。在砂锅内放入大米、百合、桂圆肉，加水适量，大火烧沸，然后改用小火煨煮。煮到百合与大米熟烂时，加入白砂糖，拌匀即可。

◎月经不调

月经不调是妇科的一种常见病，表现为月经的周期、经量、经色等出现异常，又称月经失调、经血不调。根据月经周期的改变可分为月经先期、月经后期、月经先后不定期；根据经量的改变可分为月经过多、月经过少。根据经期的改变可分为经期延长和经期缩短。

春分时节，人体激素分泌旺盛，体质弱的人最容易在此时出现月经失调。患者在经前、经期常伴有腹痛。

● 预防方法

❶ 保持心情愉悦，尽量控制剧烈的情绪波动，避免强烈的精神刺激。

❷ 平时注意个人卫生，经期加强保暖，不要沾冷水，防止寒邪侵袭；注意休息，减少疲劳，加强营养；平时适当锻炼，增强体质，平时要防止房劳过度，经期绝对禁止性生活。

❸ 经期要注意饮食调理，经前和经期忌食生冷寒凉之品，不宜食用辛辣香燥的食物。

● 防治验方

月经不调的女性可以通过饮食来调理。日常生活中，对月经不调有辅助治疗作用的食物有荠菜、乌鸡、丝瓜、大枣、山楂、芹菜、羊肉、黑豆和红花等。

北黄芪鸡汤

材料	北黄芪20克，老母鸡1只，盐适量。
功效	补血调经，祛风利湿。
适用	可治疗月经不调、白带过多、痛经、月经期间血虚头晕。

将老田鸡破肚去杂物，洗净沥干，把北黄芪放入老母鸡腹内，将老母鸡放入砂锅里，加适量水，用大火煮，煮沸后改用文火炖，煮熟后加盐少许。吃肉喝汤，每天分2次吃完。

豆腐羊肉汤

材料	豆腐2块，羊肉50克，生姜25克，盐少许。
功效	补气血，养脾胃。
适用	可治疗脾胃虚寒、气血虚弱引起的月经不调。

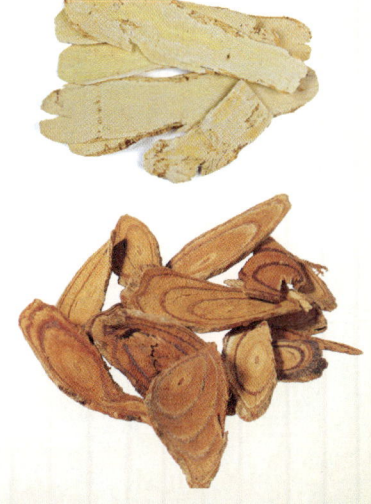

先煮羊肉，水开以后再放入豆腐和生姜，煮熟后加盐调味食用。

◎精神类疾病

春分时，随着外界环境温度的提高，人的精神和情绪也随之兴奋起来。但在此时，天气冷暖不定，人的情绪也会随之发生波动，这种状况很容易诱发精神类疾病。因此民间有谚语："菜花黄，痴子忙"。有资料统计，每年3~5月份各大精神病院的住院患者大量增多，除了少数是初次发病，大部分是旧病复发。在春分时节该如何预防精神类疾病复发呢？

● 预防方法

1 保持心情愉悦，避免各种不良情绪的刺激，以积极乐观的态度面对生活，随时注意调节好自己的心态。

2 在天气暖和时，多去室外活动，参加体育锻炼，如散步、慢跑、郊游、登山、放风筝等。呼吸新鲜空气，舒展肢体，有利于肝气调畅、身心健康。长期坚持体育锻炼，可以改变患者的性格甚至人生态度。

3 注意气候变化，及时增减衣物，防止疾病产生。饮食上要以清淡、养肝为主，避免食用辛辣、刺激性食物，戒烟戒酒。

● 防治验方

通过经络穴位疗法，可以疏理肝气，清肝降火，从而起到防治精神类疾病的作用。下面介绍刮痧法和穴位按摩法。

刮痧法

刮痧板与皮肤呈45°，刮拭背部右侧，方向是由内向外刮；再沿着胸部肋骨的走向慢慢刮拭右侧肝胆区，重点刮拭期门穴，中等力度，由内而外刮拭。刮至出现痧痕为止。

穴位按摩法

按摩合谷穴：合谷穴位于虎口的部位。用右手握住左手，右手的拇指屈曲垂直按在合谷穴上，做一紧一松的按压，频率约为2秒1次，每分钟30次左右。

按摩太冲穴：太冲穴位于足背，按摩太冲穴之前最好用温水泡脚10分钟左右。用左手拇指按摩右侧的太冲穴，时间约3分钟，然后换右手拇指按摩左侧的太冲穴，也是3分钟。反复2~3次，共计10~15分钟。按揉时要有力度，以产生酸胀的感觉为宜。

◎五更泻

有些中老年人每到清晨的时候便会出现腹泻，中医将这种腹泻称为五更泻，又叫做鸡鸣泻或晨泻。五更泻是由肾阳虚引起的，春分时节如果阳气生发不足，则容易出现肾阳虚而引起五更泻。

五更泻主要表现为：每到清晨之时，肚脐周围的腹部疼痛，出现肠鸣声，泻出未消化的食物，泻完之后身体稍微舒服一点，腹部得到温暖后疼痛减轻，身体四肢寒冷，腰膝酸软。

● 防治验方

防治五更泻，以温肾助阳为主，通过食疗可以温补肾阳，从而防治五更泄泻。

猪肾汤

材料	猪腰子2个，骨碎补20克，食盐等调味品适量。
功效	补肾养虚，强身止泻。
适用	老年人因肾阳虚引起的身体虚弱、腰酸背痛、时常腹泻且长期不愈。

　　先将猪腰子剖开，剔除白筋膜，切片洗净，加水1000毫升，和骨碎补一起煮熟，滤出汤液，挑出猪腰子，下调味品，喝汤吃猪腰子。两天食用1次。

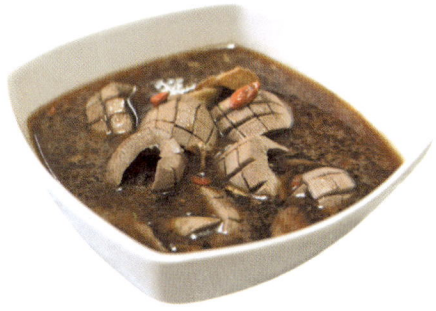

山药蛋黄粥

材料	山药50克，鸡蛋黄2个。
功效	健脾补肾，固涩止泻。
适用	适用于泄泻日久不愈。

　　先将鸡蛋带壳蒸熟，取出蛋黄，研成粉末。将山药研成碎末，加水煮沸，放入蛋黄末。每天空腹吃3次。

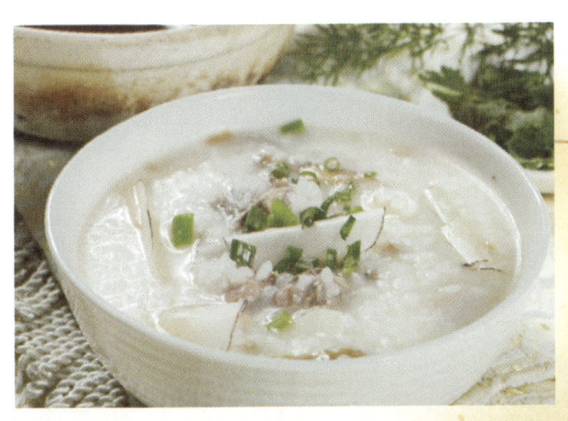

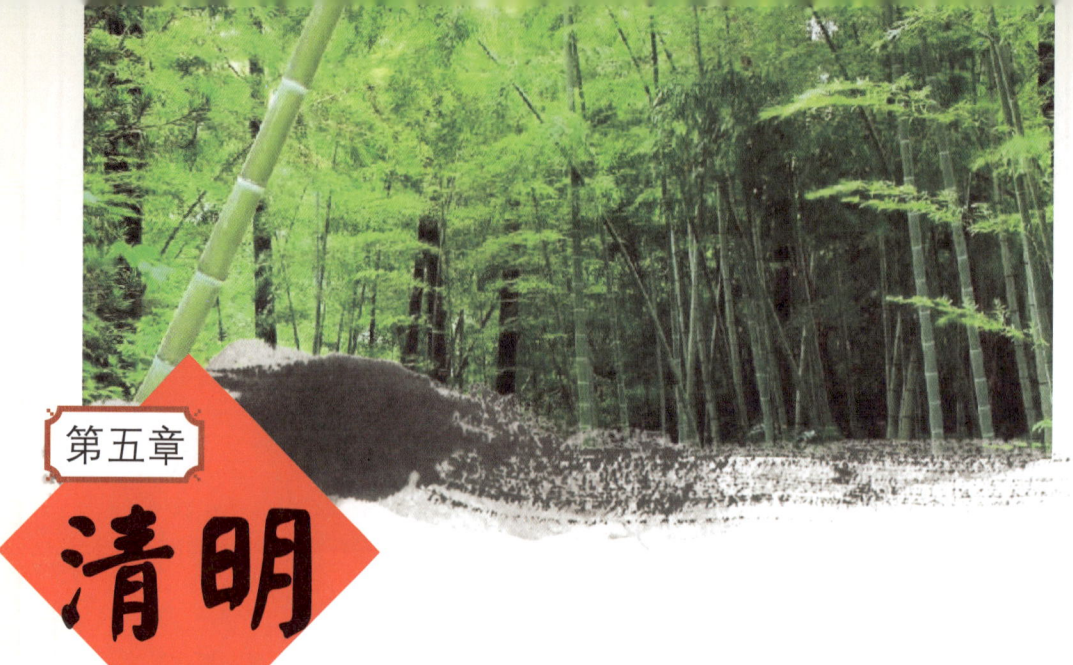

第五章

清明

清明北风十天寒，春霜结束在眼前

清明是春季的第五个节气，在每年阳历的4月5日左右。

清明是二十四节气中唯一一个既是节气又是节日的日子，可见古人对清明非常重视。清明时节，春光明媚，草木欣欣向荣，人们在这一天要去扫墓，祭拜先人，同时也借着这个机会到郊外去踏青，欣赏春天的景色，感受春天的气息。清明时气温升高，正是春耕春种的好时节，所以民间谚语说："清明前后，种瓜种豆。"

古人将清明分为三候，"一候桐始华；二候田鼠化为鴽；三候虹始见。"第一候时白桐花开了；第二候时喜阴的田鼠不见了，全回到了地下的洞中；第三候时，雨后的天空可以见到彩虹了。

气候特点

◎天朗气清，降雨较多

《岁时百问》以"万物生长此时，皆清洁而明净，故谓之清明"，来解释清明这个词的含义。《历书》则记载："春分后十五日，斗指丁，为清明，时万物皆洁齐而清明，盖时当气清景明，万物皆显，因此得名。"清明，意为天清地明，在这个节气，天气清澈明朗，气温暖和，万物俱新，大地充满了蓬勃的生机。

"清明时节雨纷纷"是唐代大诗人杜牧的名句，写出了清明节气的天气特点，那就是降雨较多。清明时节，雨水纷纷，气温会随着降雨而降低，但雨过天晴之后，气温会不断升高。

养生要点

季春之月，万物发陈，天地俱生，阳炽阴伏，宜卧早起早，以养脏气。时肝脏气伏，心当向旺，宜益肝补肾，以顺其时。

明·高濂·《遵生八笺》

◎预防过敏

春季百花盛开，空气中花粉漂浮，很容易引起过敏。清明时节，气温较高，空气干燥，刮风较多，空气中花粉的扩散速度较快，所以此时应小心花粉过敏。在大风天或是天气晴朗的日子，有花粉过敏的人应减少外出，尽量少去鲜花比较多的地方。春季过敏常引发皮肤过敏、荨麻疹、哮喘、过敏性鼻炎等，清明时应针对这些疾病积极预防。

◎预防春瘟

"春瘟"不是指某一种疾病，而是感受春季温热病邪后出现的一类急性传染病。这些疾病大都发病较急，都有发热的症状，容易耗伤阴气，传播速度较快。用现代医学来看，这些病主要包括重型感冒、流行性腮腺炎、大叶性肺炎、白喉、流行性脑膜炎等。

清明时节，在我国北方，气候仍然非常不稳定，升温速度较快，昼夜温差加大，而且多风干燥，这种气候会使人体呼吸系统的抵抗力下降，更容易受到各种致病微生物的侵袭。所以清明时预防春瘟非常重要。平时应经常打开门窗，让房屋通风透气。除了注意劳逸结合，保证睡眠，多参加体育锻炼，以提高身体的免疫力外，这段时期还应多喝水、多吃水果蔬菜。在疾病的流行期可选择注射疫苗来预防。

起居养生

初三日，取枸杞煎汤沐浴，令人光泽不老。

《万花谷》

◎保证充足的睡眠

清明时节，各种细菌、病毒非常活跃，此时提高身体的免疫力，对于预防各种感染性疾病非常重要。保证充足的睡眠时间，可以让身体各脏腑器官得到充分的休息和调整，从而使身体处于良好的运行状态，免疫力保持在较高的水平，能更好地抵御病邪的入侵。相反，不正常的睡眠习惯会损伤身体阳气，使免疫力下降。晚上熬夜很晚入睡，白天赖床很晚起床，这些都不利于阳气的升发，会使人体对病邪的抵抗力下降。

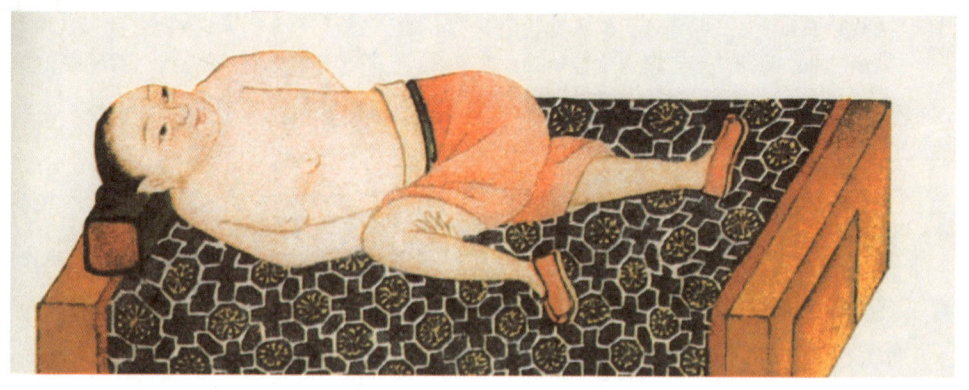

◎清明多备衣，保暖要积极

民间谚语说："二八月，乱穿衣"（农历二月，即公历四月，清明左右）。这是在提醒人们，在天气变化较大的二八月，要根据天气变化及时加减衣服。清明节气时，降雨较多，下雨时气温会降低，雨后天晴气温又会升高，所以此时是一种"乱穿衣"的景象。天气虽然乱，但是穿衣还是有规律的。清明时节，天气随时可能改变，昼夜温差较大，所以出门时应带上一件可以方便穿脱的外套。早、晚时分可穿上外套，以防春寒侵袭，中午气温升高，可脱下外套。

食疗养生

> 三月三日，采桃花浸酒饮之，除百病，益颜色。
>
> 《法生天意》

> 三月三日，采夏枯草，煎汁熬膏，每日热酒调吃三服。治远年损伤、手足瘀血、遇天阴作痛，七日可痊，更治产妇诸血病症。
>
> 《济世仁术》

◎吃点苦味能降火

清明时节，肝气旺盛，再加上气温上升，人们比较容易上火，所以这个时节的饮食，尽量避免食用荔枝、桂圆、榴莲、芒果等性热的水果，少吃咖啡、辣椒、胡椒、花椒等辛辣助火的食物。

春季要防止上火，应多喝水以及一些清热去火的饮料。可以使体内的火气通过新陈代谢，从体液中排出来。在平常吃的食物中，味苦的食物具有清热降火的功效。医学研究表明，味苦的食物中含有生物碱、苷类等物质，可以抗菌解毒、去火解暑、提神醒脑、缓解疲劳。清明时节适当吃一点苦味的食物，如苦瓜、芹菜叶、莴笋叶、萝卜叶等，有助于防止上火。

◎清肝降血压

医学研究表明，春季气候变化大，心脑血管病人适应性较差，容易出现血压升高、头痛、头晕、失眠等症状。中医认为，这和春季肝气旺盛有关。清明时肝气较旺，容易出现肝阳过盛，引起高血压、头痛等。所以清明时节食疗养生的一个要点就是通过饮食来滋阴柔肝、清肝潜阳。滋养肝阴，可以抑制肝阳，清降肝火，从而预防高血压、头痛等病证。

◎清明养生食疗

（1）芙蓉银耳羹

材料：鸡蛋2个，水发银耳100克，盐、味精、胡椒粉、淀粉各适量。

做法：鸡蛋打入碗里，加入清水、盐，调匀，放入蒸锅里蒸成鸡蛋羹。将水发银耳择洗干净，放入锅里，加适量清水，烧煮10分钟，加胡椒粉、盐、味精调味，淀粉加水勾芡。然后银耳出锅，淋在鸡蛋羹上即可。

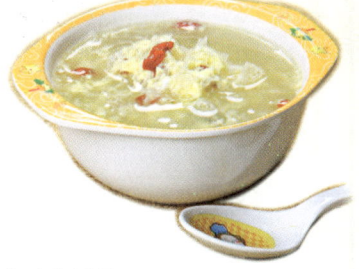

功效：银耳，也就是白木耳，甘平无毒，能滋阴柔肝、润肺生津，是清肝降血压的佳品。此羹有柔肝降火、滋阴润肺、止咳祛痰、补血护肤之功效。

（2）口蘑白菜

材料：白菜250克，干口蘑3克，酱油、白糖、精盐、味精、植物油各适量。

做法：白菜洗净切成3厘米段，干口蘑用温水泡发洗净后，在沸水中过一下。在锅里下植物油，烧热后将白菜入锅炒至七成熟，再下口蘑、酱油、白糖、精盐，炒熟后放味精拌匀即可。

功效：清热除烦、益胃气、降血压、降血脂，尤其适用于高血压、冠心病、牙龈出血等病症。

（3）山药决明荷叶饮

材料：荷叶30克，决明子15克，山药60克。

做法：山药切成小块；荷叶用纱布包起来。将荷叶与决明子一起加水煎煮15分钟，然后放入山药，小火煮10分钟，滤出汁液，早晚服用。每日1剂。

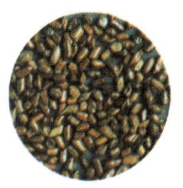

功效：补益肝肾，通利血脉，降低血压，舒筋活络。对于春季常见的肝阳过盛引起的高血压，有较好的防治作用。

调神养生

> 过悲则伤肺，肺伤则气消。
>
> 《黄帝内经》

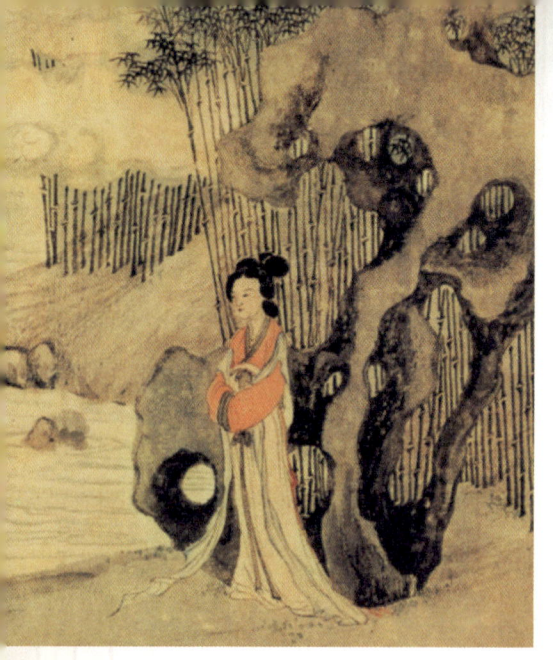

◎清明扫墓，悲伤有度

清明节是中国人祭祖扫墓、缅怀先人的日子。从养生角度来说，我们在寄托哀思的同时，也要注意身体，不可悲伤过度，尤其是老年人，更不能长时间沉浸在悲痛之中。

清明时节，家人们共同追思去世的亲人，这本来是一个很好的情感宣泄的方式，有利于心理健康。但很多人聚在一起哀思，会造成一种悲伤的氛围，使人们沉浸在悲痛中不能很快走出来。老年人往往忧思重重，在这种氛围下容易加深悲痛，对身体和心理健康都不利。所以清明扫墓时，不宜在悲伤的气氛中沉浸太久，否则会影响健康。

运动养生

太极者，无极而生，动静之机，阴阳之母也。动之则分，静之则合。无过不及，随曲就伸。

明·王宗岳《太极拳论》

◎常练太极拳，高血压降下来

每年春季，特别是清明时节，是最容易出现高血压疾病的时期。在日常生活中，除了在饮食、起居、精神方面进行自我调养外，运动调养也是一种很好的防治高血压的方法。高血压患者不能进行剧烈的运动，因此，平缓柔和的太极拳，不仅能很好地预防高血压等中老年疾病，而且能调养性情，非常适合中老年人练习。

太极拳动作柔缓，外示安逸，内固精神，刚柔相济。长期练习太极拳，可以使人的血管弹性增强，充分改善血液循环，从而降低血压。练太极拳时，要用意念来引导动作，在这个过程中，可以使人精神放松，心无杂念，情绪平稳，这也有助于血压的平稳。练太极拳还可以全面锻炼人体的肌肉、关节，使肌肉保持活力，增加关节的灵活性，对改善高血压患者身体的平衡性和协调性很有好处。

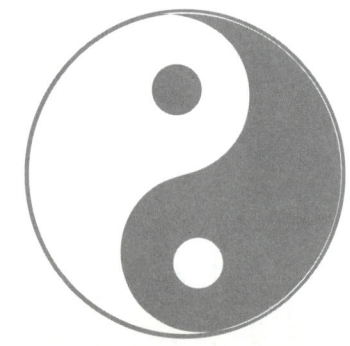

◎清明养生导引功

盘腿而坐，两手握拳，交叉于胸前，拳眼向上。左手手肘向左侧平拉，拳眼向上，同时右拳从左肩向右侧移动伸直，两眼注视左拳，两手用力，成拉弓射箭状。还原，再换另一侧进行。左右交替，每侧各56次。最后，上下牙齿相叩，做深呼吸、咽口水各3次（图44）。

这套功法具有补脾益气、祛除胸膈胁肋结聚的风气、预防各种疾病的功效。

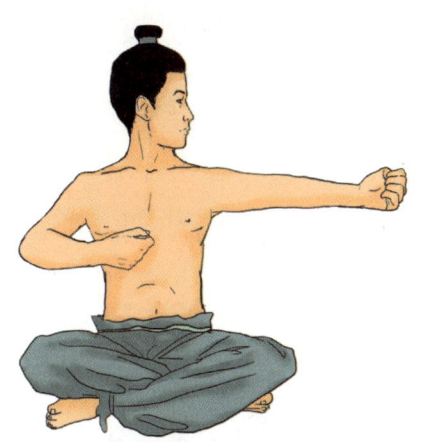

图44　清明养生导引功

经络养生

◎清泄肝火

（1）点按大陵穴

手法：屈食指点按大陵穴50次，以感觉酸胀为宜（图45）。

功效：大陵穴是手厥阴心包经上的要穴，适当加以刺激可泻火祛湿。

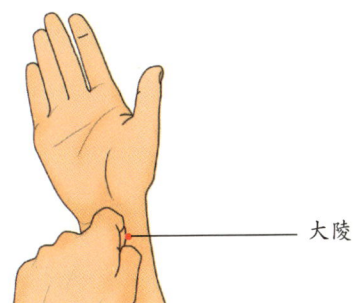

大陵

图45　点按大陵穴

（2）按揉合谷穴

手法：用拇指按揉合谷穴50次，以感觉压痛为宜（图46）。

功效：按摩合谷穴，能疏风解表、通经活络、平肝息风、清热降火。

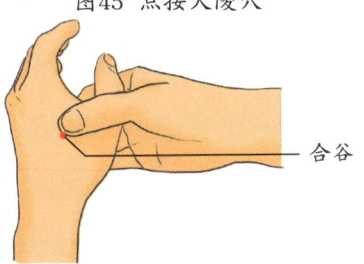

合谷

图46　按揉合谷穴

（3）按揉劳宫穴

取穴：在手掌心，当第2、3掌骨之间偏于第3掌骨，握拳屈指时中指尖所对的掌心部位。

手法：用拇指按揉劳宫穴50次，以感觉酸胀为宜（图47）。

功效：劳宫穴是辅助治疗人体心脏疾病的主要穴位之一，有开窍泄热、清心安神的作用。

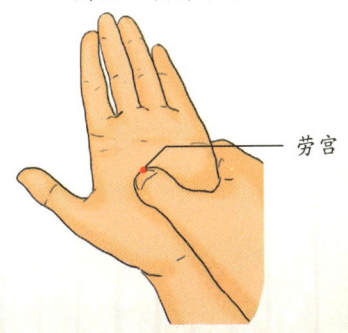

劳宫

图47　按揉劳宫穴

（4）点按内庭穴、行间穴

取穴： 内庭在足背，当第2、3趾间，趾蹼缘后方赤白肉际处。

手法： 用拇指点按内庭穴、行间穴各50次，以感觉酸胀为宜（图48）。

功效： 刺激内庭、行间两穴可调理肝脾，清热降火。

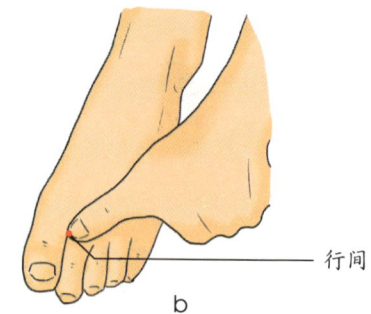

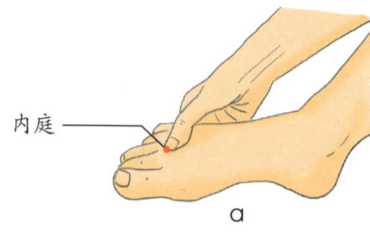

图48　点按内庭穴、行间穴

◎宣肺通腑

（1）点按风池穴

手法： 用拇指点按风池穴1分钟，以感觉胀痛为宜（图49）。

功效： 适当刺激风池穴，具有祛风散寒、宣肺解表、宣通鼻窍的功效，可以祛除肺邪，保护肺脏。

（2）点按尺泽穴

取穴： 肘横纹中，肱二头肌腱桡侧凹陷处。

手法： 用拇指点按尺泽穴2分钟，以感觉酸胀为宜（图50）。

功效： 迟泽穴为手太阴肺经的重要穴位之一，经常按摩此穴，可清宣肺气。

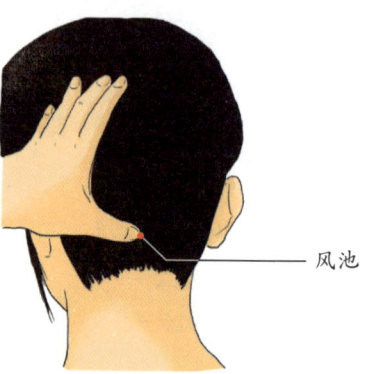

图49　点按风池穴

（3）直推列缺穴

取穴： 两手虎口自然交叉，一手食指按在另一手的桡骨茎突上，食指尖下的凹陷处即是。

手法： 用拇指指腹推列缺穴2分钟，以感觉酸胀为宜（图51）。

功效： 列缺穴为人体手太阴肺经上的重要穴位之一，与人体肺部机能关系紧密。经常按摩此穴，有宣肺通腑、疏风解表、利咽消肿的作用，可改善肺的通气量，从而降低呼吸道阻力，缓解支气管平滑肌痉挛，能防治各种肺部疾病。

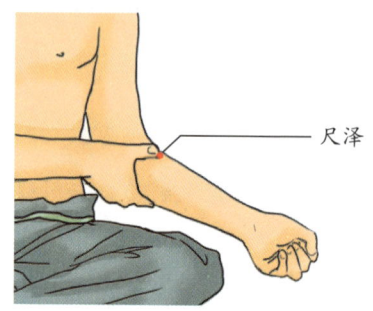

图50　点按尺泽穴

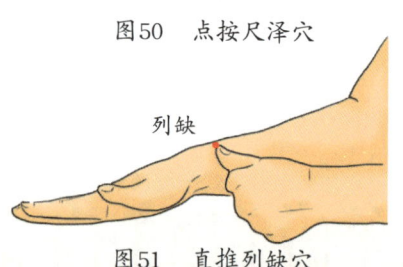

图51　直推列缺穴

（4）按揉鱼际穴

手法： 用拇指指腹按揉鱼际穴2～3分钟，以皮肤发红为宜（图52）。

功效： 鱼际穴是手太阴肺经的重要穴位，与呼吸器官关系密切。按摩此穴，具有宣肺解表、利咽化痰的功能，能增强肺呼吸功能，润肺益气。

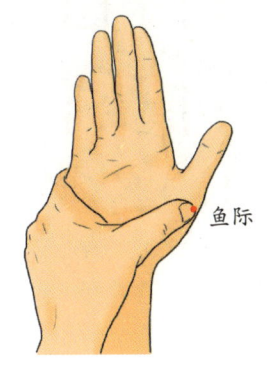

图52　按揉鱼际穴

常见病防治

清明节气是养生保健的重要节气。清明时空气中花粉含量较多，很容易引起过敏，从而出现鼻炎或皮肤病。清明节过后，气温升高，人体血液循环加快，动脉血压升高，常诱发高血压等心脑血管疾病。因此清明节气养生，要针对这些常见病做好防治工作。

◎鼻炎

清明时节，气温较高，而且常出现大风天气，在空气中悬浮的花粉和其他粉尘扩散的速度较快，很容易诱发鼻炎，尤其是过敏性鼻炎。鼻炎主要的症状是鼻塞、鼻痒、打喷嚏、流鼻涕，大多数患者还伴有脸部和眼睛的瘙痒感，以及咽喉部不适、咳嗽，严重者还会出现头痛、头昏等症状。

● 预防方法

1 清明时节，空气中含有较多的花粉、灰尘，所以外出时最好戴上口罩；注意保持室内清洁卫生，及时净化空气。

2 坚持参加体育锻炼，增强自身抵抗力，促进鼻腔内的血液循环。

3 注意加强营养，尽量少吃油腻、辛辣、寒性食物及甜食，戒烟戒酒。多吃柑橘、卷心菜、洋葱、大蒜等富含维生素的食物。豆浆对改善过敏性鼻炎有一定功效，可每天适量饮用。

4 注意保暖，避免受寒。

● 防治验方

玉米须蚌肉煲

材料	玉米须、薏苡仁各50克，蚌肉300克，料酒、鸡精、盐、姜片、葱段各适量。
功效	祛风通窍，提高免疫力。
适用	防治鼻炎，尤其适合以鼻塞为主要症状者。

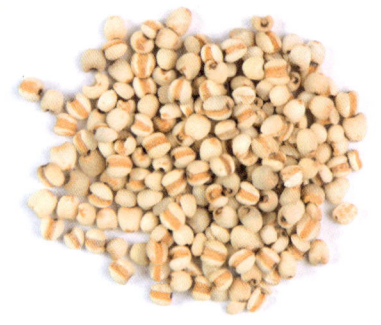

玉米须、薏苡仁分别洗净，将玉米须装入纱布袋里。蚌肉洗净，切片。在砂锅里放入蚌肉片、薏苡仁和纱布袋，放入2500毫升清水，大火煮沸，改用小火煲30分钟，再放入盐、姜片、葱段、料酒、鸡精，拌匀后烧煮片刻即可。

菟丝子粥

材料	菟丝子30克，大米100克，白砂糖适量。
功效	补益肝肾，增强正气。
适用	防治鼻炎。

大米洗净，用清水浸泡30分钟。菟丝子洗净，研碎。在锅里放入菟丝子，注入适量清水，大火煎15分钟，滤出汁液待用。将菟丝子汁液和大米一起放入砂锅里，大火煮沸，再用小火煮成粥，加入白砂糖调味。每日食用1次。

◎高血压

清明时，肝气较盛，肝阳较强，如果肝阳生发太过，就容易诱发高血压。肝阳上亢引起的高血压主要表现为：眩晕、耳鸣、头部和眼睛胀痛，口苦，失眠多梦、烦恼、抑郁、发怒时加重，面部潮红，急躁易怒，肢体麻木、震颤。立春以后，如果感觉头晕、头胀痛，要立即监测自己的血压，如果血压持续偏高，要及时就医。

● 预防方法

1 注意饮食清淡，控制盐、胆固醇、脂肪的摄入；晚餐宜少，以免增加胃肠负担，可适当食用汤类、粥食，以增加体内水分；严格戒烟限酒。

2 早晨醒来，不要急于起床，应先在床上仰卧，活动一下四肢和头颈部，伸一下懒腰，使肢体肌肉和血管先活跃起来，再慢慢坐起，稍微活动一下上肢，然后下床活动。

3 中午小睡一会，有利于稳定血压。晚上按时就寝，养成睡觉前用温水泡脚的习惯，然后按摩双足心，促进血液循环，有利于解除一天的疲乏，增强睡眠。

4 保持心情舒畅，避免发怒、抑郁等不良情绪，尽量做到心胸开阔，积极乐观。

● 防治验方

中药贴敷涌泉穴

材料	桃仁、杏仁各12克，栀子3克，胡椒7粒，糯米14粒，鸡蛋1个。
功效	补肾、降压。
适用	高血压。

将桃仁、杏仁、栀子、胡椒、糯米一起捣烂，加1个鸡蛋清调成糊状，分3次用。每晚临睡前贴敷于足心涌泉穴，白天除去。每天1次，每次敷一个脚，两脚交替敷贴，6次为1个疗程。3天测量一次血压。使用这个验方时，敷药处皮肤会出现青紫色。

海带豆芽汤

材料	黄豆芽200克，水发海带100克，瘦猪肉50克，生姜、大葱、食盐各适量。
功效	祛风湿、降血压。
适用	高血压。

将黄豆芽洗净，水发海带洗净后切成丝。瘦猪肉洗净后切成小块。生姜拍碎，大葱切成段。将瘦猪肉块放入锅里，加1500毫升清水，大火煮沸。再加入黄豆芽、水发海带丝、碎生姜、大葱段，改用文火炖煮50分钟，加入食盐调味即可。

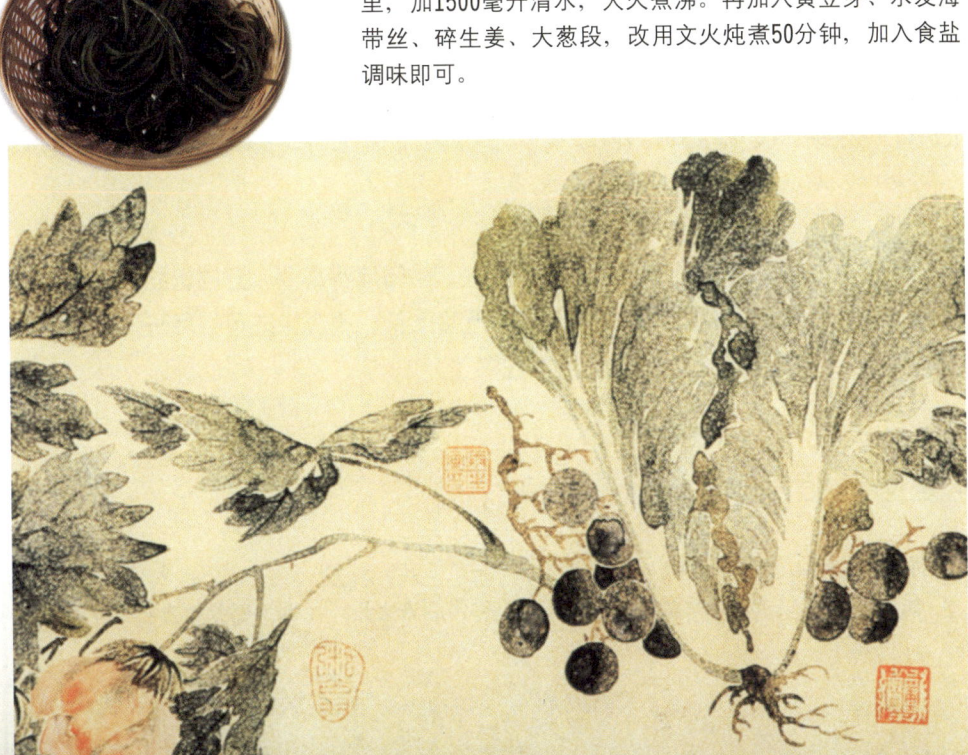

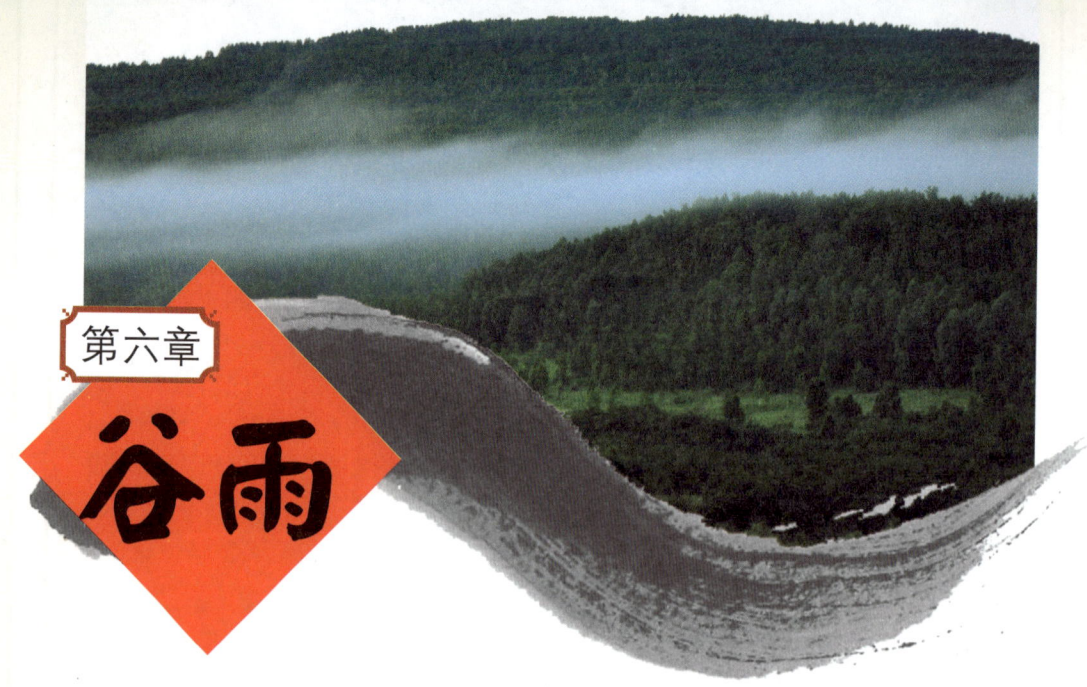

第六章

谷雨

谷雨下雨，四十五日无干土

谷雨是春季的最后一个节气，在每年阳历4月19至21日。

谷雨，意为雨生百谷，它的到来意味着寒潮天气基本结束，气温回升加快，降雨增多，大大有利于谷类农作物的生长。

进入谷雨节气，北方地区的降雨量明显增多，桃花、杏花纷纷开放，杨絮、柳絮四处飞扬。而在南方地区，谷雨时已进入暮春时节，"杨花落尽子规啼"，柳絮飞落，杜鹃夜啼，牡丹吐蕊，樱桃红熟。在温度上，南方的气温升高较快，一般4月下旬的平均气温，除了华南北部和西部部分地区，已达20～22℃，比中旬增高2℃以上。华南东部常会有出现一两天30℃以上的高温，使人感觉到夏季的气息。

古人将谷雨分为三候："一候萍始生；二候鸣鸠拂其羽；三候戴胜降于桑。"就是说谷雨后降雨量增多，第一候时浮萍开始生长；第二候时布谷鸟开始提醒人们要播种了；第三候时桑树上开始见到戴胜鸟了。

气候特点

◎雨量增大，湿气加重

民间谚语说："清明断雪，谷雨断霜。"谷雨到来之后，全国大部分地方已经彻底告别严寒了，气温回升速度加快。所谓谷雨，当然离不开雨水，这个时候，不管是南方北方，降雨都明显增多，空气湿度增大，特别是在江淮地区，会出现连续的阴雨或大风暴雨天气。这种风、湿为主的天气，很容易引起各种神经痛，要积极预防。

养生要点

三月，肾气已息，心气渐临，木气正旺。减甘增辛，补精益气，勿处淫地（阴暗潮湿之处），勿露体三光下（不要在室外自然环境中脱去衣物，暴露身体）。

明·《修龄要指》

◎防范神经痛

进入谷雨节气后，降雨量增多，天气潮湿，空气湿度大，再加上经常刮风，风湿侵犯人体，很容易引起神经痛，因此谷雨时节是神经痛的高发期，如肋间神经痛、坐骨神经痛、三叉神经痛等，常在此时发作。所以谷雨时，在日常生活中要做好祛湿、避风的措施。

◎脾胃健运，补养身体正当时

中医将每个季节的最后18天定为长夏，长夏属土，与脾相对应。在长夏之时，脾气旺盛，胃气充盛。谷雨正好处于长夏之时，此时脾胃功能强盛，即人体的消化功能强盛，有利于对营养的吸收。因此，谷雨节气正是补养身体的大好时节，可适当食用一些补血益气，养血润燥的食物，不仅可增强体质，而且可以为夏季养生打下基础。

◎祛除风湿，预防风湿病

谷雨节气，外界的湿气较重，湿邪和风邪常一起侵犯人体的关节部位，引起关节肿胀、疼痛，导致风湿性关节炎。风湿性关节炎对人体损害极大，而且病程较长，难以治愈。因此谷雨时要特别注重预防风湿性关节炎。在日常生活中要做好关节部位的保暖，少吹风，尽量避免淋雨，不穿湿衣服，不在潮湿的地方久待。

起居养生

是月采桃花未开蕊，阴干，与桑椹子和腊月猪油，涂秃疮神效。

明·《家塾事亲》

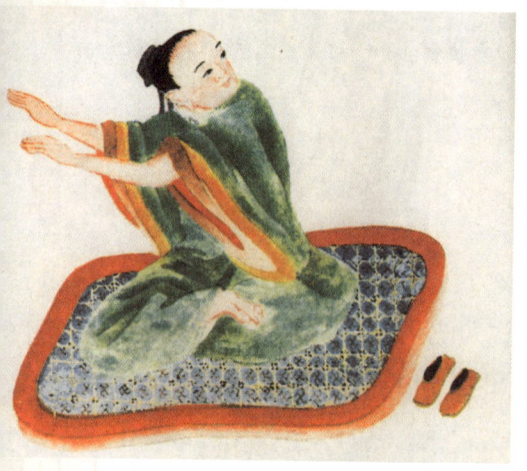

◎祛寒湿，重保暖

谷雨时气温升高较快，但是昼夜温差仍然较大，早上和晚上仍然寒凉，而且谷雨时节降雨特别多，天气潮湿，于是又加重了早晚的寒湿。所以在谷雨时要做好保暖、祛寒湿的工作。早晚外出时要加衣服，以防寒湿侵袭。要避免淋雨，淋雨后要及时将身上的水擦干，更换衣服，并且不能让身体部位较长时间浸泡在水里。

◎起居有规律，提高睡眠质量

进入谷雨节气后，应做到早睡早起，不熬夜，不睡懒觉，起居有规律。谷雨时节应注重睡眠的质量，睡眠质量好，白天能少犯困，并且有利于脏腑功能的发挥，使身体保持阴阳平衡的状态。

为了提高睡眠质量，在睡觉之前可以使用以下的方法，有助于促进睡眠。

① 睡前调摄心神，在睡觉前半小时应使情志平稳、心思宁静，摒弃所有杂念。
② 稍微活动身体，让身体充分放松。
③ 睡前要洗脸、洗脚，并按摩面部、搓脚心。这样可以促进气血运行，滋养脏腑，宁心安神，消除一天的疲劳，有利于入睡。

食疗养生

> 谷雨日采茶炒藏，能治痰嗽及疗百病。
>
> 《养生仁术》

◎阳春三月品新茶

谷雨是采摘新茶的时节，而茶具有生津止渴、清热解毒、祛病利尿、消食止泻、清心提神等功效，可以清除谷雨时节滋生的湿热，并可延年益寿。所以，谷雨时节是饮新茶的好时候。

我国茶叶种类很多，有绿茶、红茶、青茶、黄茶、黑茶、白茶、花茶、药茶等，不同的茶品有不同的功效，养生饮茶需要选对茶。

绿茶有龙井、碧螺春、黄山毛峰、信阳毛尖等品种，可清心神、涤热、肃肺胃，适于易上火、性格急躁的人饮用。

红茶有滇红、祁红、英红等，可温脾胃、畅中焦，适于胃寒、腹胀的人饮用。

青茶就是乌龙茶，有铁观音、武夷岩茶、台湾乌龙茶等，有消脂减肥、抗氧化、抗癌的功效，适于肥胖、高血脂的人饮用。

黄茶有君山银针、蒙顶黄芽、霍山黄芽、霍山黄大茶等，可提神、助消化、化痰止咳、消热解毒，适于脾虚消化不良，咳嗽痰黏、黄的人饮用。

黑茶大多用来制成紧压茶，即各种砖茶，最著名的就是普洱茶。普洱茶可降血脂、减肥、助消化、醒酒、解毒等，适于常参加酒宴的人，尤其在食用较多肉类后饮用，可消食、解油腻。

白茶有银针白毫、白牡丹、贡眉、寿眉等，其性清凉，有退热降火之功效，适于心火旺盛、经常低热的人饮用。

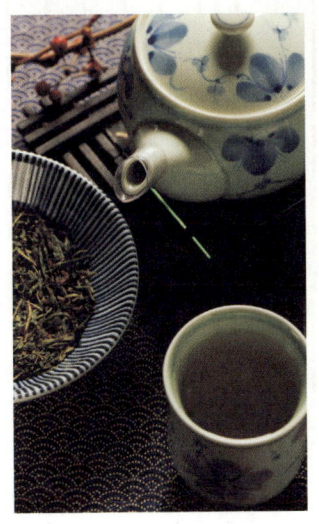

◎谷雨节气吃香椿

民间谚语有云："雨前香椿嫩如丝。"谷雨前后正是香椿上市的时节，这时的香椿醇香可口，是营养价值最高的时候。香椿具有提高机体免疫力、健胃、理气、止泻、润肤、抗菌、消炎、杀虫的功效，对人体非常有益。但新鲜香椿中硝酸盐的含量较高，对人体健康产生危害。所以在食用香椿之前应先用沸水焯一下，这样即可大大降低香椿中硝酸盐的含量。

◎多吃益肺补肾、健脾祛湿的食物

谷雨时风邪较多，风为阳邪，善于走窜，容易诱发一些旧病，如高血压、哮喘、皮肤病及过敏性疾病等，而饮食中一些发物也会增加旧病复发的可能，所以在谷雨节气要忌食发物，如螃蟹、虾、竹笋、公鸡、海鲜等。

谷雨时肝气仍然较旺，在饮食上应适当多吃疏肝清热、益肺补肾的食物，如枇杷、薏苡仁、蜂蜜、芝麻、花生、蒜苔等。冬瓜、土豆、鸡蛋、鲫鱼、猪肉等有健脾祛湿的功效，也可适当多吃。

◎谷雨养生食疗

（1）牛肉蔬菜汤

材料： 牛肉、牛骨各500克，西芹200克，洋葱、土豆、番茄各50克，葱段、姜片、盐、料酒各适量。

做法： 牛肉切大丁，汆水后捞出；洋葱去外膜，切除尾部；土豆去皮；西芹切大段；番茄去蒂，洗净备用。在锅内放入水，加入牛骨、葱段、姜片，以大火煮沸后，将剩余材料及料酒一起放入锅里，待煮沸后，改以小火将牛肉煮至熟烂，加盐调味。

功效： 补中益气、滋养脾胃、强筋健骨，预防风湿性关节炎。

（2）平菇小米粥

材料： 大米50克，小米100克，平菇40克，葱末、食盐各适量。

做法： 平菇洗净、在开水中焯一下，捞出撕成小片。将大米、小米分别洗净，用冷水浸泡半小时，捞出后，沥干水分。在锅里加入1000毫升清水，将大米、小米放入，用大火煮沸，再改用小火熬煮，待再滚起时，加入平菇拌匀，下盐调味，再煮5分钟，撒上葱末即可。

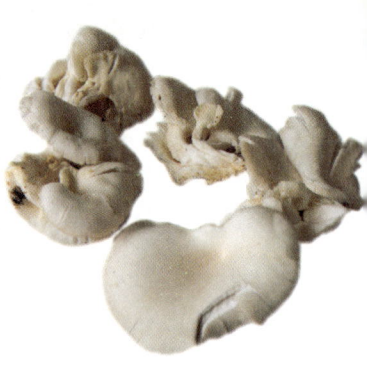

功效： 小米有清热解渴、健脾除湿、和胃安眠、滋阴养血等功效，平菇含有硒、多糖体等物质，对肿瘤细胞有很强的抑制作用。平菇小米粥对胃炎有很好的调理作用。

（3）谷雨养生汤

材料： 鸭梨半个，藕30克（或用甘蔗50克），鲜芦根15克，麦冬15克。

做法： 将所有材料放入锅里，加水煎煮，煮至1000毫升汁液，在谷雨当天9~11时及17~19时，分别取汁液500毫升饮用，可加冰糖调味。

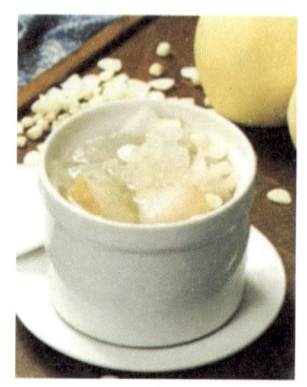

功效： 此方是清代名医吴鞠通创制的食疗名方。鲜芦根清热除烦、生津止渴；麦冬润肺养阴、益胃生津；鸭梨清热生津润燥、化痰止咳；莲藕补中养神、益气力。谷雨养生汤既可清肝热，防止肝阳过盛，也可滋阴润肺，健脾和胃，很适合在谷雨时服用养生。

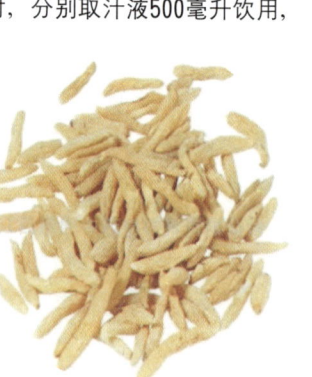

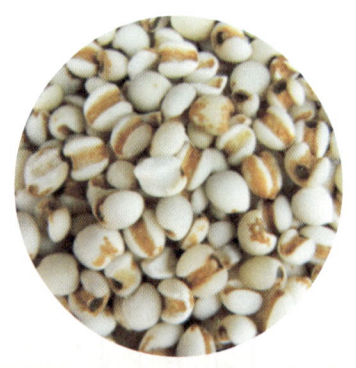

（4）扁豆薏米粥

材料： 扁豆20克，薏苡仁15克，木棉花10克，瘦猪肉200克，大米200克。

做法： 将瘦猪肉洗净切片，扁豆、薏苡仁、木棉花洗净，与淘洗干净的大米一同放入锅中，加清水适量，大火煮沸，小火熬煮成粥即可。

功效： 清热、健脾、祛湿，可清除体内蕴含的内热，健运脾胃，祛除体内湿气，同时防止外界湿邪侵犯脾胃。

调神养生

肝为刚脏，喜条达而恶抑郁，在志为怒。

《黄帝内经》

◎谷雨养生，远离伤春

谷雨是春季的最后一个节气，此时已至晚春，春季即将结束。谷雨节气，鲜花在风吹雨打中逐渐凋零，很容易让人产生一种青春易逝、年华易老的伤感，尤其是老年人，触景生情，常产生岁月已晚的忧伤。自古以来，文人易伤春，"流水落花春去也，天上人间"，"无可奈何花落去，似曾相识燕归来""一片飞花减却春，风飘万点正愁人"……从这些伤春的诗句中，可以感觉到古人对春天离去的惋惜和伤感。

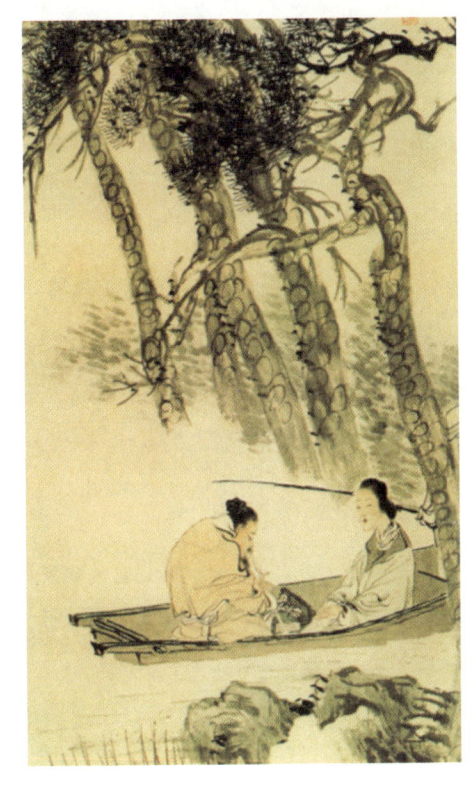

从养生的角度来说，这种伤春的情结对健康非常不利。春季肝气旺盛，肝气需要调畅而不能郁结，肝气调畅，肝脏的功能才能正常发挥。如果肝气不畅，甚至发展为肝气郁结，会使气血瘀滞不畅，使肝脏功能失常。伤春时这种忧伤、抑郁，很容易引起肝气郁结。因此谷雨时节，调神养生的重点是戒除忧伤、抑郁。

下面推荐3个有助于保持心情舒畅，肝气畅通的方法。

1 远眺。登高远眺，可以振奋精神，使心胸开阔、心情放松，一扫心中的忧伤、抑郁。正如杜甫登山上泰山，远眺四周后，写出了"会当凌绝顶，一览众山小"这样豪迈激昂的诗句。

2 梳头。梳头是中医养生中一种简单而又有效的方法。古代养生家主张"发宜多梳"，《诸病源候论》中说："千过梳头，头不白。"梳头能疏通气血，散风明目，滋养头发，促进睡眠。梳头时最好用牛角梳或木质的梳子，也可直接用手指代替梳子梳头。

3 按摩十宣穴。十宣穴位于10个手指尖端的正中，左右手共10个穴位。十宣，宣即宣泄的意思。刺激十宣穴，能调节情志，怡神健脑。操作方法是：用10个手指的指端从额头开始往后脑方向叩击脑部。这样做既可刺激十宣，又可提神醒脑，不仅可以消除忧伤、抑郁，还可以辅助治疗神经衰弱引起的头痛、失眠等。

运动养生

◎关节功能操

1 肩关节。右臂由颈右侧自上朝下伸向背部，左臂从身体左侧自下朝上伸向背部，尽量使两手手指接触，左右手交替进行，连做8次。

2 腕关节。两手在胸前合掌，反复交替用力向一侧屈曲，连做10~14次。

3 腰背部关节两腿开立，举臂后仰，然后弯腰弓背，两臂自然下垂，然后团身抱膝下蹲，再并腿直立，共做8次。

4 踝关节。左腿直立，右脚尖点地，做踝关节旋转运动，两脚交替进行。

功效： 能增强关节灵活性，提高抵抗力，从而起到保护关节，预防关节、肌肉功能衰退的作用。

◎谷雨养生导引功

盘腿而坐，右手上举托天，指尖朝左，左臂弯曲成直角，靠在胸前，五指自然弯曲，手心朝胸，同时头向左转。然后左右交换，动作相同，每侧做35次。然后上下牙齿相叩，咽口水，深呼吸，收功（图53）。

> 这套功法具有健运脾胃、活血化瘀、消肿止痛、舒筋活络的功效，坚持练习，对身体很有益处。

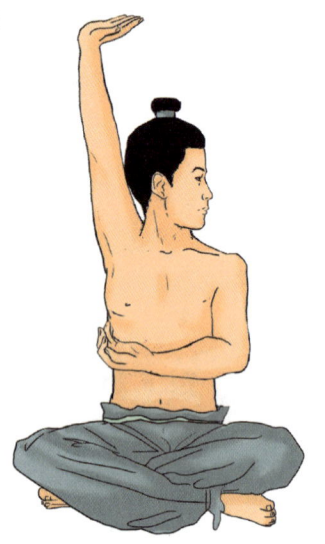

图53 谷雨养生导引功

经络养生

◎清热降火

（1）按压百会穴

手法： 用中指指腹按压百会穴50次，以感觉压痛为宜（图54）。

功效： 头顶汇集了体内诸多经络，位于其正中的百会穴为"百脉之汇，百病所注"，按压此穴可从总体上调养三焦经气，清除积热。

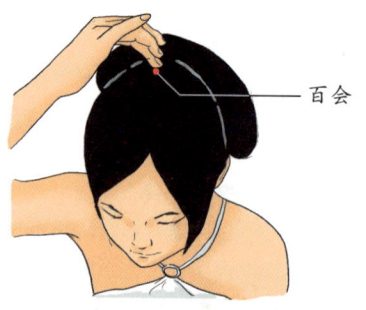

百会

图54 按压百会穴

（2）按揉膻中穴

手法： 用食指、中指按揉膻中穴2～3分钟，以感觉胀痛为宜（图55）。

功效： 膻中穴具有调理人身气机的功能，可通畅全身气机。按摩此穴，可调节上焦经气，泄除上焦邪热，改善呼吸系统功能，维持心肺正常功能。

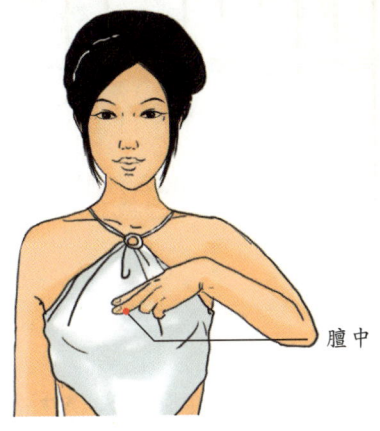

图55 按揉膻中穴

（3）点按曲池穴、合谷穴、足三里穴、丰隆穴

取穴： 曲池在肘横纹外侧端，屈肘，当尺泽与肱骨外上髁连线中点；丰隆在小腿前外侧，当外踝尖上8寸，条口外，距胫骨前缘二横指（中指）。

手法： 用拇指点按曲池穴、合谷穴、足三里穴、丰隆穴各50次，力度适中（图56）。

功效： 曲池穴、合谷穴、足三里穴、丰隆穴分属于手阳明大肠经、足阳明胃经，加以刺激可调理肠胃、清泄肠胃积热。

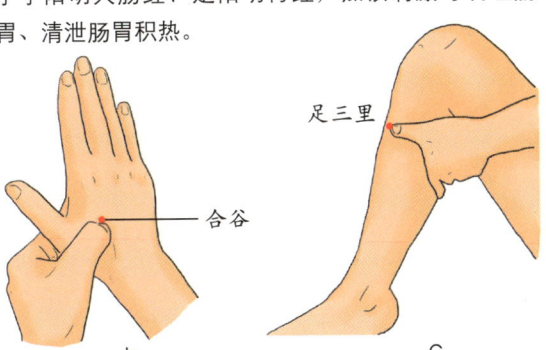

图56 点按曲池穴、合谷穴、足三里穴、丰隆穴

◎祛除风湿

（1）按揉中脘穴

手法： 用食指、中指指腹按揉中脘穴50次，以感觉酸胀为宜（图57）。

功效： 中脘穴是人体保健大穴之一，经常按摩此穴，能促进气血运行、疏肝和胃、健脾利湿，有效预防风湿病。

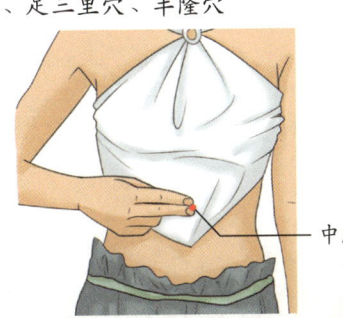

图57 按揉中脘穴

（2）掌摩神阙穴

手法： 用手掌摩神阙穴2分钟，以透热为宜（图58）。

功效： 刺激神阙穴有通经行气的作用，可有效祛除体内湿气。

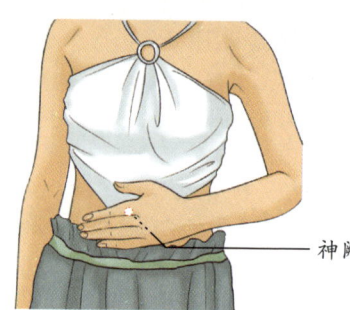

图58　掌摩神阙穴

（3）点按脾俞穴

手法： 用双手拇指指腹点按脾俞穴50次，以感觉压痛为宜（图59）。

功效： 点按脾俞穴可调节脾胃功能，补气血，祛湿邪。

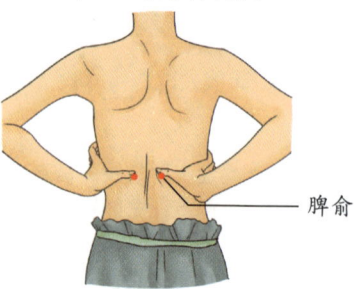

图59　点按脾俞穴

（4）点按命门穴 、肾俞穴

取穴： 命门穴位于督脉第2、3腰椎棘突间。

手法： 用拇指指端点按命门穴、肾俞穴1分钟，以感觉压痛为宜（图60）。

功效： 刺激命门、肾俞两穴可有效祛除风湿，增强人体免疫力。

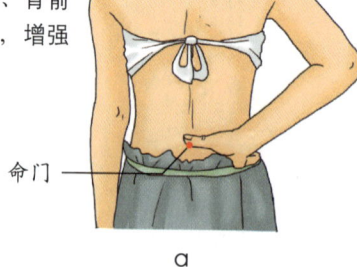
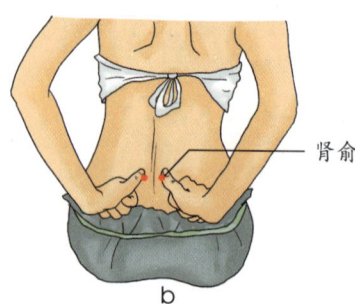

图60　点按命门穴、肾俞穴

（5）按压丰隆穴

手法： 用拇指按压丰隆穴50次，以感觉压痛为宜（图61）。

功效： 丰隆穴是胃经上的重要穴位，经常按摩此穴可调和脾胃，加强气血流通，促进水液代谢，化痰祛湿。

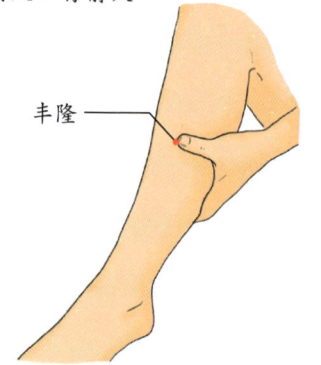

图61　按压丰隆穴

常见病防治

◎三叉神经痛

三叉神经痛是一种发生在面部三叉神经分布区内，反复发作的阵发性剧烈神经痛。三叉神经痛发病较快，骤发骤停，表现为闪电样、刀割样、烧灼样、顽固性、难以忍受的剧烈性疼痛。根据中医理论，三叉神经痛的致病原因是风寒入侵身体，在面部经络处会聚，引起经络收引，气血运行受阻，从而引发疼痛。谷雨节气是各种神经疼痛疾病的高发期，因此要积极预防。

● 预防方法

1 保持情绪稳定，避免过度劳累。
2 尽早处理三叉神经分布区的炎症及外伤。
3 牙齿或口腔内有病变要尽早治疗。
4 骨质增生及动脉硬化患者要及早治疗。
5 中老年人要尽量避免饮酒，并少吃酸、辣、过凉或过热、油炸等各种刺激性食物。
6 避免面部受到寒冷刺激。

● 防治验方

三叉神经痛发作时，疼痛剧烈，因此该病要以预防为主，发病后要及时就医。中医认为，此病是由于病邪阻遏经络，导致"不通则痛"。因此，平时可多食用一些具有祛风通络、活血散瘀功效的食疗药膳，以减少病发。日常饮食应以清淡为主，不宜食用洋葱、大蒜、韭菜等刺激性食物。

丹参枸杞粥

材料	丹参15克，枸杞20克，大米150克，白砂糖适量。
功效	补肝肾，祛瘀血，凉血止痛。
适用	预防和缓解三叉神经痛。

丹参用水浸泡润透后，切薄片；枸杞洗净；大米淘净。锅内放入丹参片、枸杞、大米，加800毫升水，大火烧沸，改用小火炖煮30分钟，加入白砂糖，搅匀即可。每日食用1次。

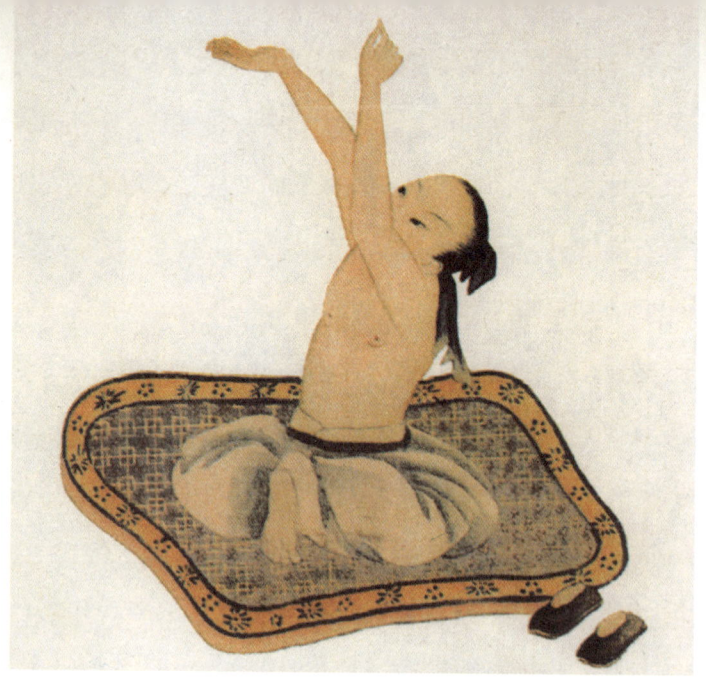

◎风湿病

谷雨时节雨量充沛，天气比较潮湿，容易诱发风湿病，比较常见的如风湿性关节炎。其表现为关节和肌肉游走性酸楚、重着、疼痛，严重者关节部位出现红肿、灼热、剧痛。因此，谷雨节气一定要注意防潮祛湿，预防风湿病。

● 预防方法

1 避免潮湿。房屋应该经常打开门窗通风透气，延长日照时间。

2 注意防寒保暖，可以使风湿病的发病率显著降低。

3 在生活中应该积极预防上呼吸道感染、皮肤感染和龋齿等。如果扁桃体炎、龋齿等反复发作，应引起足够的重视，必要时应予以手术切除或拔除，以免因人体对感染的病原体发生免疫，引起风湿病。

4 保持良好的心态。情绪失调会导致人体气机升降失调，气血功能紊乱，抗病能力下降，更易受外界邪气侵袭而发病。

● 防治验方

得了风湿病后应及时就医，配合医生治疗，同时可以进行食疗调养。中医认为，药食同源，选择一些具有养阴益肾、活血通络功效的药膳来辅助治疗，以达到更好的疗效。如：可以每天食用适量的鸡汤、鱼汤或羊骨汤，这些汤可以温养脏腑、固本扶正，提高人体对疾病的抵抗力。

五加皮瘦肉粥

材料	五加皮7.5克，肉馅、大米各50克，香菇10克，植物油、葱段、料酒、盐各适量。
功效	强关节、祛风湿。
适用	风湿、肿瘤等。

香菇去蒂，洗净，切丝；五加皮加水煎取药汁；大米淘净，煮粥。在锅里放植物油烧热，放入葱段爆香，下入香菇丝、肉馅、料酒、盐炒熟，加入米粥、药汁、搅匀、焖煮5分钟即成。

薏苡仁木瓜粥

材料	薏苡仁30克，木瓜20克，大米100克。
功效	散寒止痛、祛湿除痹。
适用	延缓软组织老化，预防关节炎、风湿病。

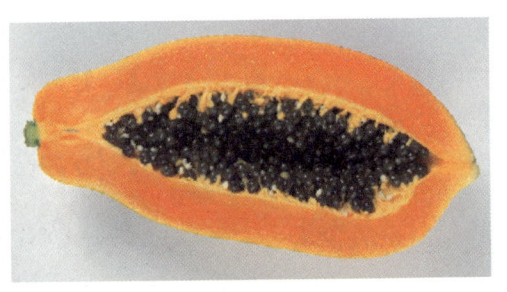

木瓜洗净；薏苡仁、大米分别淘净。锅内放入薏苡仁、木瓜、大米，加适量水，大火烧沸，改用小火煮30分钟即成。每日食用1次。

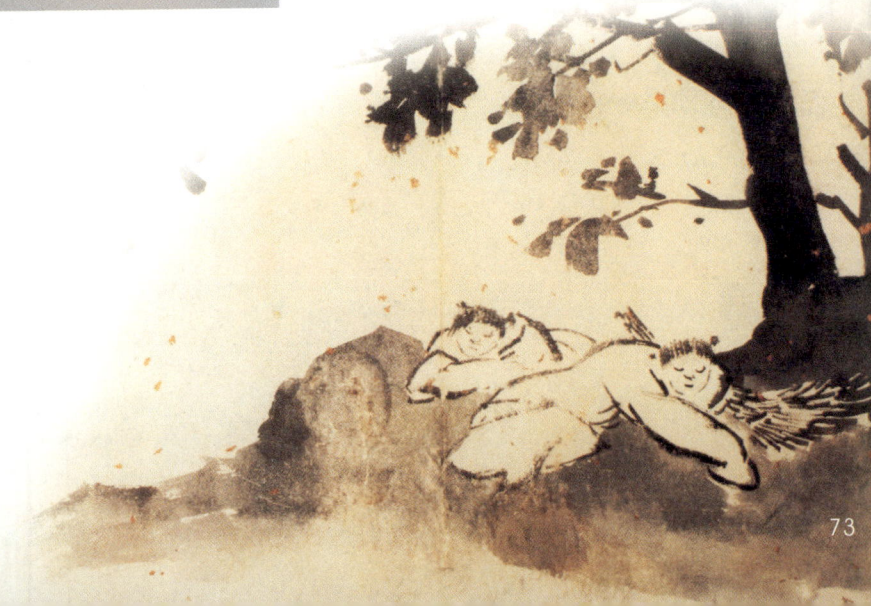

夏至
小暑
大暑
立秋
处暑
白露
秋分
寒露
霜降
立冬
小雪
大雪
冬至
小寒
大寒
立春
雨水
惊蛰
春分
清明
谷雨
立夏
小满
芒种

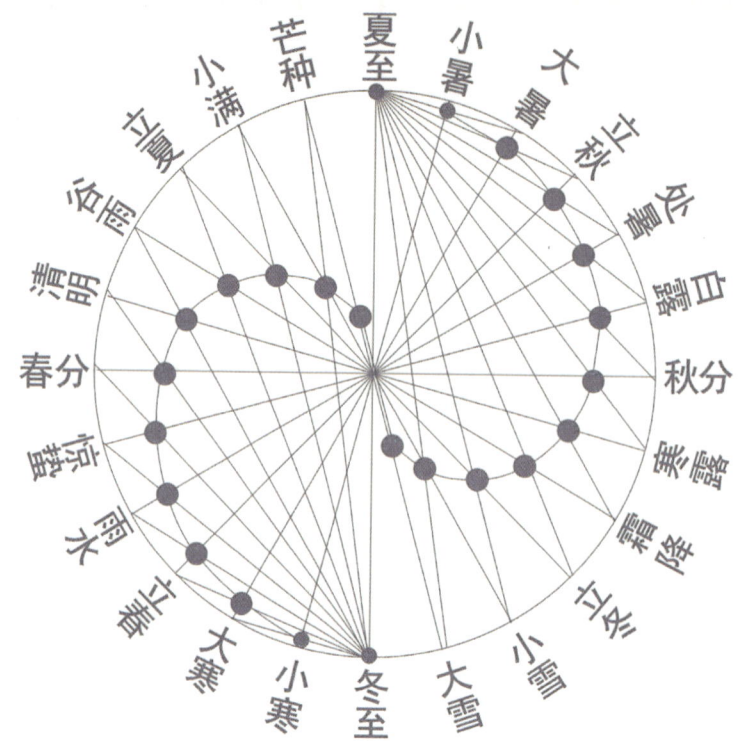

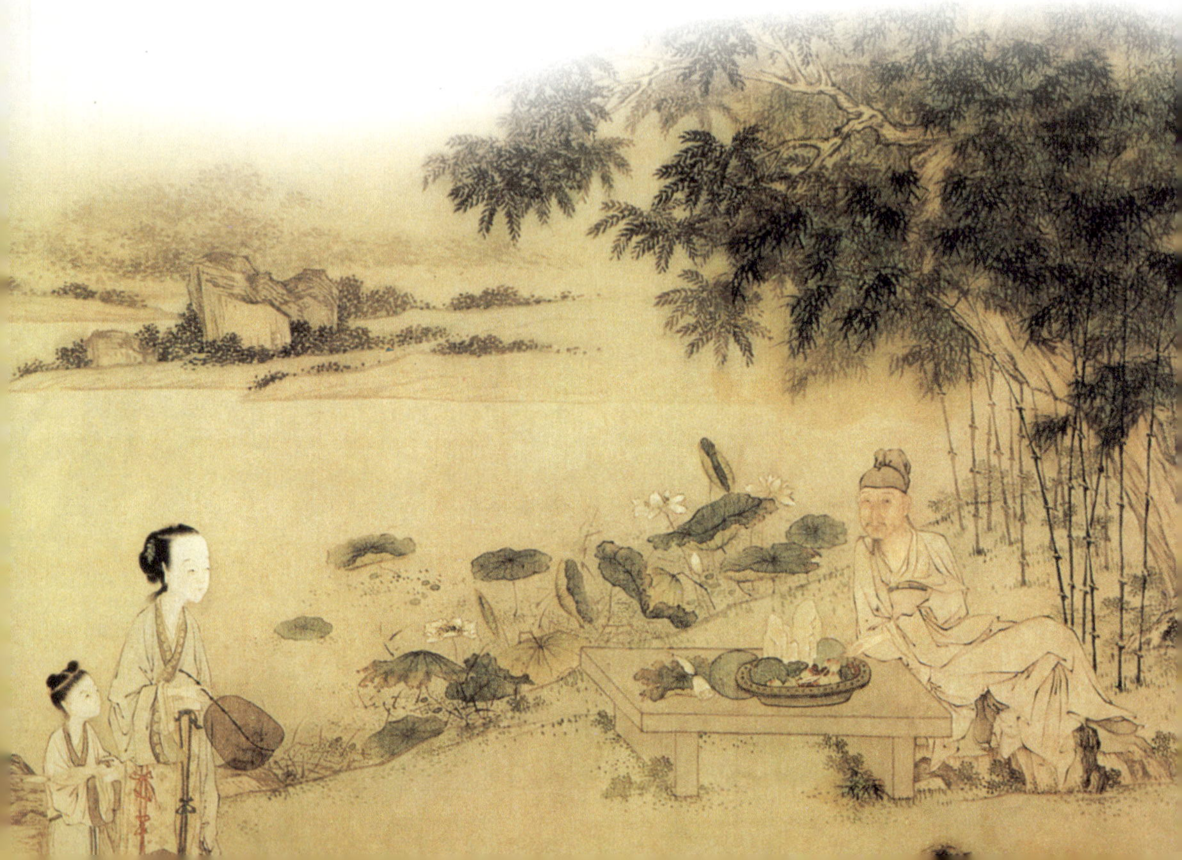

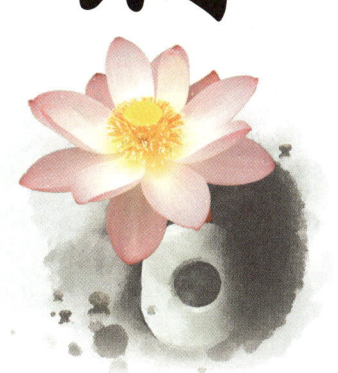

夏季篇

夏季的三个月，是万物繁盛的时候。天地阴阳之气不断相交，植物开花结果。这个季节里，人们应较晚一些睡觉，早一些起床，不要被白天的漫长所困扰，应保持心情愉快，切勿发怒。要使气机通畅，毛孔疏泄正常，就像人的阳气对外有所好一样，向外舒展，不要郁闭在体内，造成诸多疾患。调节自己的身体来与夏日时令相适应，符合夏『长』的基本原理。如果违背了夏季养生法则，就会伤及心气，到了秋天就容易发生疟疾。如果秋天患病，身体吸收一年四季的精华较少，精力储存不足，到冬天还会产生许多杂病，甚至重病。

75

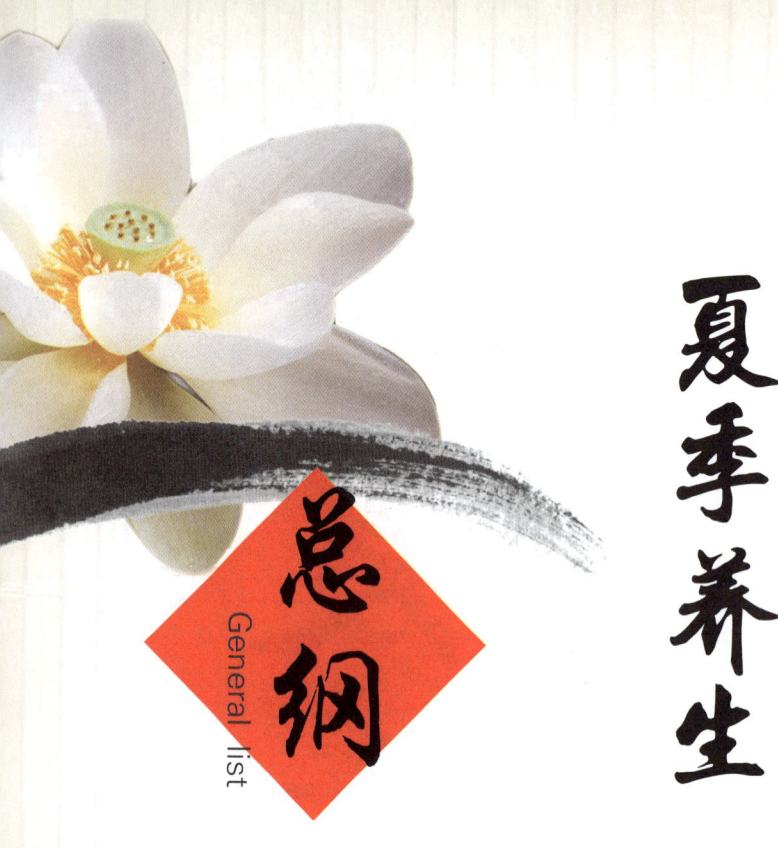

夏季养生

总纲
General list

夏三月，
此谓蕃秀，
天地气交，
万物华实，
夜卧早起，
无厌于日，
使志无怒，
使华英成秀，
使气得泄，
若所爱在外，
此夏气之应，
养长之道也。
逆之则伤心，
秋为痎疟，
奉收者少，
冬至重病。

《黄帝内经
·素问
·四气调神大论篇》

养好心脾，身体健康有活力

夏季是指农历的4～6月，有立夏、小满、芒种、夏至、小暑和大暑6个节气。春生夏长，万物在春季获得新生，夏季则生长茂盛，处处都是枝繁叶茂的景象。夏季是植物生长速度最快的季节，也是人体新陈代谢最旺盛的时期，因此夏季养生对人体有着非常重要的意义。

夏季天气炎热，是一年中阳气最盛的季节，此时人体阳气外发，阴气内伏，气血活跃，并运行于体表。在养生时，要顺应大自然和人体的规律，这样才能健身防病，延年益寿。

在五行上，夏季属火，与心相对应，所以夏季时心脏功能非常旺盛。心主血脉，就像是人体的发动机，推动血液在全身运行。当发动机的任务加重时，对发动机的保养和维护就变得十分重要了。只有保养好发动机，并给它充足的能量，发动机才能处于最好的工作状态。因此，夏季养生的重点就是养心护心。

夏季心气旺盛，如果心气不畅，容易气郁化火，所以夏季上火比较常见。夏季养生应通过起居、饮食、运动等方法来调畅心气、清心降火，从而预防上火病症。

进入夏季后，由于天气炎热，人们通常会大量食用生冷寒凉的食物来解暑，但是生冷寒凉食物很容易损伤脾胃。再加上夏季湿气较重，湿热之邪很容易侵犯脾胃，使脾胃功能下降，引起腹泻、腹痛等消化疾病。因此，夏季养生千万不能忽视脾胃的调养。脾胃好，则消化吸收好，这样才能为全身脏腑提供更多的营养。

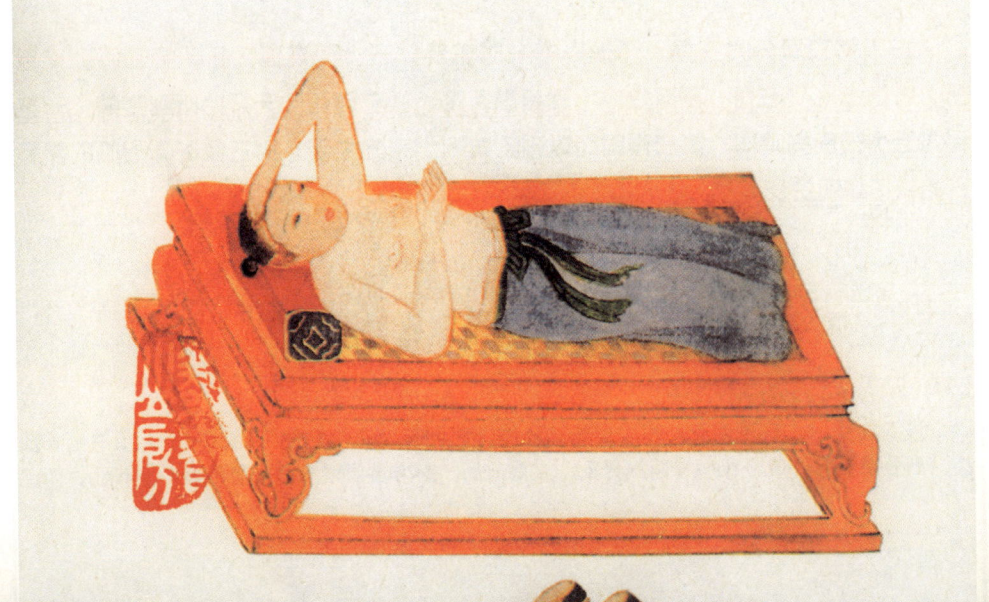

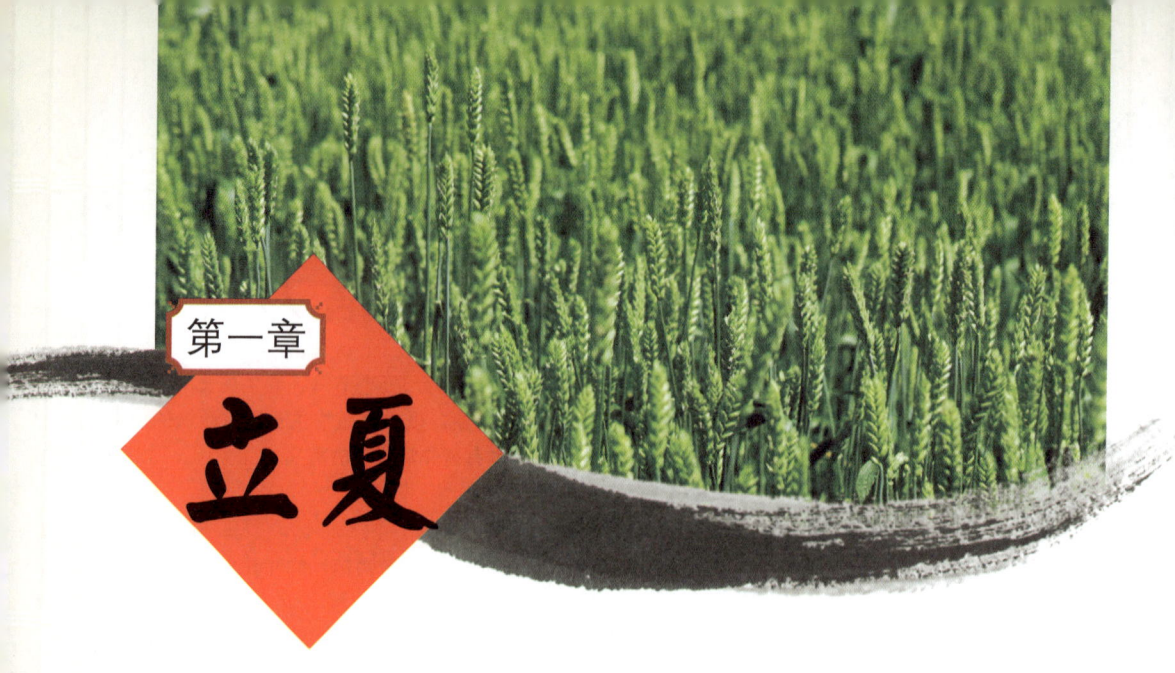

第一章 立夏

到了立夏，庄稼长大

立夏是二十四节气中的第七个节气，也是夏季的第一个节气，在每年阳历的5月5日或6日。"立夏"的"夏"是"大"的意思，是指春天播种的植物已经直立长大了。立夏表示进入夏季，此时温度明显升高，雷雨增多，农作物进入一个生长旺盛的阶段。

在天文学上，到了立夏就表示进入夏季了。但实际上，按气候学的标准，日平均气温稳定达到22℃以上才算进入夏季。立夏节气前后，我国只有福州到南岭一线以南地区真正进入了"绿树浓阴夏日长，楼台倒影入池塘"的夏季，而东北和西北的部分地区还刚刚进入春季，全国大部分地区平均气温在18～20℃，正是"百般红紫斗芳菲"的仲春和暮春时节。

古人将立夏分为三候，《逸周书·时讯解》云："立夏之日，蝼蝈鸣。又五日，蚯蚓出。又五日，王瓜生。"就是说，第一候立夏这一天开始听到蝼蛄（一说是青蛙）在田间鸣叫；第二候时可以看到蚯蚓出来翻土了；第三候时，王瓜的蔓藤开始快速攀爬生长。

气候特点

◎气温升高，雷雨增多

进入立夏后，气温明显升高，炎热的酷暑即将到来。在灿烂的阳光照射下，植物生长茂盛，到处是枝繁叶茂、绿树成荫的景象。立夏前后，南方雷雨增多，炎暑降临；而华北、西北等地，虽然气温回升很快，但是降雨仍然不多，加上刮风较多，水分蒸发强烈，容易发生短暂的干旱现象。

养生要点

> 孟夏之月，天地始交，万物并秀，宜夜卧早起，以受清明之气。勿大怒大泄，怒与泄伤元气也。
>
> **明·高濂·《遵生八笺》**

◎调养心脏

心为阳脏而主阳气，所以中医认为心属于阳中之阳。心主血脉，心的阳气推动血液运行，维持血液循环，是人体生命活动的根本。心与夏季相应，心阳在夏季最为旺盛。立夏时节，天气逐渐变热，心脏的生理活动开始活跃，因此，此时调养心脏十分重要。

◎保持平和心态

立夏以后，天气转热，中医认为："暑易伤气""暑易入心"。心主神明，心与人的精神、神志密切相关。在炎热的夏季，尤其要重视精神养生，神气充足则人体机能旺盛而协调，神气涣散则人体机能失常。《医书》记载："善摄生者，不劳神，不苦形，神形既安，祸患何由而致也。"由此可见，夏季应保持神清气和、心情愉悦的状态，切忌大悲大喜，使机体的气机宣畅，通泄自如，情绪向外，以免伤心、伤身、伤神。

◎预防心火过旺

立夏以后，心气开始旺盛，容易出现气郁化火，再加上气温逐渐升高，不少人会被上火所困扰，出现口干舌燥、口腔溃疡、小便赤黄、大便干结，甚至心慌胸闷、睡眠不佳等症状。而且在这个时候，人们容易变得烦躁不安，好发脾气，急躁易怒，这都是心火过旺的表现。夏季养生，清心泻火也是一项重要内容。

起居养生

> 是月初四日、七日、八日、九日，取枸杞煎汤沐浴，令人不老，肌肤光泽。
>
> **《月令纂》**

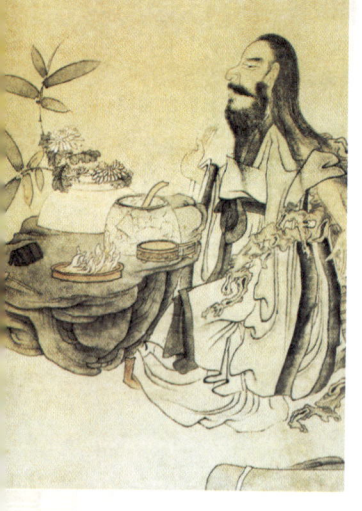

◎晚睡早起，午睡补觉

进入立夏以后，日出早而日落晚，白昼的时间进一步延长，因此在起居上，人们应该晚睡早起，这样才能顺应大自然光照时间增长的规律，有利于人体阳气外发，阴气内伏，对健康很有帮助。

夏季昼长夜短，人们晚睡早起，容易造成睡眠不足，而夏季又是容易打盹的时候，所以午睡就变得很有必要了。中午适当地睡一会，既可避免炎热天气带来的烦闷与燥热，又可有效地缓解疲劳，养足精神。午睡的时间以半个小时到1个小时为宜，时间不能太长，否则睡醒以后反而不容易进入清醒的状态。

◎立夏睡觉五禁忌

立夏过后，气温较高，但因为肌肤腠理疏松，很容易受到风寒湿邪的侵袭。所以，夏季睡觉时需要特别注意以下五点。一忌室外露宿，二忌袒胸露腹，三忌睡在地上，四忌穿堂风，五忌整夜吹电扇。如果晚上睡觉开空调，应注意室内外温差不宜超过8℃，室内最理想的温度为22～27℃，睡觉时最好关闭空调或调整到睡眠档，设置定时关机，以免因过度贪凉而生病。

食疗养生

夏气热，宜食菽（指豆类，如绿豆、黑豆、豌豆、赤小豆等）以寒之，不可一于热也。禁饮温汤，禁食过饱，禁湿地卧并穿湿衣。

明·高濂·《遵生八笺》

◎多吃酸，少吃苦

立夏是阳气渐长，阴气渐弱的时节，此时人体的肝气减弱，心气增强，所以在饮食上应该多吃酸味食物，少吃苦味食物。酸味食物能入肝，补益肝气，补养肝血；苦味食物能入心，助长心气，容易引起心火过旺。酸味食物主要有鸭肉、豆类、芝麻、洋葱、圆白菜、茄子、芹菜、芦笋、南瓜、小米、玉米、山楂、枇杷、杨梅、香瓜、桃子等，立夏时吃这些食物，可补肝养神、调养脾胃。

◎多吃生津止渴的食物

夏季因天气炎热而容易出汗，导致体内水分流失，会使消化系统功能降低。因此立夏后应多吃水分较多的食物，以补充身体流失的水分。早晚进餐宜食粥，午餐宜喝汤，这样既能生津止渴、清凉解暑，又能补养身体。在煮粥时还可以加入一些荷叶、绿豆等具有消解暑热、养胃清肠、生津止渴作用的食物或药物。

◎吃一些清热利湿的食物

　　立夏后天气炎热，湿气较重，人体内容易蕴含湿热，影响脾胃功能。因此立夏节气可以多吃一些清热利湿的食物，以帮助身体消除体内的湿热。西瓜、桃子、乌梅、草莓、番茄、黄瓜等，都是很好的清热利湿的食物。立夏时节应少吃动物内脏、肥肉以及过咸的食物，如咸鱼、咸菜。

◎多吃水果蔬菜预防口疮

　　立夏时节，天气较热，人易上火，所以在这个时候很多人会患上口疮。引起口疮的原因，除了气候的原因之外，与焦虑、紧张的情绪，以及维生素的摄入不足也有很大的关系。

　　在日常生活中要注意补充水分，多吃水果、蔬菜，以满足人体对各种维生素和微量元素的需求。一些蔬菜还具有杀菌消炎的作用，如大蒜、洋葱、韭菜、大葱、香葱等，既能增加胃内的酸度，又可助消化、杀菌，提高胃肠道的抗病能力。

◎立夏养生食疗

（1）莲子炖猪心

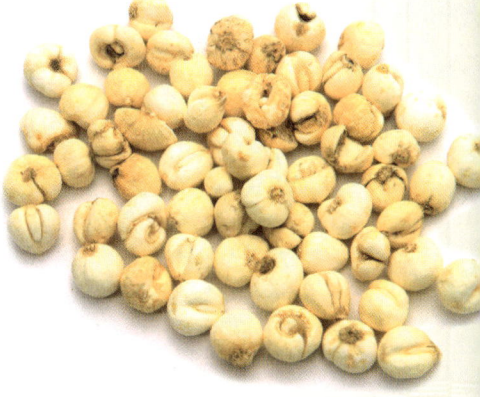

　　材料： 猪心400克，莲子30克，浮小麦30克，大葱、生姜、食盐、料酒各适量。

　　做法： 将莲子、浮小麦洗净后用纱布包好，与洗净的猪心一起放入蒸锅里，加适量清水，并以大葱、生姜、食盐、料酒调味，隔水蒸4小时即可。

　　功效： 莲子养心、益肾，猪心补心安神，两者合用，可养心安神、益气镇静，尤其适用于失眠多梦、心悸、烦躁者。

（2）乌梅山楂饮

　　材料： 乌梅10克，山楂10克，蜂蜜适量。

　　做法： 乌梅、山楂放入锅里，加水1000毫升，煎煮20分钟。滤出汤液，冷却后加入蜂蜜调匀，作为饮料饮用。

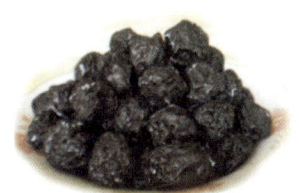

　　功效： 乌梅具有生津止渴、疏肝和胃、涩肠止泻的功效，与山楂合用，可以健脾开胃，促进消化，消积止泻。

（3）五花茶

　　材料： 金银花、野菊花、槐花、玫瑰花、鸡冠花各适量。

　　做法： 先用凉水将五种花浸泡10分钟，然后一起放入砂锅内，加水适量，大火煮沸即可，滤出汤液，当茶饮用，可加入适量蜂蜜调味。

　　功效： 清肝热，去心火，清热解毒，消暑祛湿，利小便、凉血，清除胃肠邪热，预防夏季风热感冒及流行性感冒。

调神养生

◎控制情绪降心火

立夏之后，天气转热，阳光炙热，温度不断升高，人难免感到心浮气躁。四季交替，冬寒暑热，是大自然的规律，所以不要因为天气炎热而报怨、烦躁，尽量保持神清气和、心情愉悦顺畅、精神饱满的状态，这样才有益于立夏时节的养生保健。尤其是老年人，更要有意识地进行精神调养，保持积极乐观的心态，以利于气机宣畅、通泄自如；不大悲大喜、忧郁恼怒，以免气血瘀滞，引起心脏病或其他心脑血管疾病。

控制情绪的方法很多，遇到急事、难事、烦心事，可以试着用下面的方法来调节自己的情绪。

1 将注意力转移到愉快的事情上去。

2 分散不良情绪，不要自寻烦恼，或将一个个烦恼联系起来，以致放大烦恼。具体事情具体解决，各个击破，会让事情变得简单容易。

3 弱化自己的烦恼，对于非原则的问题，不碍大局的事情，学会不听、不看，不要让它来干扰自己的情绪。

4 试着换个角度来看问题，多想一想好的方面，塞翁失马，焉知非福，这样就能消除不良情绪，把自己的精力转移到自己所追求的目标上来。

5 用写日记、博客，找好友倾诉的方式，将积压在心中的不良情绪表达出来，有利于气机宣畅。

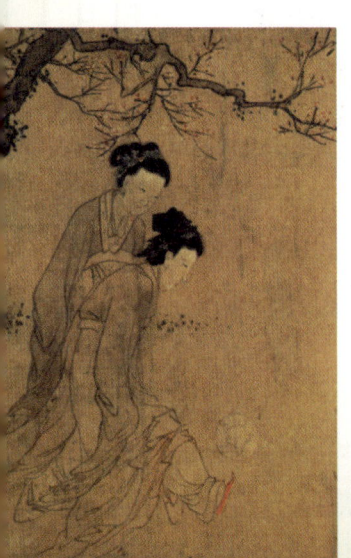

运动养生

◎呵字导引功

呵字导引功是适宜夏季养心的功法之一。此功法记载在明朝著名养生专著《修龄要指》上。

身体正坐，舌体上拱，舌边轻贴上槽牙，气从舌与上腭之间缓缓吐出，口中轻吐"呵"字音。两手用力握拳，分别互相轻击打对侧，左右各击5～6下。也可以将一手按在大腿上，另一手向上撑举，假想撑举重物一样，虚举向空中，左右手交替操练。再以两手交叉，身体蜷缩，一只脚踩踏交叉双手的掌面，在调整呼吸的间歇时左右脚各交替踩踏5～6下。闭目，将口中津液分作3次咽下，叩齿3遍后结束（图62）。

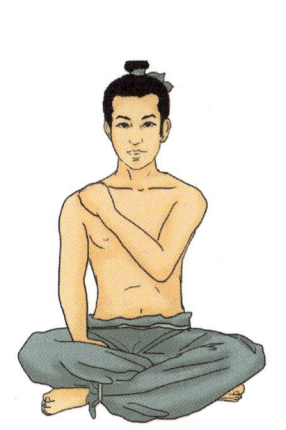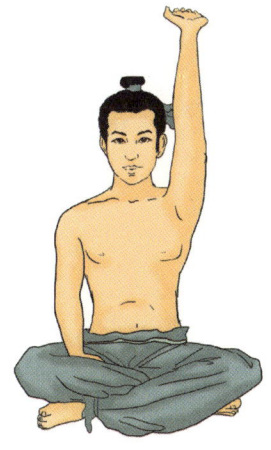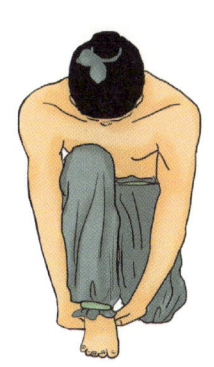

图62　呵字导引功

"呵"字诀与心相应，口吐"呵"字具有泄出心之浊气、调理心脏功能，促进心主血脉及心主神明的作用。还可以调节脏腑气化，使肾水上升，以制心火。心火下降，以温肾水，达到心肾相交、水火既济，调理心肾功能的作用。同时，通过掌、肩、肘、腕、指、膝、踝各个关节柔和连续地运动，锻炼下肢关节的柔韧性、功能的协调性，有利于防治中老年人的关节退化、冠心病、高血压等病症，是一种安全有效的锻炼方法。

◎立夏养生导引功

一腿盘坐，一腿弯曲屈膝，双手交叉抱住该膝盖，双手与膝盖互相用力，保持2～3秒，再换另一条腿操作。左右各抱膝35次。最后，上下牙齿相叩，咽口水，深呼吸（图63）。

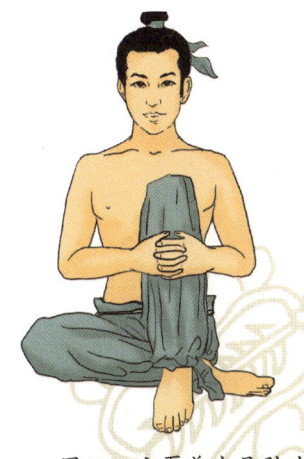

本套功法的功效是：祛除关节、肌肉间的风湿之邪，消除经络肿痛、滑利关节、清热、调神。

图63　立夏养生导引功

经络养生

◎养心安神

（1）按揉巨阙穴

取穴： 在上腹部，前正中线上，当脐中上6寸。

手法： 以食指指腹按揉巨阙穴2～3分钟（图64）。

功效： 经常按摩此穴，可调节心脏功能，有养心安神的作用。

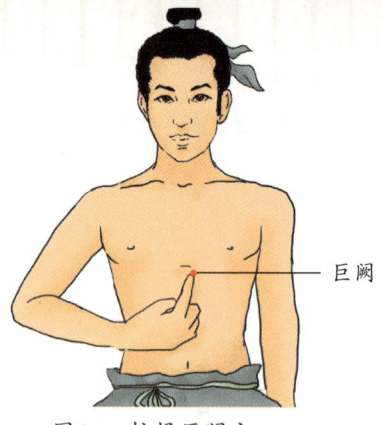

图64　按揉巨阙穴

（2）点按心俞穴

取穴： 在背部，当第5胸椎棘突下，旁开1.5寸。

手法： 用拇指点按脊柱两侧的心俞穴50次，力度适中（图65）。

功效： 刺激心俞穴可增强心脏功能，养心安神。

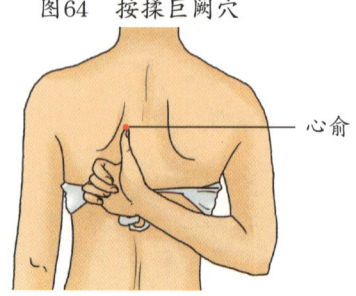

图65　点按心俞穴

（3）点按极泉穴

取穴： 在腋窝顶点，腋动脉搏动处。

手法： 以拇指指尖点按极泉穴2～3分钟，以微感胀痛为宜（图66）。

功效： 极泉穴是手少阴心经的穴位之一，有通经活络、宁心安神的作用。经常按摩此穴，还有益于心脏机能的改善。

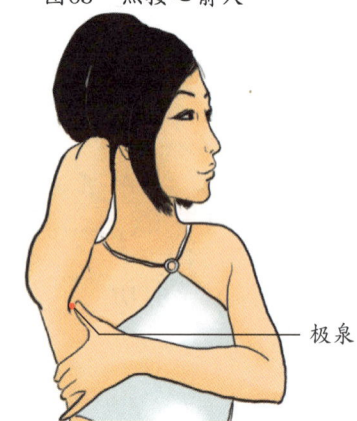

图66　点按极泉穴

（4）点按郄门穴

手法： 以食指、终止点按郄门穴2～3分钟，以感觉酸麻为宜（图67）。

功效： 郄门穴是心包经上的郄穴，是心包经气出入之门户，对心脏功能有调整作用。"郄"的意思是深的孔穴，所以一般情况下，这个穴位很难找到。伸直胳膊，仰掌，位于前臂掌侧，在曲泽与大陵的连线上，腕横纹上5寸处即是此穴。常按摩此穴，可宁心安神，调节心率，增强心肌收缩力，有效改善心肌功能，从而养护心脏。

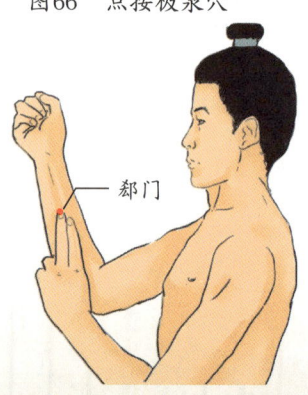

图67　点按郄门穴

◎固脱止泻

（1）按揉中脘穴

手法：用食指、中指指腹按揉中脘穴50次，以感觉酸胀为宜（图68）。

功效：按摩中脘穴对肠胃功能有调整作用，可以起到健脾和胃、补中益气、固脱止泻的功效，是缓解腹泻症状的特效穴位。

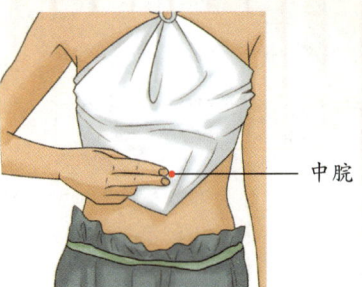

图68　按揉中脘穴

（2）按揉水分穴

取穴：在上腹部，前正中线上，当脐中上1寸。

手法：用食指、中指指腹按揉水分穴50次，以局部发热为宜（图69）。

功效：水分穴为任脉上的重要穴位之一，是提高人体水液代谢的穴位。按摩它具有调和气血、健运脾胃、固脱止泻的作用。

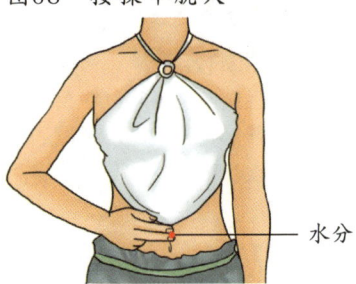

图69　按揉水分穴

（3）按揉天枢穴

手法：用手指、中指指腹按揉左右天枢穴1~3分钟，以透热为宜（图70）。

功效：天枢穴在人体内主要负责疏调肠腑、理气行滞，是腹部要穴。按压此穴能调节肠腑功能，辅助治疗腹泻。

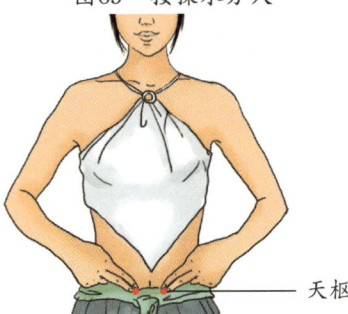

图70　按揉天枢穴

（4）点按脾俞穴

手法：用双手拇指点按脾俞穴50次，以局部感觉酸胀为宜（图71）。

功效：脾俞穴是脾的保健穴，按摩此穴能够健脾利湿、和胃降逆，防止腹胀、腹泻等症。

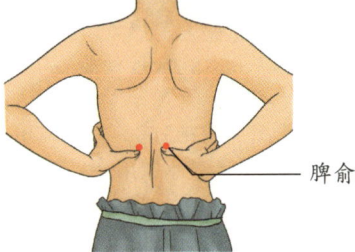

图71　点按脾俞穴

（5）点按曲池穴

手法：用拇指点按曲池穴50次，双手交替进行，以局部感觉酸胀为宜（图72）。

功效：按摩曲池穴能够活跃大肠机能，缓解急、慢性腹泻，恢复机体正常的消化功能。

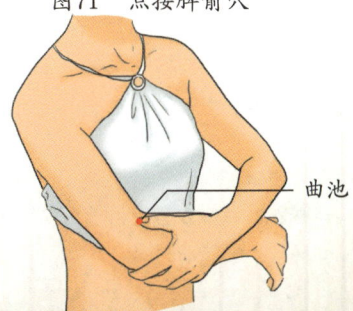

图72　点按曲池穴

常见病防治

立夏处于春夏之交，季节交替时，身体常常无法很好地适应气候的变化，比较容易产生疾病。立夏时的主要疾病有两大类，一是由致病微生物感染引起的传染病，二是消化疾病。立夏时，致病微生物比较活跃，如果不注意预防，容易被感染。由于经常服用生冷寒凉食物，或不注意饮食卫生，消化疾病也常常出现。

◎流行性结膜炎

流行性结膜炎俗称红眼病，是一种传染性极强的眼部疾病，常肆虐于春夏交接的时节。此病是由腺病毒引起的，主要通过接触传染。红眼病的症状多表现为眼睛怕光、双目流泪、眼部有血丝、有灼痛感等。

● 预防方法

1 病毒肆虐的季节不要去一些人潮拥挤的公共场所。
2 避免与他人共用毛巾、脸盆和眼药水等物品。
3 如果发现周围有人患病，应及时送至医院就诊，防止传染。

● 防治验方

对于红眼病应采取预防为主，防治结合的措施。可以选择清热解毒、护肝明目的食材服用，来加以防治。

桑叶菊花饮

材料	桑叶、菊花各6克，白砂糖适量。
功效	疏风清热、清肝明目、降血压。
适用	流行性结膜炎、风热感冒、咽喉肿痛等。

将桑叶、菊花洗净，放入杯中，加入白砂糖，冲入沸水，浸泡5分钟，作为茶水饮用。

桑菊银楂茶

材料	桑叶10克，菊花5克，金银花15克，山楂30克。
功效	疏风解毒、清肺泻肝、退翳明目。
适用	流行性结膜炎。

桑叶、菊花、金银花、山楂分别洗净。将所有药材放入砂锅里，加水适量，熬煮取汁，连煎2次，取2次煎汁混合即成，代茶饮用。

◎腹泻

作为一种常见疾病，腹泻在一年中的任何时候都有可能发生，尤其在春夏交接时较为常见。引发夏季腹泻的原因有细菌或病毒感染、食物中毒、过食生冷食物、消化不良等。幼儿最有可能因着凉而引发这种疾病。腹泻可导致体内水、电解质紊乱，酸碱平衡失调，严重损伤机体，严重者还可能危及生命，所以要积极防治。

● **预防方法**

1 积极参加户外运动，增强机体的抗病能力。

2 如果病情严重，应避免自行使用抗生素等处方药或者其他止泻药物，而应该及时就医。

3 夏季气温高、蚊虫多，应注意避免食用变质、被污染的食物。不要过度吃冷食、喝冷饮，以免引起肠胃功能紊乱。

● **防治验方**

腹泻患者用餐时应注意少量多餐，宜选择一些清淡、富含营养而又容易消化的食物。如果是急性腹泻，可以选择以流食来代替正餐，这样既能为身体补充水分，又能舒缓肠胃。

莲子炖乌鸡

材料	莲子30克，白条乌鸡1只（约1000克），料酒、葱段、姜片、盐、鸡精各适量。
功效	养心安神，益肾止泻。
适用	脾虚腹泻、痛经、月经紊乱。

莲子洗净，去莲心。炖锅内放入莲子、乌鸡、姜片、葱段、料酒、2 800毫升水，大火烧沸，改小火炖煮45分钟，放入盐、鸡精，搅匀即可。佐餐食用，吃肉喝汤。

白扁豆粥

材料	大米100克，鲜白扁豆120克，冰糖末适量。
功效	健脾利湿。
适用	寒湿泄泻。

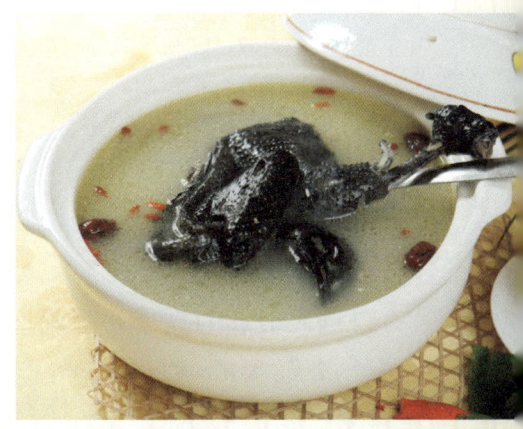

大米淘净，用清水浸泡30分钟，捞出沥干；鲜白扁豆淘净。锅中加入1500毫升清水，放入大米，大火煮沸，下入鲜白扁豆，改用小火熬煮成粥，放入冰糖末，搅匀即可。每日食用1次。

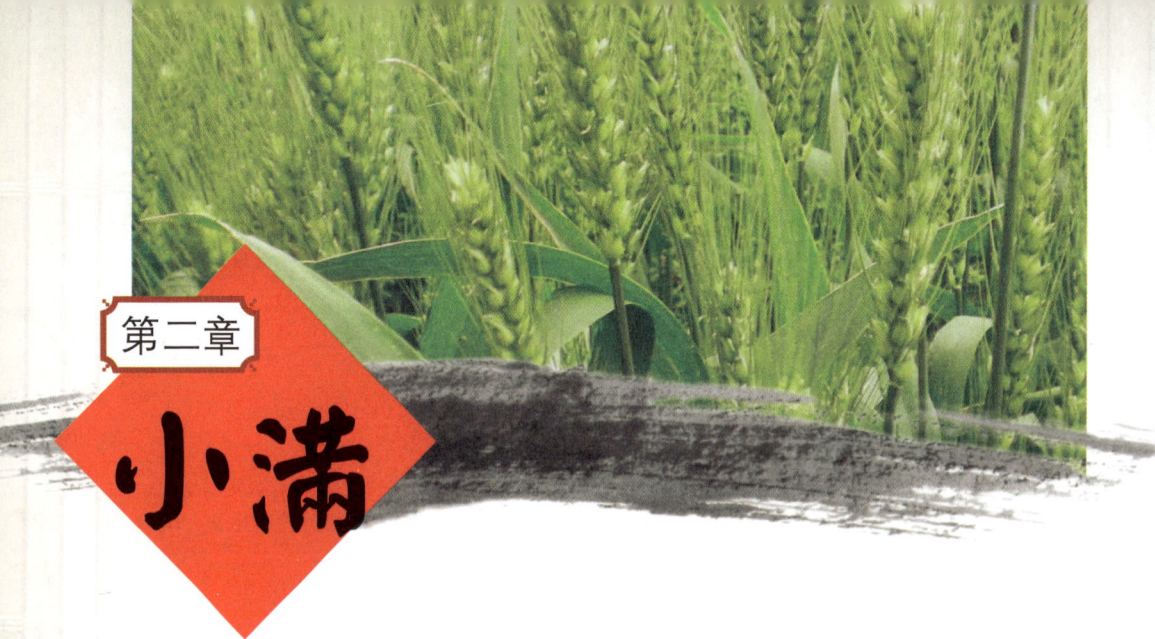

第二章

小满

小满小满，麦粒渐满

夏季的第二个节气是小满，在每年**公历5月21日这一天前后**。小满的含义是北方夏熟的大麦、冬小麦等作物的子粒开始灌浆饱满，但是还未成熟，只是小满，还未大满。《月令七十二候集解》中记载："四月中，小满者，物致于此小得盈满。"

古人将小满分为三候："一候苦菜秀，二候靡草死，三候麦秋至。"意思是，第一候时，苦菜长得很茂盛了（苦菜是古人经常用来充饥的一种野菜）；第二候时，靡草这类喜阴的草类在强烈阳光的照射下枯死了；第三候时，麦子已经到了成熟期。

进入小满以后，我国大部分地区陆续进入夏季，南北温差进一步缩小，南方地区的平均气温一般在22℃以上，北方地区白天的气温也可以达到20℃。小满节气到来后，雨水开始增多，所以民间有谚语说："小满小满、江满河满。"因此，小满节气的到来，往往预示着夏季闷热、潮湿的天气即将来临。

气候特点

◎进入炎热的夏季，降雨增多

小满的到来，意味着炎热的夏季拉开了帷幕，南方地区已经进入了夏季，而北方地区也将陆续进入夏季。小满节气，气温升至很高，天气炎热，降雨较多，强对流天气出现得越来越频繁，常有雷阵雨，甚至还会出现冰雹。小满时节，南方正是水稻插秧的时候，而北方的麦类作物已经接近成熟，即将开始收割。

养生要点

> 孟夏之月，天地始交，万物并秀，宜夜卧早起，以受清明之气。勿大怒大泄……故怒与泄，为伤元气也。
>
> 明·高濂·《遵生八笺》

◎避免湿热缠身，小心皮肤病

小满节气正值五月下旬，气温明显升高，雨量增多，在这种湿热交加的气候下，人体在体温调节方面容易出现障碍，进而产生胸闷、心悸、食欲不振、全身困乏等病证。

小满时，湿邪和热邪较重，湿、热之邪常互相结合，一起侵袭人体。此时，人体为了散热排汗，皮肤疏松，毛孔张开，湿热邪气很容易侵袭人的体表皮肤，引发皮肤病，如风疹、汗疹、湿疹、脚气等。所以在小满时，应积极预防，清热利湿，避免被湿热侵犯。

为预防湿热邪气的侵袭，应避免长期处于潮湿的环境中，避免淋雨。在穿衣着装上，应选择舒适透气的衣物。在饮食上，可以适当多吃一些健脾利湿的食物，还可以选择一些清热去火的食物，如红豆、薏苡仁、绿豆等。小满时节多吃一些汤粥，既能除湿，又能健脾养胃，增强免疫力。

◎增强正气，预防疾病

中医认为，人是否会得病，取决于人体内正气和邪气互相斗争的结果。正气胜，则将邪气驱逐于体外，人就不生病；邪气胜，则邪气在体内为患，损害身体，人体出现疾病。因此在疾病未发生时，增强身体的正气，可以预防疾病的发生。

小满时节，由于外界湿热邪气较重，人很容易患病。如果在患病之前，积极补充人体的正气，提高身体抵抗力，就能大大减少疾病的出现。所以在小满时，增强正气，未病先防，具有重要的养生意义。

起居养生

> 此月宜晚卧早起，感受天地之精气，令人寿长。
>
> 唐·孙思邈·《千金月令》

◎晚睡但不熬夜

为了适应夏季白昼时间长，光照充足的特点，小满时节睡觉应晚睡早起，以利于身体阳气发散。但是需要注意的是，晚睡不是熬夜。夏季应保持体内阳气充足，而熬夜会损耗身体阳气，降低人体的抵抗力，对于身体健康非常不利。

◎冷水洗澡强身体

小满节气，天气较热，睡觉时不要为了贪图凉快而睡在冷地板或凉席上，以免湿气侵入皮肤、筋骨，引起皮肤病或风湿病。白天起床后，应开窗通风，以保持室内空气新鲜，避免螨虫、灰尘等诱发疾病。不可随意坐在晒热的凳椅和石砖上，以免热毒侵袭，引起疮疡肿毒。

小满后，天气变得越来越热，此时可根据个人体质，适当洗一洗冷水浴，这样能增强机体的新陈代谢和免疫力，同时还能消耗体内的热量，有利于减肥。但是要注意，体质弱、高血压、关节炎患者不宜洗冷水浴。

◎运动应适量，不可大量出汗

生命在于运动，但是在小满节气，由于天气炎热，此时选择的运动项目应以散步、慢跑、太极拳等比较平缓的运动为主，不宜进行比较剧烈的运动。因为剧烈运动必然会使人体大量出汗，汗为心之液，大量出汗会损伤心阴和心阳，对身体不利。

小满时，应避免在气温较高的时候进行锻炼，避免强烈的阳光直接照射在身上。在室外锻炼时，要做好防晒降温的措施。穿白色或淡色，透气性能好，质地柔软、宽松的运动服。

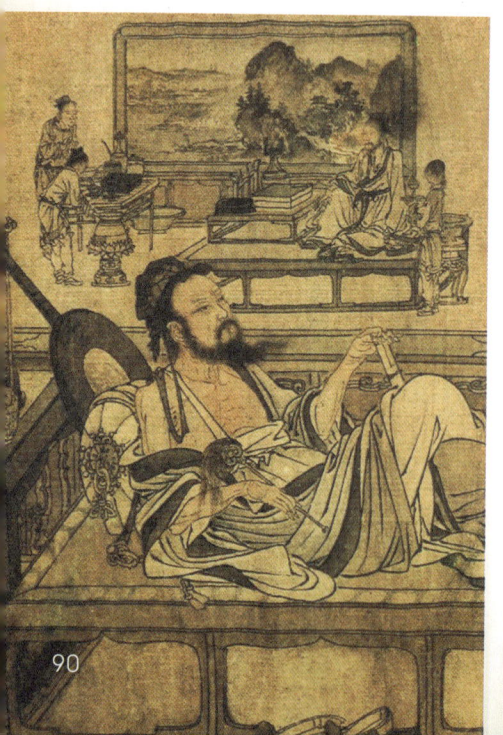

◎夏季蚊子多，驱蚊要重视

进入小满后，蚊子的数量随着天气变热越来越多。夏季天热，蚊子在耳边嗡嗡作响，使人原本就容易烦躁的情绪加深。而且，蚊子不仅叮人吸血，还传播疾病，所以从小满开始，就要开始重视驱蚊防蚊的工作了。

炎炎夏日如何减少房屋里的蚊子呢？最重要的是要做好清洁工作。蚊子喜欢藏在背光且潮湿的地方，如壁橱内、沙发后。所以定期进行大扫除，可以减少蚊子的数量。另外可以装纱窗、纱门来阻挡蚊子进入房间。房屋内暂时不需要的积水应及时清理，如花盆、水盆、水缸、水桶里的积水。对于盛水的容器，应每周进行清洗。如果要出差一段时间，记得把抽水马桶的盖子盖好，并将洗手池和各种容器中的水清理干净，防止蚊子在里面产卵。发现蚊虫时，可用杀虫剂、蚊香、电蚊拍等将其消灭。

如何预防蚊子叮咬呢？大部分蚊子喜欢黑色，所以穿浅色衣服可以减少蚊子叮咬。避免使用散发着花香味的香皂、香水、化妆品，这些香味会吸引蚊子。多吃些含有胡萝卜素的蔬菜或者大蒜等味道辛辣的蔬菜，可以有效地驱赶蚊子。

食疗养生

> 四月节内，宜服暖，宜食羊肾粥。其法以菟丝子一两，研煮取汁一两，滤净，和面切煮。将羊肾一具，切条，葱炒作腥食之，补肾，疗眼暗赤肿。
>
> 唐·孙思邈·《千金月令》

◎健脾化湿，少吃助热助火的食物

小满过后，天气闷热潮湿，脾喜燥恶湿，最容易被湿邪困阻。所以很多人到了这个季节就会出现食欲不振、腹胀、腹泻等消化功能减退的症状，还常伴有精神萎靡、嗜睡、身体疲乏、不想喝水等症状，这就是中医所说的湿邪困脾。因此，小满养生，饮食应以健脾化湿为原则，以清淡清爽的素食为主，应适当地多吃一些具有健脾养胃、清热利湿功效的食物，如赤小豆、薏苡仁、绿豆、丝瓜、黄瓜、黄花菜、水芹、荸荠、黑木耳、莲藕、胡萝卜、番茄、西瓜、山药、鲫鱼、草鱼、鸭肉等。少吃寒凉、辛辣的食物，寒凉会加重湿气，辛辣会加重热气，生葱、生蒜、生姜、芥末、胡椒、辣椒、茴香、桂皮、韭菜、茄子、蘑菇、海鱼、虾、蟹、牛肉、狗肉、羊肉等，都是不适宜小满节气吃的食物。另外，还应该少吃甘肥滋腻的食物，如动物脂肪、油炸熏烤的食物。

◎小满苦菜正当时

小满节气，苦菜生长茂盛，正是吃苦菜的好时节。苦菜，苦中带涩，涩中带甜，新鲜爽口，清凉嫩香，营养丰富，含有人体所需的多种维生素、矿物质、胆碱、糖类、核黄素和甘露醇等，具有清热、凉血和解毒的功效。《本草纲目》中说："苦菜，久服，安心益气，轻身，耐老。"小满时节吃苦菜，对身体十分有益。

◎小满养生食疗

（1）赤小豆鲫鱼羹

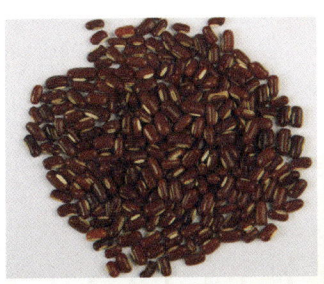

材料：鲫鱼250克，赤小豆60克，大葱5克，盐3克，酒少许。

做法：将赤小豆洗净，浸泡一夜，捣烂为泥。大葱去须，洗净，切成葱花。鲫鱼去鱼鳞、内脏、鳃，洗净后沥干水，用少许酒搽匀鱼身，上笼蒸熟，放冷后拆骨去肉。在锅里放入适量清水，加热煮沸，放入鲫鱼肉，煮沸后放赤小豆泥，不断搅拌，放葱花，煮成稀糊状，加盐调味即可。

功效: 鲫鱼具有益气健脾、利尿消肿、清热解毒的功效,并有降低胆固醇的作用。赤小豆能利水消肿,解毒排脓。赤小豆鲫鱼汤羹可健脾利水、除湿消肿,尤其适合肾病水肿的人食用。

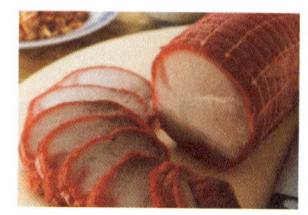

(2)薏苡仁百合粥

材料: 薏苡仁50克,百合20克,大米200克。

做法: 将所有材料洗净后一起放入砂锅里,加适量清水,用大火煮沸,小火熬煮成粥。

功效: 薏苡仁具有健脾祛湿、利水消肿的功效;百合能润肺止咳、清心安神。薏苡仁百合粥对于小便不利、肢体倦怠、虚烦失眠、神志恍惚等病症有很好的保健疗效。

(3)火腿紫菜冬瓜汤

材料: 火腿、紫菜各50克,冬瓜500克,生姜、食盐、酱油、醋、味精、香油、植物油各适量。

做法: 冬瓜去皮、瓤,洗净切片;紫菜洗净。先在热锅中放入适量植物油,然后放入火腿、冬瓜、生姜和洗净的紫菜,翻炒后加水煮开,放入食盐、酱油、醋、味精、香油调味,即可食用。

功效: 火腿可补脾益胃,生姜发汗和胃,紫菜能滋阴益肾,冬瓜可清热除湿。本汤品具有补益脾胃、清利湿热、滋阴养肾的功效,对于体质虚弱的老年人尤为适宜。

调神养生

> 君子斋戒,处必掩身,毋躁,止声色,毋暴怒,薄滋味,保致和,禁嗜欲,定心气。
>
> 唐·孙思邈·《千金月令》

◎调节情绪,预防情绪中暑

到了小满节气,一些人会变得脾气暴躁,常常因为一些小事情而发脾气,仿佛控制不住自己的情绪,很容易就生气。为什么会出现这样的情况呢?

夏季天气炎热,人的心火旺盛,常常会变得急躁易怒,医学上称为情绪中暑。根据中医理论,这与小满时节的气候状况有关。由于气温节节攀升,人的心火也随之旺盛起来,并表现为烦躁不安,滥发脾气。现代医学研究表明,心理、情绪与体内的神经、内分泌和免疫系统有着紧密的关系。当人们的情绪起伏不定时,内分泌会受到影响,身体的免疫力也会下降,

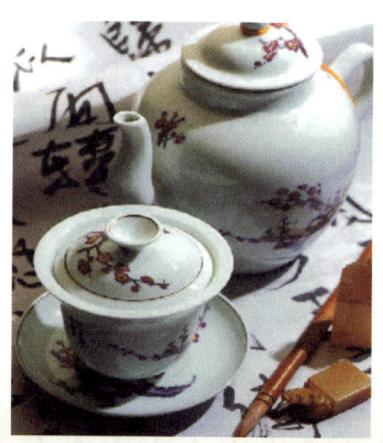

各种疾病就更容易趁机而入。对老年人来说，由怒气引发的心肌缺血，心律失常，血压升高等情况十分常见，因此而引发猝死的现象也时有发生。

所以，小满节气要特别注意保持心情愉快，控制情绪，抑制怒火，避免过于急躁。条件允许的话，可适当外出旅游避暑，放松心情，陶冶情志。

运动养生

正坐斜身，用力偏敌，如排山势，极力为之，能去腰脊风冷，宜通五脏六腑，散脚气，补心益气。

东晋·《灵剑子》

◎呼字导引功

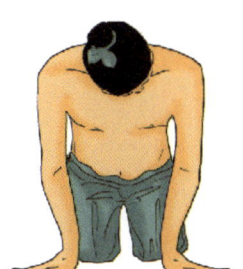

身体正坐，舌头两侧上卷，口唇撮圆，气流从喉咙中发出，经撮圆的口唇呼出体外，口中发出"呼"字音。一脚前伸，另一脚屈曲搭在前伸的腿上，两手向后撑地，抑头挺胸，尽量拉伸腰背3～5下。再采用双膝着地的跪坐姿势，两手撑地，向左右扭颈转头各3～5下，同时眼神要虎视眈眈般的专注有神。此功法目的在于流畅太阴脾经之气血，升发脾之清阳，加强脾之运化，以祛除脾脏的病邪宿疾，痰湿瘀毒不正之气等（图73）。

本套功法出自明朝养生专著《修龄要指》，具有泄出脾胃浊气、促进肠胃蠕动、健脾和胃、消食导滞的作用。长期练习有助于后天之本的巩固，是脾胃不足病症康复调理的养生方法之一。

图73 呼字导引功

◎《灵剑子》导引法之二

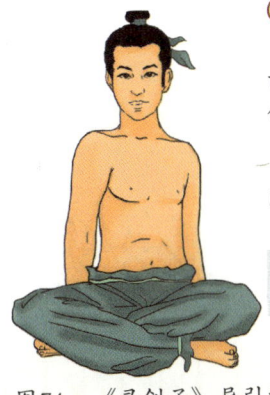

第一势：盘腿而坐，两手自然下垂，转动右腰和右肩，斜身向前，身体用内劲，仿佛是在顶一座山一样。再换另一侧腰肩重复该动作，反复进行多次（图74）。

第二势：盘腿而坐，一手按压大腿内侧，另一手使劲向上伸，如同托举千斤般的重石一样。左右交替重复该动作。

第一势具有补心益智、通宣脏腑、祛腰脊冷风的功效。第二势具有通和血脉、治疗心脏疾病、祛除两肋间风毒的功效。

图74 《灵剑子》导引法之二

经络养生

◎养阴清热

（1）点按手三里穴

取穴： 在前臂背面桡侧，当阳溪与曲池连线上，肘横纹下2寸。

手法： 用拇指点按手三里穴50次，以感觉胀痛为宜（图75）。

功效： 手三里穴为大肠经要穴，具有清热泻火、消除炎症、提高机体免疫力的作用。

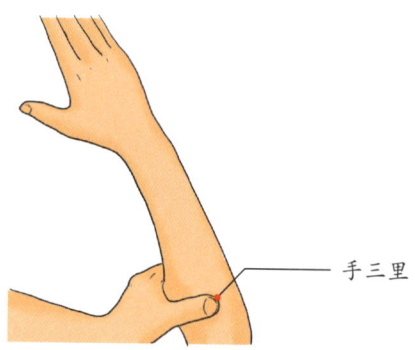

图75　点按手三里穴

（2）按揉照海穴

取穴： 在足内侧，内踝尖下方凹陷处。

手法： 用拇指指腹按揉照海穴2~3分钟，以感觉酸胀为宜（图76）。

功效： 经常按揉照海穴，可起到调节体内阴阳平衡、滋阴清热的功效。

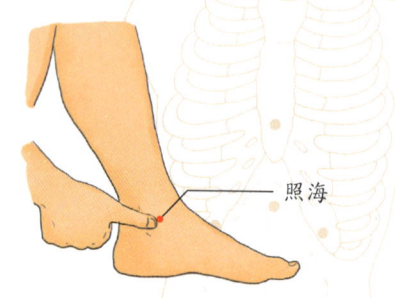

照海

图76　按揉照海穴

（3）按揉曲骨穴、中脘穴、关元穴

取穴： 曲骨在下腹部，当前正中线上，耻骨联合上缘的中点处。

手法： 用食指、中指指腹按揉曲骨穴、中脘穴、关元穴各50次，力度适中（图77）。

功效： 按摩曲骨穴、可养阴清热、行气祛湿。加按中脘、关元两穴，效果更佳。

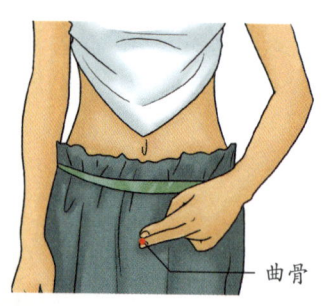

曲骨

a

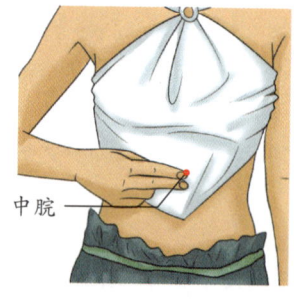

中脘

b

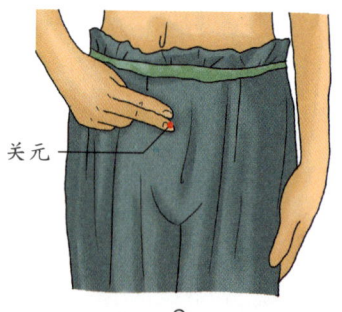

关元

c

图77　按揉曲骨穴、中脘穴、关元穴

（4）点按膏肓穴 、百劳穴、肺俞穴

取穴：百劳穴在项部，当大椎穴直上2寸，后正中线旁开1寸。肺俞穴在背部，当第3胸椎棘突下，旁开1.5寸。膏肓位于人体的背部，当第四胸椎棘突下，旁开3寸。

手法：用食指、中指点按百劳穴、肺俞穴、膏肓穴各50次，以感觉胀痛为宜（图78）。

功效：经常按摩百劳穴、肺俞穴、膏肓穴，具有养阴清热、滋阴润肺、益气健脾、舒筋活络的功效。

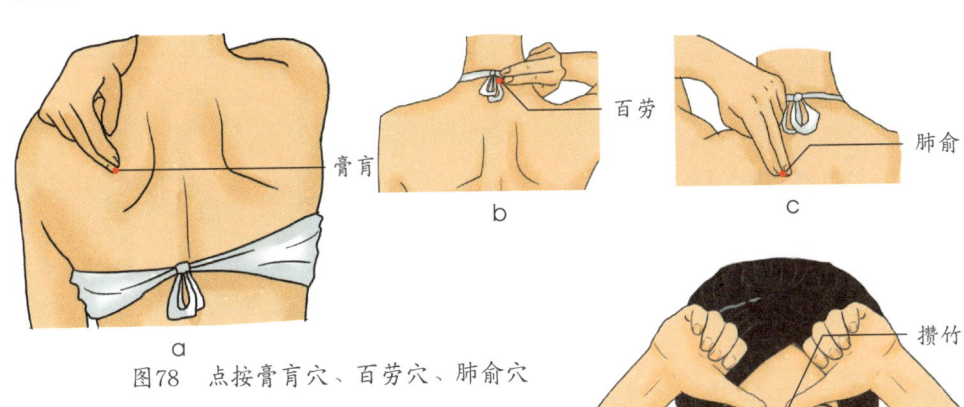

图78　点按膏肓穴、百劳穴、肺俞穴

◎缓解焦虑

（1）按揉攒竹穴

取穴：在面部，当眉头陷中，眶上切迹处。

手法：用双手拇指按揉攒竹穴50次，以感觉酸胀为宜（图79）。

功效：按摩攒竹穴，可调整头、眼部血液循环，克服精神紧张，有效缓解头晕、目眩等焦虑症状。

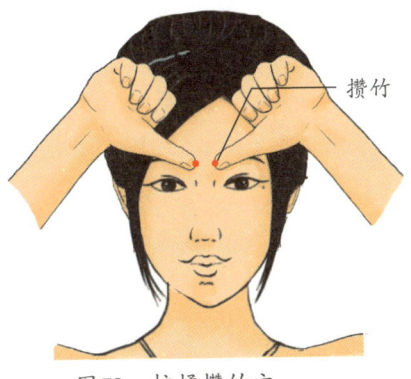

图79　按揉攒竹穴

（2）按压风池穴

手法：以双手拇指按住风池穴，用力按压50次，至有发热感为止（图80）。

功效：风池穴的名称意指有经气血化为阳热风气，刺激该穴可调节神经活动，缓解焦虑情绪。每天坚持按压，能收到很好的效果。

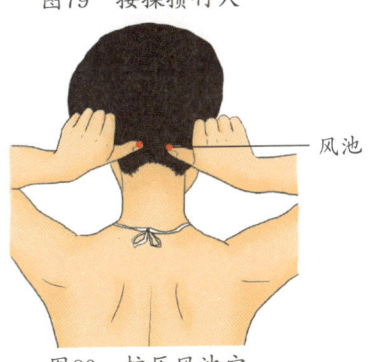

图80　按压风池穴

（3）按揉合谷穴

手法：用拇指按揉合谷穴50次，以感觉酸麻为宜（图81）。

功效：按摩合谷穴，可疏风解表、通经活络、平肝息风、镇静安神，对缓解焦虑作用明显。

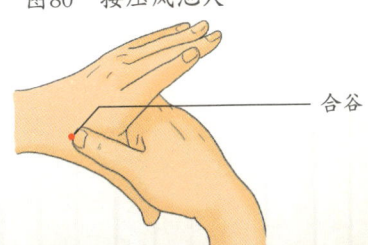

图81　按揉合谷穴

（4）按揉太冲穴

手法： 用拇指按揉太冲穴50次，以感觉压痛为宜（图82）。

功效： 太冲穴是人体穴位中调节情绪作用最好的穴位之一。按压太冲穴具有疏肝解郁的作用，能有效缓解精神压力，消除焦虑。

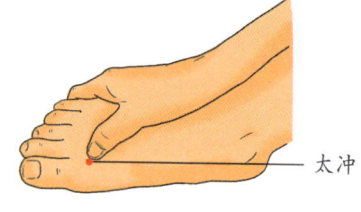

图82　按揉太冲穴

（5）按揉涌泉穴

取穴： 在足底部，蜷足时足前部凹陷处，约当足底2、3趾趾缝纹头端与足跟连线的前1/3与后2/3交点上（图83）。

手法： 用拇指按揉涌泉穴50次，以透热为宜。

功效： 涌泉穴是养生保健大穴，按摩此穴有清心、安神、镇静的作用，能消除因情志不畅而引起的焦虑。

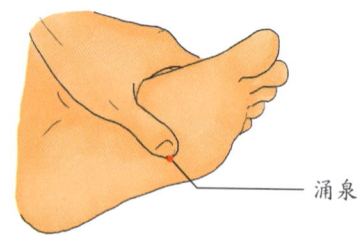

图83　按揉涌泉穴

常见病防治

小满时节，在湿热的环境下，人很容易患上各种皮肤病。由于气温升高，人体新陈代谢速度也加快，这就使得冬春季节潜伏在体内的一些慢性病开始出现或加重。因此，小满时节养生要针对这些常见病做好防治工作。

◎荨麻疹

由于小满时节空气湿度增大，荨麻疹便时常在这个时期出现。其常见症状是皮肤表面出现大小、形状各异、边界分明的白色或红色疹块，发生和消退都比较迅速，有剧烈瘙痒，可伴有发烧、腹痛、腹泻或其他全身症状。

● 预防方法

1 减少食用有可能诱发荨麻疹的食物，如腌腊食品、饮料、鱼虾、海鲜等。

2 保持室内外清洁卫生，防止受到污染物的刺激。避免吸入花粉、动物皮屑、羽毛、灰尘、蓖麻粉，避免接触过敏原。

3 出门游玩时，戴上口罩，可过滤掉空气中的不良致病粉尘，大大减少荨麻疹的发病概率。

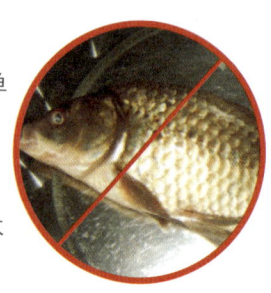

● 防治验方

一些具有清热祛湿作用的食物可以用来防治荨麻疹。在小满节气，适当地多食用一些这样的食物，有利于保健养生。

芋头猪骨粥

材料	芋头25克，猪骨200克，大米100克，香菜末、葱末、胡椒粉、盐各适量。
功效	疏风清热、健脾利湿。
适用	皮疹色赤、遇热则发。

芋头洗净，去皮，切块；猪骨洗净，剁小块；大米用冷水浸泡30分钟，沥干水分。猪骨块放入砂锅煮成浓汤，捞出猪骨，下入大米、芋头块熬至黏稠，加入盐、胡椒粉调味，撒上香菜末、葱末即可。

胡萝卜红枣汤

材料	胡萝卜100克，红枣50克，白砂糖适量。
功效	解毒透疹。
适用	各种类型的荨麻疹。

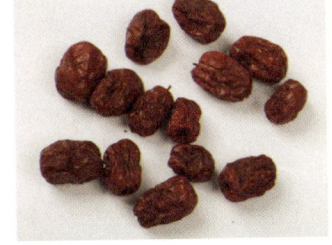

红枣洗净，去核；胡萝卜洗净，切丁。红枣、胡萝卜丁放入锅里，加清水适量，大火煮沸，再用小火煮1小时，加白砂糖搅匀。食用时用干净纱布滤渣，喝汤即可。

◎糖尿病

糖尿病是一种与内分泌代谢相关的疾病，其病因和发病机理尚未明确，但是大多数是由于胰岛素分泌不足，靶细胞对胰岛素反应不敏感，从而引起一系列代谢紊乱。其常见症状是口干舌燥、尿多、暴饮暴食、疲惫消瘦等。夏季，糖尿病容易加重，并有可能诱发并发症。所以此时糖尿病患者要特别注重调养，防止疾病加重。

● 预防方法

1 保持平和的心态，乐观积极地生活，消除紧张情绪。
2 由于肥胖是诱发糖尿病的重要原因，所以要适度节制饮食。
3 据中医典籍记载，糖尿病的发生与长期饮酒、房事过度有关，应适当加以节制。
4 劳逸结合，增强免疫力，避免因环境和气候变化而诱发糖尿病。

● 防治验方

食疗是治疗糖尿病的一切辅助疗法中最基础的一种。病症较轻的病人通过食疗加以调理，便能有效地控制病情。较为严重的病人在正规治疗的同时，也应该辅以食疗。食疗的目的在于通过膳食上的调整，消除或者减少尿糖，并降低血糖，预防并发症。

葛根麦冬饮

材料	葛根10克，麦冬9克，牛奶50毫升。
功效	滋阴补肾、生津止渴。
适用	糖尿病患者，胃火大、口渴明显者更为适宜。

葛根、麦冬分别洗净。锅中加入100毫升水，放入葛根、麦冬煎煮25分钟，滤出药液，再加入50毫升水，煎煮25分钟，再次滤出药液，合并两次药液。原锅洗净，倒入药液、牛奶，搅匀，中火烧沸即可。每日1次，早餐饮用。

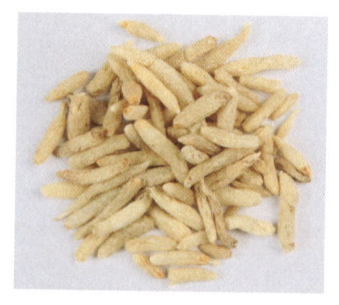

三瓜干贝羹

材料	南瓜、冬瓜、西瓜皮各100克，水发干贝15克，葱花、水淀粉各适量。
功效	养阴润澡、益气补中。
适用	调治糖尿病，帮助人体恢复体力，缓解疲劳。

南瓜、冬瓜、西瓜皮均除去外皮，洗净，切末；水发干贝洗净，撕成丝。锅内放入水发干贝丝，加入适量清水，煮沸约15分钟后放入南瓜、冬瓜、西瓜皮，再煮沸后用水淀粉勾芡，搅拌均匀，放葱花调味即成。

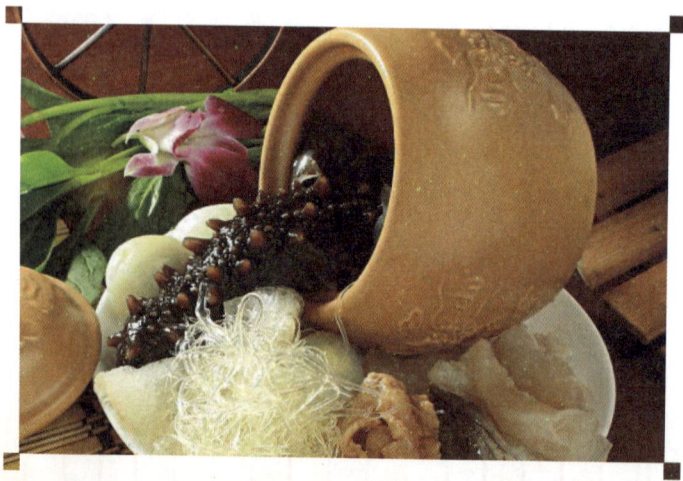

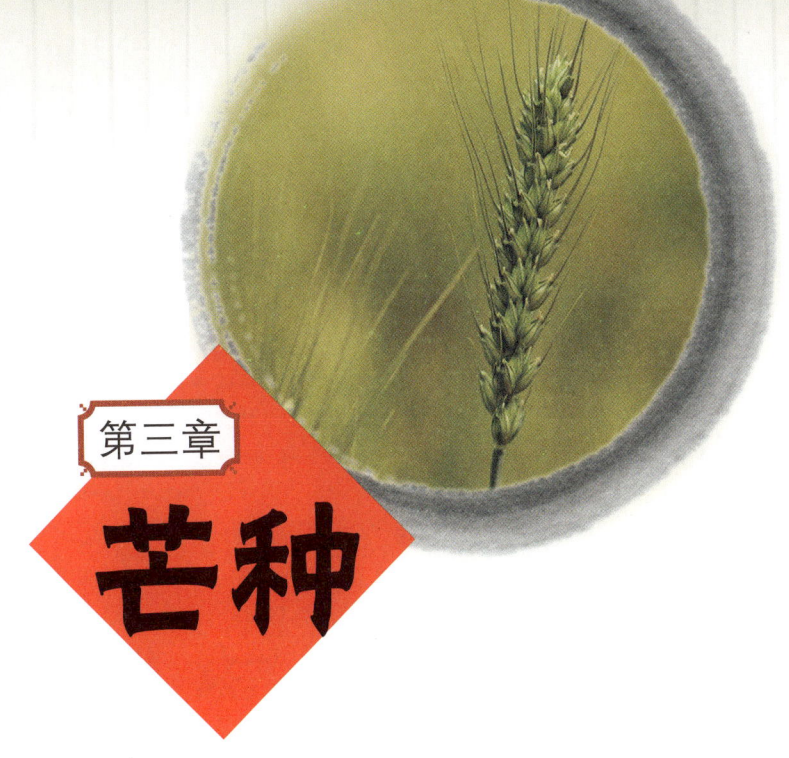

第三章

芒种

芒种忙，麦上场

　　每年**阳历6月6日前后，**开始进入芒种节气，这是夏季的第三个节气，也是二十四节气中的第九个。芒是指有芒的作物，芒种的意思是说大麦、小麦等有芒作物已经成熟，要开始收割；晚稻、黍、稷等夏播作物要开始播种。芒种又叫做"忙种"，意喻着在这一节气里，农民们忙着收割与播种。民间谚语说"春争日，夏争时"，夏季收割、播种的农活非常忙，所以要抓紧每时每刻。

　　进入芒种节气后，天气炎热，雨水较多，湿度增大。北方进入雷雨、阵雨天气，南方则进入梅雨天气。在南方，由于空气湿度大，各种物品容易发霉，所以这时候被称为"霉雨"时节。而此时又是梅子成熟之际，所以"霉雨"又叫做"梅雨"。芒种前后恰逢我国传统节日"端午节"，这一天，人们会吃粽子、赛龙舟、祭水神，以纪念屈原。

　　古代将芒种分为三候："一候螳螂生，二候鵙始鸣，三候反舌无声。"第一候时螳螂在去年深秋产的卵，因感受到阴气初生而破壳，生出小螳螂；第二候时喜阴的伯劳鸟开始在枝头出现，开始鸣叫；第三候时与此相反，能够学习其他鸟鸣叫的反舌鸟却因感受到了阴气而停止了鸣叫。

气候特点

◎雨量增多，非常湿热

进入芒种节气后，北方的降雨量开始上升，黄河中上游地区的降雨明显增多，而在南方地区，特别是长江中下游地区，进入阴雨绵绵的梅雨时节。此时日照减少，雨量增多，空气湿度很大，但是气温仍然较高。民间谚语说"没吃端午粽，破裘不可送"，就是说没过端午节，仍有降温的可能，厚的衣服不能收起来。等到端午节已过，气温就会真正地升高，这个时候将非常湿热，要注意清热祛湿，否则容易生病。

◎百毒之月，蚊蝇孳生

芒种节气，雨量大增，气候湿热，这样的环境很适合致病性微生物的生长繁殖，所以这个节气感染性疾病比较多。同时蚊子、苍蝇也在此时开始大量孳生，既扰人清静，又传播疾病，所以农历五月有"百毒之月"之称。古人过端午节时在门上插上菖蒲、艾叶，就是为了驱毒避邪，减少邪气传播。所以芒种时要做好祛除蚊蝇、消毒灭菌的措施。

养生要点

是月，肝脏已病，神气不行，火气渐壮，水力衰弱，宜补肾助肺，调理胃气，以顺其时。

明·高濂·《遵生八笺》

◎保养心脏

芒种节气，高温高湿的天气会使心脏的负担加重，容易出现各种心脏疾病，所以在这个节气要特别注意保养心脏，尤其是心脏不好的人。此时应该尽量少熬夜，避免工作过于紧张，生活作息要有规律。还要注意控制不良情绪，让自己保持轻松愉快的心情，切忌恼怒忧郁，这样才可让气机宣畅，通泄自如。

◎消除懒散

在民间有这样一句谚语："芒种夏至天，走路要人牵，牵的要人拉，拉的要人推。"这句话生动地反映了夏天人们的一个通病——懒散。这是因为夏季气温升高，高温蒸腾地面的水分，使得湿热弥漫，空气湿度大大增加，人处于这种湿热的环境中，体内汗液无法通畅地发散出来，于是人就会感到身体困倦、四肢乏力、萎靡不振。所以芒种节气应通过起居、饮食、运动等各种方法，消除懒散，振奋精神。

起居养生

霉雨淫蒸，宜烘燥衣，时焚苍术。常擦涌泉穴，以袜护足。

明·《修龄要指》

◎洗澡清暑热，方法要得当

炎热的夏季，人出汗较多，洗澡不仅可以感觉清爽舒适，而且有利于皮肤的保养。沐浴时，可以在水中加入风油精，这样不仅能令人浑身凉爽，还能预防痱子。如果加入一些中草药进行药浴，不仅能清热祛暑，还能让人神清气爽，有保健养生的作用。但是夏季洗澡不是越多越好，而且洗澡方法要得当。

❶ 洗澡不是多多益善。洗澡次数过多，皮肤表面皮脂减少，皮肤的微酸性也会消失，使皮肤变得干燥粗糙，也降低了皮肤对细菌等微生物的抵抗力。这些微生物会在皮肤上大量生长繁殖，引起疾病。夏季每天洗一次澡就够了，其他时间出汗后可采用擦浴的方法。皮脂分泌旺盛的人，可根据自己的情况适当增加洗澡次数。

❷ 洗澡时间不宜过长，水温不宜过高。洗澡时间过长，水温高于体温，会使心跳加速，心脏负荷加大，同时血压升高，易导致心脏病发作。如果水温过高，还会使皮肤血管扩张，充血过多，引起大脑暂时缺血，造成头晕目眩、身体乏力，严重时可能会晕倒休克。尤其是心脏病患者，更应注意。

❸ 洗澡时不宜用力搓。洗澡时不能用毛巾、浴球等用力搓皮肤，否则会破坏皮肤的保护层，降低抵抗力，引起皮肤不适或皮肤病。

❹ 不宜空腹或饭后立即洗澡。洗澡时全身表皮血管因受到热水的刺激而扩张，大量血液从内脏流进身体表层和肢体血管末梢，大脑和腹腔的血液供应相对减少。饭后立即洗澡，胃部支持机体消化的血液就大量减少，会引起消化液分泌不足，影响人体消化吸收。空腹时血糖浓度较低，可导致肌肉松弛、四肢无力，神经活动受到限制，身体对外界温度变化的抵抗力降低，此时洗澡容易出现头晕、无力等不适，甚至虚脱昏倒。

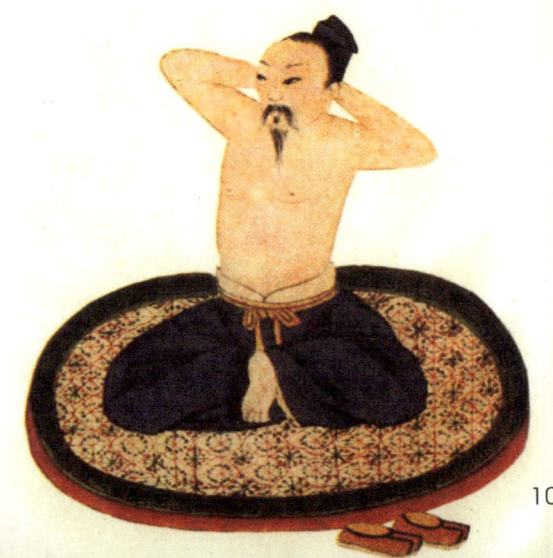

名为毒月，君子斋戒，薄滋味，节嗜欲。

明·《修龄要指》

◎清淡饮食，健脾养心

历代养生家都认为，夏三月的饮食宜清补，以健脾养心、祛暑益气、生津止渴为原则。唐代药王孙思邈说："善养生者常须少食肉，多食饭。"元代医家朱震亨在《茹谈论》中也提到："少食肉食，多食谷蔬菜果，自然冲和之味。"

从营养学角度来说，坚持食用清淡的饮食在养生中有着不可替代的作用，如蔬菜、豆类能为人体提供糖类、蛋白质、脂肪、矿物质及维生素等营养成分，蔬菜中的纤维素对保持大便通畅、减少毒素吸收、防止早衰、预防直肠癌有着重要的作用。饮食清淡不只是说少油腻、少肉食，还要食勿过咸、过甜。饮食过咸，易使血压升高，影响脑血管功能；甜食过多，可引起高脂血症和高胆固醇血症，严重者还会诱发糖尿病。

在芒种时应适当多吃一些补血养心、健脾益气的食物，如糯米、小米、黄豆及豆制品、大麦、胡萝卜、南瓜、番茄、奶类、鲤鱼、猪肝、猪肚、牛肉、兔肉、鸽蛋等。

◎芒种饮食稍辛温，忌肥甘厚味燥热之品

芒种时的饮食要稍热一点，不要太寒凉。每顿饭不要吃太多，可少食多餐。在南方地区，此时炎热多雨，不少人有吃辣椒去湿热的习惯，这是因为吃辣椒不仅可以增强食欲，还可以帮助人体排汗，有助于清热降温。适当吃点生姜对夏季养生大有好处。

由于芒种时人体易出汗，且出汗较多，因此不宜食用肥甘厚味及燥热之品，如油煎油炸之物和人参等补品。人参等大补的药材，性质辛热，在炎热的夏季服用，会使人阳气过盛、烦躁不安，同时也容易引起消化道及全身性的一些疾病或不适，如便秘、痔疮、口唇干裂、咽炎等。

◎芒种养生食疗

（1）香菇冬瓜球

材料：香菇、鸡汤、水淀粉各适量，冬瓜300克，植物油、精盐、姜、味精、麻油各适量。

做法：香菇水发、洗净；冬瓜去皮洗净，用钢勺挖成圆球待用；姜洗净切丝。锅内放入适量植物油烧热，下姜丝煸炒出香味。加入香菇继续煸炒数分钟后，倒入适量鸡汤煮开，将冬瓜球下入锅里，烧至熟时，用水淀粉勾芡，稍煮后放入味精、精盐，淋上麻油即可出锅。

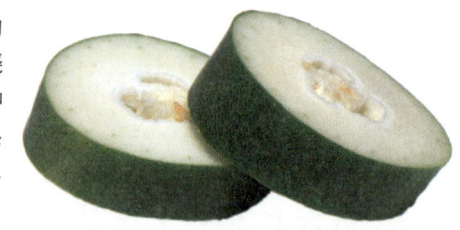

功效：此方具有补益肠胃、生津除烦的功效。

（2）枸杞滑溜里脊片

材料： 猪里脊肉250克，枸杞50克，水发木耳、水发笋片、豌豆各30克，1个鸡蛋的蛋清，水淀粉、食盐、油、葱、姜、蒜、香醋、料酒、清汤适量。

做法： 将枸杞分2份，1份加水煮，提取枸杞浓缩汁约25毫升；另1份洗净蒸熟。猪里脊肉抽去白筋切成片，用鸡蛋清、水淀粉、食盐拌匀浆好，投入热油中，待滑透捞出沥油。锅底留油，放入水发木耳、水发笋片、豌豆、葱、姜、蒜、香醋、料酒、食盐翻炒片刻，加入熟枸杞、肉片、枸杞浓缩汁和清汤，翻炒均匀即可。

功效： 笋片含钾较多，可促进排尿，对高血压和心脏病患者极为有益。与益气补血的枸杞配合，具有养心安神、健脾利湿的功效。

（3）绿豆茶叶冰糖汤

材料： 绿豆50克，茶叶5克，冰糖15克。

做法： 绿豆洗净、捣碎，放入砂锅，加3碗水煮至1碗半。再加入茶叶煮5分钟，放入冰糖拌化即可。

功效： 绿豆含有丰富的营养素，有增进食欲、降血脂、降低胆固醇、抗过敏、解毒、保护肝脏的作用。茶叶具有降血压、降血脂的作用，可防治心血管疾病。此汤具有清热解毒、利尿止渴的作用。

（4）薄荷粥

材料： 大米50克，薄荷30克，金银花20克。

做法： 取薄荷、金银花加水适量煎煮10～15分钟，滤出汤液。将大米下入汤液中煮粥，煮至米烂即可。

功效： 薄荷具有疏散风热、清热解表、祛风消肿、利咽止痛的功效，金银花具有清热凉血的作用，两者合用可辛凉解表、清热解毒。煮成粥，既有利于消化吸收，又能养胃。

调神养生

> 五月属火，午火太旺则金气受伤。古人于是时独宿、淡味、兢兢业业保养生脏，正嫌火之旺耳。
>
> 明·《保生心鉴》

◎调畅精神情志，愉悦身心

芒种来临，天气的闷热使得人体的汗液无法自如地排放出来，时间稍长，就会使人陷入"精亏、气虚、神弱"的状态。在这种状态下，人往往会感到疲劳、困倦、萎靡不振。

只有精气神都维持在一个良好的状态，人体才能达到阴阳平衡。因为"神"作为人体生命活动的外在表现，即精神状态和思维活动，它能控制一切的生命活动。所以养神就成为了调节精气神的关键。

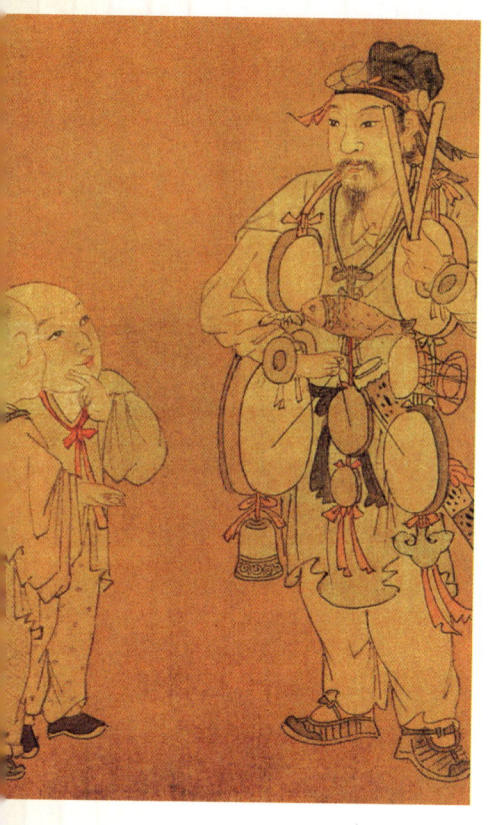

所谓"神强必多寿"，在芒种时节注重养神，可以让大脑得到充分的休息，保持恬静淡泊、处事不惊的心境，才能使得通体舒畅，达到延年益寿的目的。在日常生活中，可以下面的方法，来调畅精神，愉悦身心。

① 积极乐观地生活。当心情不好的时候，可以把全部精力倾注在多姿多彩的生活当中，转移注意力，发现生活的美好。

② 创造平和愉悦的心境。保持积极乐观的态度是调适心境最好的方式。从自身条件出发，试着去创造一个使自己身心愉悦的环境。

③ 明智地生活。"金无足赤，人无完人"，不要过度苛求别人，也不要过分要求自己。万事顺其自然，心胸自然会逐渐开阔，情绪也会趋于稳定。

④ 学会赞美自己。试着去发掘自己的优点，不要轻易地看轻自己，试着赞美自己做成的事情和拥有的美好品质。

⑤ 培养兴趣爱好，陶冶情操。可以通过聆听舒缓的音乐、参加户外运动、培养自己的兴趣爱好，来丰富自己的生活，陶冶心智。

⑥ 积极锻炼，提高免疫力。慢跑、打太极拳、下棋、游泳都是不错的选择，既可以增强体质，也可以提高自控能力，稳定情绪。

运动养生

> 常以两手合掌，向前筑去臂腕，如此七次，淘心脏风劳，散关节滞气。
>
> 东晋·《灵剑子》

◎《灵剑子》导引法之三

盘腿而坐，双手合掌，屈肘，掌根靠在胸前，指尖朝前，然后两手一起用力向前推出，手臂伸直，再缓慢收回。如此重复7次（图84）。

这套功法具有畅通心血、强健心脏、祛除风邪，并能宣散上肢关节血脉，治疗腕臂疼痛的功效。

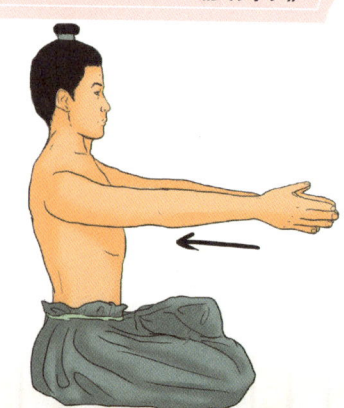

图84　《灵剑子》导引法之三

◎芒种养生导引功

站立，两脚分开与肩同宽，屈肘，两手手心向上，放在胸前，由胸前上提，然后翻腕向上托举，两臂伸直，手心向上，十指尖向后，腹部向前挺，背向后压，头后仰，目视双手，略停数秒，双手经身体两侧徐徐落下。如此反复做35次，最后上下牙齿相叩，咽口水，深呼吸，收功（图85）。

这套功法能治疗腰肾蕴积虚劳、咽干、心痛、目黄胁痛、消渴、善笑、善惊、善忘、上咳、吐下、气泄、身热而腕痛、心悲、头项痛、面赤。

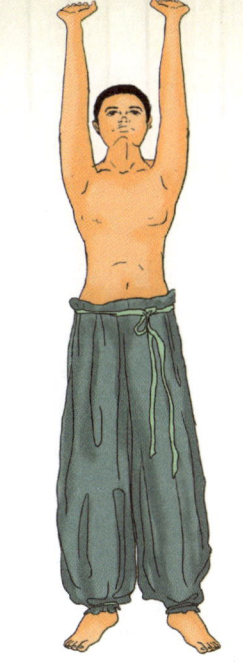

图85　芒种养生导引功

经络养生

◎养心安神

（1）按压中脘穴

手法：用拇指按压中脘穴，力度适中（图86）。

功效：中脘穴为六腑经气汇聚之所，适当加以刺激可畅通气血、调理精气、调整人体生理机能及精神状态。

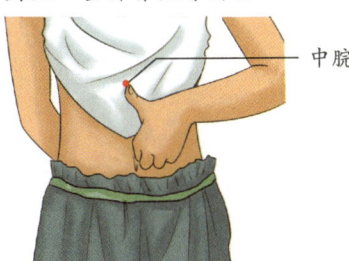

中脘

图86　按压中脘穴

（2）点按心俞穴

手法：用拇指点按心俞穴50次，以感觉胀痛为佳（图87）。

功效：心俞穴是脏腑中心的精气在背部的输注之所，适当按摩此穴可促进心脏的血液循环，起到养精益气、改善体质的作用。

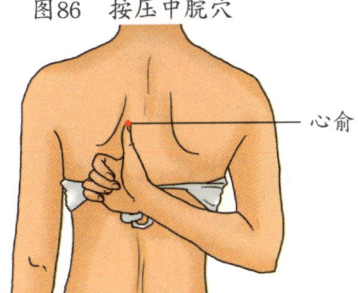

心俞

图87　点按心俞穴

（3）点按胃俞穴

取穴：在背部，当第12胸椎棘突下，旁开1.5寸。

手法：双手拇指分别点按胃俞穴、肾俞穴各50次，以微感酸胀为宜（图88）。

功效：按压胃俞穴和肾俞穴能使人体气血流畅，脏腑生机旺盛，正气、精气储备充足，增强机体抗病能力。

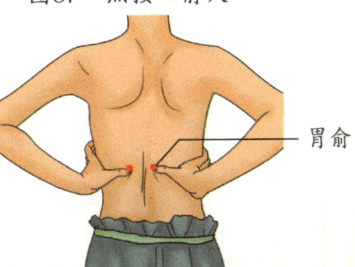

胃俞

图88　点按胃俞穴

◎ 提神醒脑

（1）点按百会穴

手法：用中指点按百会穴50次，以有压痛感为宜（图89）。

功效：百会穴与脑部联系密切，是调节大脑功能的关键穴位。经常会按摩百会穴可活血通络、松弛头部神经，促进大脑血液循环，从而醒神明目。

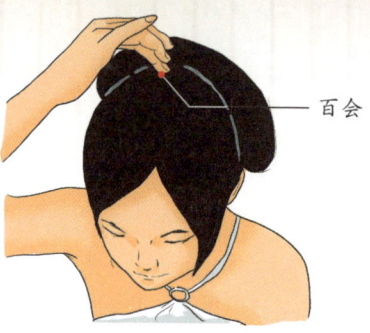

图89　点按百会穴

（2）按揉太阳穴

手法：以双手食指指腹着力于太阳穴处，做上下、前后、环转等揉动动作1～3分钟（图90）。

功效：按摩太阳穴可促进大脑血液循环、疏风解表、清脑明目、振奋精神、止痛醒脑、保持注意力集中。

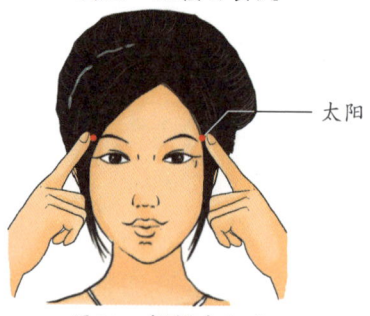

图90　按揉太阳穴

（3）按揉翳风穴

取穴：在耳垂后耳根处，颞骨乳突与下颌骨下颌支后缘间凹陷处。

手法：用双手拇指反手按揉耳后翳风穴50次，以局部发热为宜（图91）。

功效：翳风穴是三焦经分别在耳部的穴位，起着疏通耳部经气的作用，指压翳风穴，可提神醒脑、消除慵懒感。

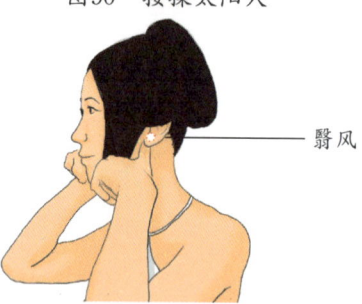

图91　按揉翳风穴

（4）捏拿少冲穴

手法：用拇指、食指捏拿少冲穴50次，以感觉发胀为宜（图92）。

功效：按摩少冲穴可减轻因疲劳而引起的头痛症状，有助于提神醒脑。

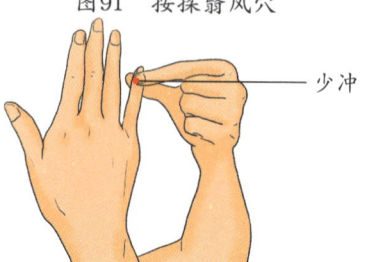

图92　捏拿少冲穴

（5）掌擦涌泉穴

手法：用手掌掌侧摩擦涌泉穴50次，以透热为度（图93）。

功效：刺激肾经上的涌泉穴，可通过经络的传递作用，可增强肾脏功能，调节内分泌与神经系统，从而起到提神醒脑的作用。

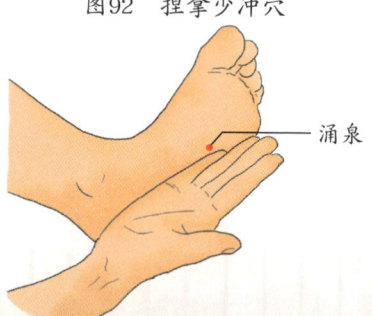

图93　掌擦涌泉穴

常见病防治

芒种时节气候温热，呼吸道黏膜的防御功能很容易受到影响，口舌生疮、小儿夏季热、厌食症等疾病也在此时进入了高发期。

◎口舌生疮

芒种时节，湿热较重，人体内阳气容易被阻遏，不能发散，而此时心气旺盛，所以这个节气容易心火过盛，出现口舌生疮，小便短、颜色黄，大便秘结等上火症状。口舌生疮，西医称为口腔溃疡，主要表现为在口腔内出现圆形或椭圆形的溃疡，有剧烈的烧灼样疼痛。夏季应注重清热解暑，预防上火。

● 预防方法

1 注意口腔卫生，避免损伤口腔黏膜，避免辛辣刺激性食物。应补充水分，多吃水果蔬菜。
2 保持心情舒畅、乐观开朗，避免过虑和着急。
3 保证充足的睡眠时间，避免过度疲劳。
4 注意生活规律性和营养均衡性，养成良好的排便习惯，防止便秘。

● 防治验方

一些食物和药材具有清热泻火的功效，将这些食物和药材组合起来，形成一些简单的验方，就能用来预防和治疗口舌生疮。下面介绍两个简单有效的验方。

莲藕萝卜汁漱口

材料	生萝卜1000克，新鲜莲藕500克。
功效	清热除烦，生津止渴。
适用	口舌生疮。

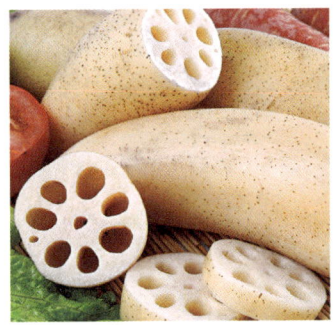

将生萝卜和新鲜莲藕洗净，捣烂绞汁，把汁液含在嘴里漱口，每天3次，连用3日。

莲子甘草茶

材料	莲子15克，甘草2克，绿茶叶5克。
功效	清心泄热。
适用	口舌生疮。

将莲子、甘草和绿茶叶一起放入茶杯中，用开水冲泡，当茶水饮用。

◎ 小儿夏季热

小儿夏季热俗称"暑热症"，多见于3岁以下的婴幼儿。主要症状为持续发热不退、口渴、多尿、闭汗、少汗等。该病持续时间较长，极易诱发其他疾病。

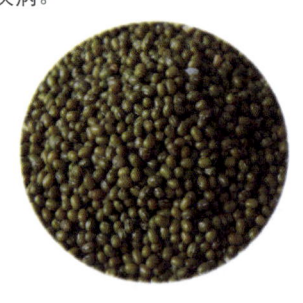

● 预防方法

1 保持室内的空气流通，注意开窗通风。
2 多带孩子参加户外运动，使其适应环境气候。
3 给孩子选择柔软、宽大的衣物。
4 做好清洁工作，经常给孩子洗澡，勤换衣服、尿布。

● 防治验方

患病孩童饮食上应以清淡为主。可以选择高蛋白、高维生素的蛋奶类、新鲜蔬菜、水果等，也可以吃些清热解毒、生津止渴、利尿的食物，如西瓜、冬瓜、绿豆、酸梅汤等。

绿豆荷叶粥

材料	大米50克，绿豆100克，鲜荷叶1张，冰糖末适量。
功效	祛暑清热、和中养胃、止血固精、利湿降压。
适用	小儿夏季热发烧口渴、食欲不佳者。

绿豆淘净，温水泡2小时；大米淘净，清水泡半小时；鲜荷叶洗净。绿豆大火煮沸，转小火煮至半熟，加荷叶、大米，煮至米烂豆熟，除去荷叶，加入冰糖末即可。每日食用1次。

清暑益气粥

材料	西洋参1克，麦冬、石斛、知母各6克，大米30克。
功效	清暑益气、生津止渴。
适用	小儿夏季热，发热持续不退，无汗或少汗者。

西洋参磨粉，麦冬、石斛、知母装入纱布袋；大米淘净。药袋入锅煎汁后取出。在药汁里加入西洋参粉、大米、清水，同煮成粥。每日早晚服食。

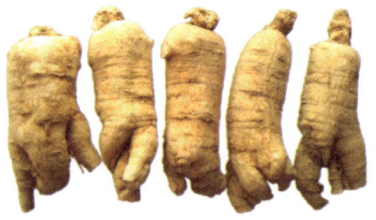

◎ 小儿厌食症

如果儿童（主要指3~6岁）在很长一段时间内食欲不振，那很有可能是患上了小儿厌食症。此病多由不健康的饮食习惯、不良的进食环境或者心理因素引起。由于芒种时节气温骤升，小儿厌食症也进入了高发期。症状轻者可以通过食疗进行调理；倘若病情较重，很可能会造成营养不良，最好及时送医治疗。

● 预防方法

1 父母不能挑食或偏食，要做孩子的好榜样。
2 耐心向孩子讲解各种食物的味道和营养价值，让他慢慢接受原来不喜欢的食物。
3 创造良好的就餐氛围，让孩子感觉吃饭是愉快的。
4 不要用补药或补品代替营养的摄入。
5 保持规律的生活，除了三餐规律之外，还要让孩子养成定时排便的习惯。

● 防治验方

如果孩子已经患有小儿厌食症，需要对他的膳食进行一些适当地调整。三餐定时定量，用良好的就餐环境和色香味俱全的食物来引起他对食物的兴趣。可以在就餐前让他吃些山楂片或者山楂酱来开胃，不要吃油腻、坚硬、太甜或者太冷的食物。

梨藕肉末粥

材料	莲藕75克，猪肉末、大米各50克，雪菜25克，梨1个，白砂糖、盐、橄榄油各适量。
功效	健脾胃、清胃火、助消化。
适用	小儿厌食。

大米淘净，冷水浸泡片刻；梨去皮切丁；莲藕洗净、去皮，切丁；雪菜洗净，切末。炒锅放橄榄油烧热，放入猪肉末翻炒，撒盐，放入雪菜末炒匀，加入莲藕丁、白砂糖，倒入适量开水，煮沸。将炒锅中的材料全部倒入电压力锅中，放入大米，煮20分钟左右，放入梨丁，焖煮片刻即可。

鸡内金粥

材料	鸡内金5克，大米100克，白砂糖适量。
功效	消食化滞、理气和胃。
适用	小儿厌食。

大米淘净，沥干。炒锅烧热，放入鸡内金，小火炒至黄褐色，取出，研为细粉。砂锅中放入大米，加清水800毫升左右，小火煮至粥成，放入鸡内金粉、白砂糖搅匀，煮沸即可。每日早、晚温服。

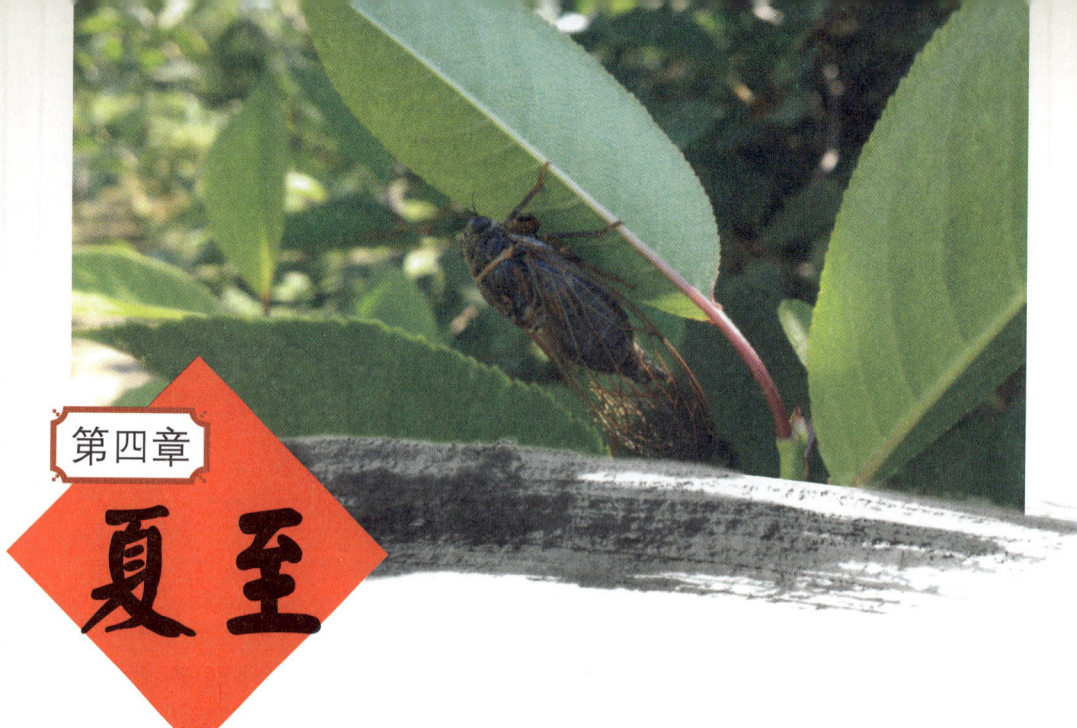

第四章

夏至

吃了夏至面，一天短一线

每年**阳历的6月21或22日**，是二十四节气中的夏至。夏至这一天，太阳直射地球的位置到达一年中的最北端，直射北回归线，北半球的白昼时间达到最长，而且越往北白昼时间越长。我国南方各地从日出到日落大多为14小时左右，黑龙江的漠河则可达到17小时以上。在北极圈以内，还会出现极昼现象，即一天24小时都是白天。

夏至，"夏"为大的意思；"至"是最、极的意思；"夏至"意指万物的生长速度达到最大，这一天日照时间最长，阳气最盛，自然万物的生长达到最高峰。盛极而衰，过了夏至这一天，阳气就要开始衰落了，所以有语云："夏至一阴生"。此外，还有俗语云"吃了夏至面，一天短一线"，意思是，夏至过后，白昼时间开始逐渐缩短。

古代将夏至分为三候："一候鹿角解；二候蝉始鸣；三候半夏生。"麋与鹿虽属同科，但古人认为，两者一属阴一属阳。鹿的角朝前生，所以属阳。第一候时，夏至日阴气生而阳气开始衰落，所以阳性的鹿角便开始脱落，而麋因属阴，所以到冬至日角才脱落；第二候时，雄性的知了在夏至后因感觉到阴气生，便鼓翼而鸣；半夏是一种喜阴的药草，第三候时，半夏这类喜阴的植物开始生长茂盛。

气候特点

◎ 阳气最盛，未到最热时

夏至日这天，大自然和人体的阳气都达到最旺盛的水平，天气炎热，但还不是一年中最热的时候，此时，地面上的热量还在继续积聚。俗话说"热在三伏"，真正的暑热天气是夏至过后到立秋这段时间，在阳历7月中旬到8月中旬。

夏至节气，我国大部分地区气温都比较高，光照充足，农作物生长旺盛，人体的新陈代谢也很快，需要补充足够的水分。

养生要点

> 是月肝脏气休，心正旺，宜减酸增苦，益肝补肾，固密精气。卧早起早，慎发泄，五日尤宜斋戒静养，以顺天时。
>
> 唐·孙思邈·《备急千金要方》

◎ 养阳护心

夏至是阳气最旺的时候，此时人体阳气的特点是阳盛于外，即阳气充盛，聚集于体表，向外发散。阳气盛于外，则体内的阳气较少，尤其是肝肾的阳气较弱，所以此时要适当补充阳气，补肝益肾。

夏至时节，天气炎热，人体出汗较多，中医认识，"汗为心之液"，大量出汗容易损耗心气和心血，对心脏不利。同时，由于此时人体新陈代谢速度达到最快，血液的运行速度也较快，心主血脉，所以心脏的负担较大。因此，夏至节气养生的一大重点就是要养护心脏。

◎ 调养精神，控制血压

夏至时，炎热的天气很容易使人情绪烦躁不安，所以此时更要注意调养精神。保持心情畅快、心胸宽广、精神饱满，使自己神清气和。如同阳光普照一般，对外界事物要保持浓厚的兴趣，培养积极乐观的性格，以利于阳气的外散。

夏季人体新陈代谢比较旺盛，气血运行较快，所以心脑血管疾病不会像冬季一样容易出现。但是高温酷暑容易使人情绪烦躁，引起血压波动。而且大量出汗又会使得血液浓缩，进出空调房间会使血管不断受到冷热交替刺激，这些都容易引起血压升高。所以夏至时要注意控制血压。

◎ 及时补充水分

夏至时气温较高，人体排汗量增多，体内损失的水分较多。同时，由于人体新陈代谢速度较快，消耗的水分也较多，所以这个时期一定要多喝水，以补充体内水分。夏至人体阳气充盛，心火旺盛，比较容易上火，所以应多吃水果、蔬菜，既可以补充水分，又能清热去火，降温解暑。

起居养生

◎睡好子午觉

天气炎热使很多人睡觉时间大幅度减少，睡不着，或醒得早。民间俗语说："每天睡得好，八十不见老。"夏季的睡眠质量会影响到秋冬季节时的体质，所以夏季睡眠对保健养生有重要意义。夏至节气该如何提高睡眠质量呢？那就是要睡好"子午觉"。

什么是子午觉？子是指半夜，即夜间23点到凌晨1点；午是指正午，即白天11点到13点。中医认为，子时是阴气最盛、阳气较弱的时候，"阳气尽则卧"，这个时候最应该睡觉，此时的睡眠对人体非常重要。午时是人体经气"合阳"的时候，此时阳气最盛，阴气最弱。"阴气尽则寐"，此时睡半个小时左右，可以让五脏六腑以及大脑得到很好的休息，对下午的活动很有益处。夏至睡好子午觉，就是"子时大睡，午时小憩"。

◎合理起居，小心暑伤气

中医认为"暑易伤气"，即暑热容易伤气，暑热引起人体出汗过多，会使人感到头晕胸闷、心慌口渴、恶心、甚至昏迷，这是气血耗伤的表现。要防止暑热伤气，除了避开烈日和适当安排午休外，每日温水洗澡也是一种较好的方法。洗温水澡不仅可以洗掉汗水、污垢，使皮肤清洁凉爽，消暑降温，还能对身体起到锻炼作用。温水冲澡时的水压可起到按摩作用，使神经系统兴奋性降低，体表血管扩张，加快血液循环，改善肌肤和组织营养，降低肌肉张力，消除疲劳、改善睡眠，增强机体抵抗力。需要注意的是，在气温较高的时候，皮肤表面的毛孔会张开，易受外邪侵袭，洗澡后和睡觉时应避开空调出风口，不要让电扇风直接吹到身上，且空调房的温度不宜过低，更不能夜晚在外露宿。

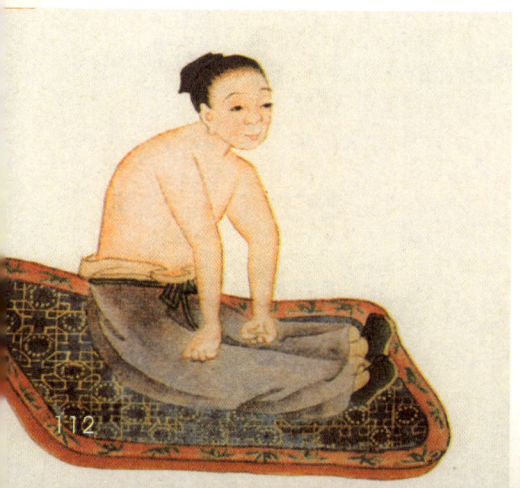

◎三浴法保健康

天气热起来，正是进行三浴锻炼的好时机。三浴，指的是空气浴、日光浴和水浴。白天多通风，晚上开窗睡觉，使屋里空气流通。夏季每天早上九点左右到户外进行日光浴，让阳光中的红外线照射人体，有利于增强心肺功能；紫外线照射人体，能促进钙的吸收，并能刺激骨髓制造红细胞，防止贫血，紫外线还有杀菌消毒的作用。水浴就是洗澡，每天都洗澡，既能清洁身体，还能增强体质。

> 夏日不宜大醉。清晨吃炒葱头酒一二杯，令人血气通畅。
>
> 三国·嵇康·《养生论》

◎适当增加酸、咸味食物

夏至时节，天气较热，人体出汗较多，身体里的盐分会随着汗液一起排出体外，导致钠离子大量流失，钠离子和心脏的功能密切相关，因此在出汗较多时，应补充盐分。适当吃一些咸味的食物，可以补充身体流失的盐分。夏至时心旺而肾弱，咸味入肾，可以补养肾脏。海产品都属于咸味食物，如海带、紫菜、虾等。

酸味食物具有收敛的作用，可固表止汗，夏至时可适当多食用酸味的食物。《黄帝内经》中说："心主夏，心苦缓，急食酸以收之。"就是说夏季需要食用酸味的食物来收敛心气。酸入肝，酸味食物还能补益肝脏。适宜夏至食用的酸性食物有山楂、乌梅、番茄、柠檬、柑橘、醋等。

◎不可贪吃寒凉食物

夏至时阳气盛于外，体内阳气较弱，而寒凉食物是最易损伤阳气的，因此夏至时不可过多食寒凉食物。清朝养生专著《颐身集》中说："夏季心旺肾衰，虽大热不宜吃冷饮，喝冷水。饱腹受寒，必起霍乱。"心旺肾衰指的是外热内寒之意。夏季多吃了寒凉生冷食物，会损伤脾胃阳气，降低脾胃功能，出现呕吐、腹泻等消化不良的症状。西瓜、绿豆汤、乌梅汤等是消暑解渴的佳品，但是不宜冰镇后马上食用，否则容易引起胃肠不适。

◎夏至要食补，清补最适宜

炎热的天气会使人胃口不开、食欲不振，开始消瘦，这就是人们常说的"苦夏"。通过饮食补养的方法，可以调理脾胃，增强脾胃功能，从而消除苦夏。由于夏至时天气炎热，人的消化功能相对较弱，所以此时的饮食补养以清补为主，即饮食清淡，避免肥甘厚味。夏季时可以多吃点绿豆、薏苡仁、小米等，可以清除体内湿热，益气生津。

鸭肉是非常适合夏至时清补的食物。鸭肉不温不火，能够清热去火、滋阴消暑、健脾化湿，可缓解夏季暑热带来的不适。《日用本草》记载：鸭肉可"滋五脏之阴，清虚劳之热，补血解水，养胃生津"。

◎夏至养生食疗

（1）冬瓜水鸭汤

材料： 冬瓜1000克，水鸭半只，薏苡仁100克，陈皮1/4个，生姜3片，盐适量。

做法： 将材料分别洗净，冬瓜连皮带子切成厚块；薏苡仁稍微浸泡；水鸭去尾部、肠杂，切块。将所有食材一起下入砂锅，加清水3000毫升，大火煮沸后改小火煲1.5小时，加盐调味即可。

功效：消暑、清热、益气养阴。

（2）清炒苦瓜

材料： 苦瓜2条，青椒1个，干红辣椒2个，大蒜2瓣，植物油、盐、味精适量。

做法： 苦瓜洗净，对半剖开去瓤、去子，切片；青椒洗净、去子、切丝；干红辣椒剪成段；大蒜瓣切片。在锅里放植物油，加热，油温升至5成热时，放入干红辣椒段、大蒜瓣爆香，再放入苦瓜片、青椒丝，大火快速翻炒2分钟，加盐、味精调匀即可。

功效： 清热利湿，降温解暑，可预防痱子。

（3）荷叶茯苓粥

材料： 荷叶（干、鲜均可）1张，茯苓50克，大米100克，白糖适量。

做法： 先将荷叶煎汤，再滤出汤液，把茯苓和洗净的大米一起放入汤液中，煮成粥，出锅前加入白糖。

功效： 清热解暑、宁心安神、止泻止痢，并且对心血管疾病、神经衰弱者有较好的调理作用。

调神养生

此时静养毋躁，止声色，毋违天和，毋幸遇，节嗜欲，定心气。可居高明，可远眺望，可入山林，以避炎暑，可坐台榭空敞之处。

宋·《养生纂录》

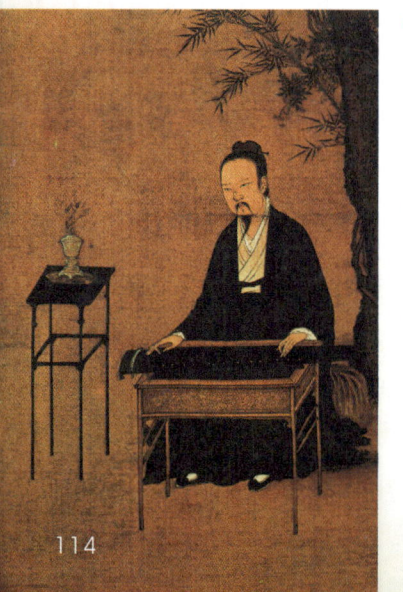

◎静心养神，心静自然凉

夏至到来后，由于温度很高，人体下丘脑的情绪调节中枢会受到气温的影响，使人体产生焦躁的情绪。有些人可能并没有处于非常热的环境中，但是受到窗外强烈光线的影响，也有可能产生烦躁情绪。另外，排汗增多、睡眠不足、饮食不正常，都容易引起不良的情绪。

嵇康所著的《养生论》中提出，夏季炎热"更宜调息静心，常如冰雪在心，炎热亦于吾心少减，不可以热为热，更生热矣"。这就是说，在炎热的夏天应当调整呼吸，运用气功使心神安静，意念中存想心中有冰雪一样，便不会感到天气极其炎热了。其实，这就是所谓的"心静自然凉"。

《素问·四气调神大论》提到："使志无怒，使华英成秀，使气得泄，若所爱在外，此夏气之应，养长之道也。"就是说，夏季要神清气和、快乐欢畅、心胸宽阔、精神饱满，如万物生长需要阳光那样，对外界事物要有浓厚的兴趣，培养乐观外向的性格，以利于气机的通泄。如果凡事懈怠厌倦、恼怒忧郁，则会有碍身体健康。

科学研究表明，人的心理负担与人体的能量消耗成正比，紧张、恐惧、忧虑及烦躁等各种不良情绪会加大体能消耗，影响人体的正常代谢，从而影响人的健康。因此，夏天通过气功和调摄心神来平和心境、放松情绪以应对炎热的夏天是极其科学的。

运动养生

> 每日寅卯时，跪坐，伸手叉指屈指，脚换踏左右各五七次，叩齿，纳清吐浊咽液。
>
> 宋·《陈希夷二十四节气导引坐功图》

◎夏至宜游泳，凉爽又健身

游泳是夏季最适宜的运动项目，游泳不仅能降温解暑，对身体还大有益处。

首先，由于水具有浮力，游泳时身体的各个关节如肩关节、膝关节等，在水中可以不受身体重力的影响，处于完全放松的状态。

其次，游泳时各个器官都参加了运动，能量消耗大，血液循环较快，身体器官得到了更多的营养物质。游泳时，由于心跳频率会加快，使心脏强而有力地收缩，所以经常游泳的人，心脏的功能很好。

再次，通过游泳进行减肥，效果十分显著。因为游泳的时候，人体消耗的能量非常多，曾经有人做过一项研究，游泳60分钟，体重会减轻250～350克。

最后，游泳还能促进智力的发育。由于水的流动特性，游泳需要掌握十分特殊而微妙的动作。摸索技巧的过程，实际上是神经系统和肌肉之间充分协调的过程。在这个过程中，会对神经系统产生一些良性的刺激。所以坚持游泳锻炼，将对智力和体力都非常有利。

◎夏至养生导引功

取坐位，两腿并拢屈曲，置于身前，两臂伸直，十指交叉，手心向胸，抬起右脚踏在手心上，脚向前蹬，两手向后拉，互相用力，持续2～3秒。然后换左脚踏在手心，重复上面的动作，左右各做35次。最后上下牙齿相叩，咽口水，深呼吸，收功（图94）。

本套功法能防治风湿积滞、腕膝痛、肩臂痛、掌中热痛、两肾内痛、腰背痛、身体困重等病症。

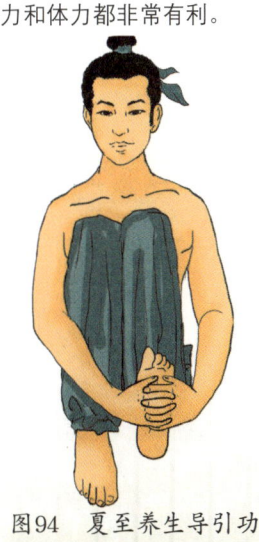

图94　夏至养生导引功

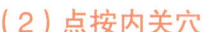

经络养生

◎温通心阳

（1）点按极泉穴

手法： 以拇指指尖点按极泉穴2～3分钟，以微感胀痛为宜（图95）。

功效： 极泉穴属手少阴心经，经常按摩此穴，能起到温通心阳的作用。

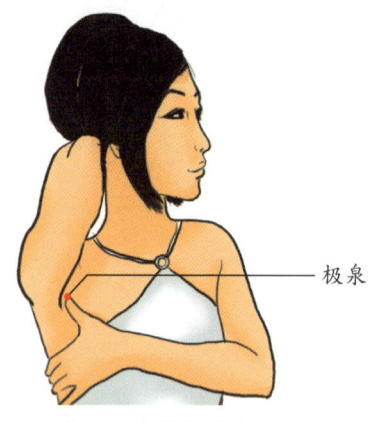

图95　点按极泉穴

（2）点按内关穴

取穴： 在前臂掌侧，当曲泽与大陵的连线上，腕横纹上2寸，掌长肌腱与桡侧腕屈肌腱之间。

手法： 以拇指指腹点按内关穴2～3分钟，以感觉酸胀为宜（图96）。

功效： 内关穴是人体手厥阴心包经上的重要穴位之一，经常刺激该穴，可起到温通心阳的作用。

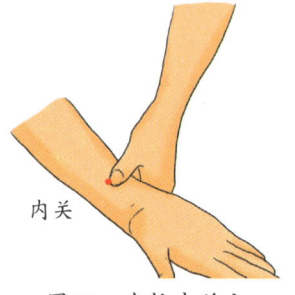

内关

图96　点按内关穴

（3）按揉膻中穴、鸠尾穴、气海穴

取穴： 鸠尾穴在上腹部，前正中线上，当胸剑结合部下1寸。

手法： 用食指、中指按揉膻中穴、鸠尾穴、气海穴各2分钟，以透热为宜（图97）。

功效： 膻中穴为体内的气会穴，经常按摩此穴，具有补气调气的功效。加按鸠尾、气海2穴，有温通心阳、补益气血之效。

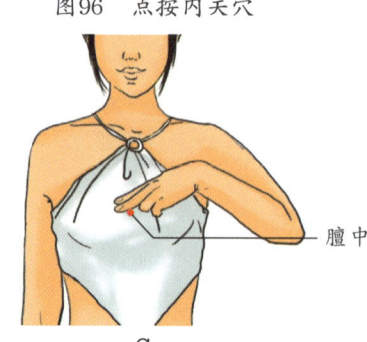

膻中

a

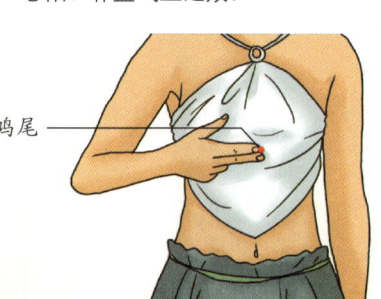

鸠尾

b

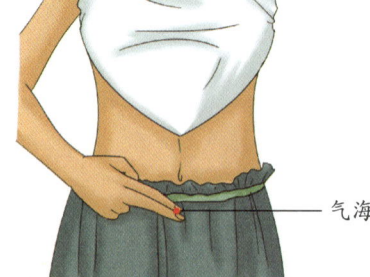

气海

c

图97　按揉膻中穴、鸠尾穴、气海穴

（4）点按心俞穴、厥阴俞穴

取穴： 厥阴俞在背部，当第4胸椎棘突下，旁开1.5寸。

手法： 以食指、中指指腹点按心俞穴、厥阴穴各2～3分钟，以感觉胀痛为宜（图98）。

功效： 心俞穴是心脏的精气在背部输注之所，适当按摩此穴，可有效调节心脏功能。厥阴俞穴在第四胸椎棘突下旁开1.5寸处，心室外卫心包中的阳热之气由此输入膀胱经。加按此穴，可起到宽胸理气、温通心阳的作用。

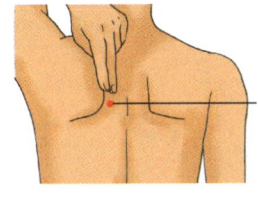

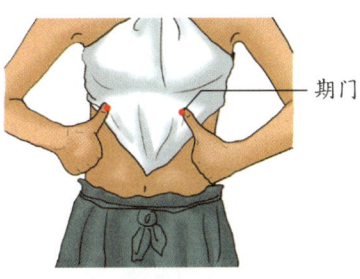

图98　点按心俞穴、厥阴俞穴

◎排毒解热

（1）按揉期门穴

手法： 用双手拇指按揉期门穴36次，力度适中（图99）。

功效： 期门穴是人体足厥阴肝经上的主要穴道之一，经常按摩此穴，可疏肝理气、排毒解热。

图99　按揉期门穴

（2）点按肝俞穴、至阳穴、大椎穴

取穴： 至阳穴在背部，当后正中线上，第7胸椎棘下凹陷中。

手法： 用拇指按揉大椎穴、至阳穴、肝俞穴各50次，力度适中（图100）。

功效： 适当刺激肝俞穴、至阳穴和大椎穴，可以起到疏肝理气、清热解毒的作用。

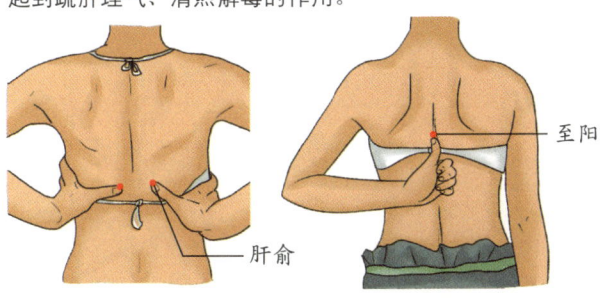

图100　点按肝俞穴、至阳穴、大椎穴

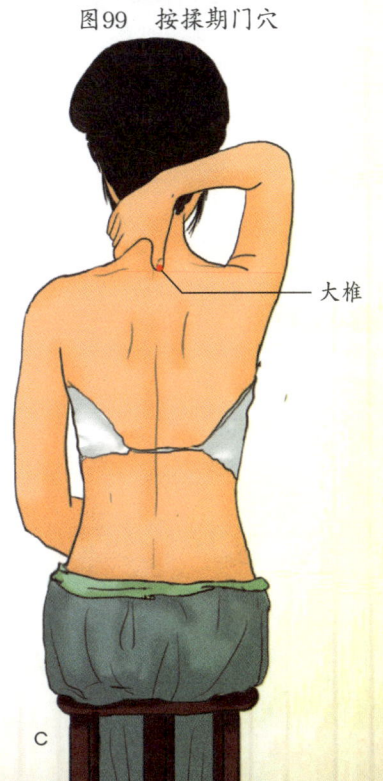

（3）点按外关穴、极泉穴、曲池穴

手法： 用拇指点按外关穴、极泉穴、曲池穴各1分钟，力度适中（图101）。

功效： 按摩外关穴有清热解毒、解痉止痛、通经活络之功效。加按极泉穴、曲池穴，可有效促进新陈代谢，让毒素、废物及水分顺利排出体外。

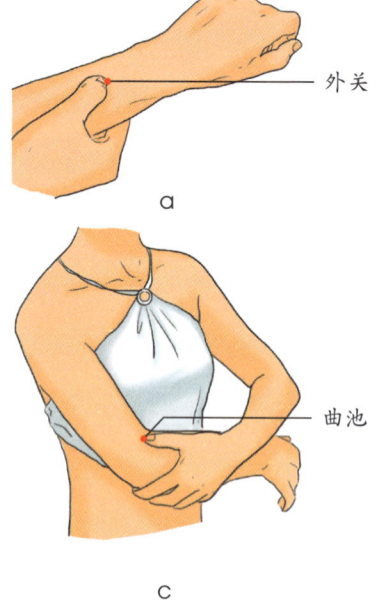

外关

a

极泉

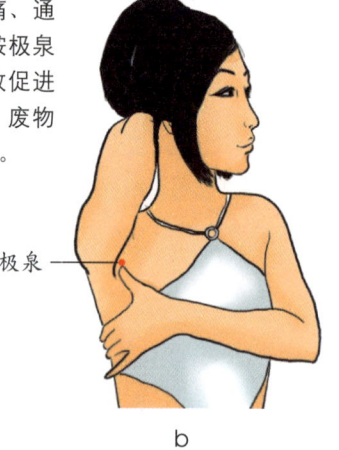

曲池

b

c

图101　点按外关穴、极泉穴、曲池穴

常见病防治

夏至时节，湿热之邪容易侵袭脾胃，引起痢疾。由于天气热，人们会大量食用一些生冷寒凉的食物，也会引起痢疾。所以在这个时期，痢疾是高发疾病。另外，由于天气较热，如果出汗不畅，使得体内的热量外泄不畅，郁结于皮肤，常生痱子。夏至节气养生，应注意预防这两个疾病。

◎痢疾

痢疾是由痢疾杆菌引起的急性肠道传染病，多发于夏秋两季，主要是由于不洁的食物损伤脾胃，或者湿热的毒气侵入肠道所致。其症状多为恶心、呕吐、腹痛、腹泻、里急后重、下赤白脓血便，并伴随全身中毒等症状。

● 预防方法

1 保持良好的个人卫生习惯，饭前便后要洗手。

2 不喝没烧开的水，尽量少吃生冷寒凉的食物，如果要生吃瓜果蔬菜，必须洗干净后再吃。

3 保持环境卫生，消灭苍蝇等传播痢疾的害虫。

● 防治验方

由于痢疾是肠道传染病，所以在饮食上，痢疾患者应该多摄取营养和水分，食用一些易于消化的食物。

绿茶粥

材料	绿茶10克，大米50克，白砂糖适量。
功效	清热生津、止痢消食。
适用	防治痢疾。

绿茶加水煮成浓汁，滤出茶水；大米淘净。在锅中放入大米，加入绿茶水、适量水，小火熬成粥，调入白砂糖即可。每日食用2次。

山药木耳汤

材料	山药500克，水发木耳25克，葱花、姜末、料酒、盐、味精、香油各适量。
功效	益肾气、健脾胃、止痢疾。
适用	防治痢疾。

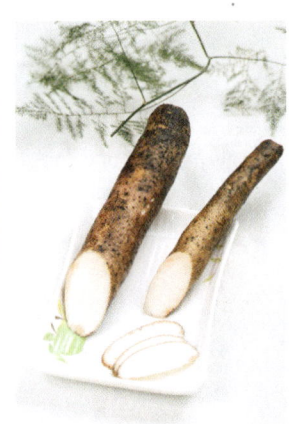

山药洗净，在沸水里烫一下，然后去皮，切滚刀块，放入水中漂洗干净；水发木耳洗净。砂锅内放入山药块、水发木耳、料酒、葱花、姜末，倒入适量水，大火烧沸，淋上香油，改用小火炖至山药块八成熟，加盐、味精调味，再稍炖至山药块熟烂即可。

◎痱子

当汗液过多而蒸发不畅时，就会导致汗管堵塞或破裂，从而使汗液渗入到周围组织中，引起皮肤病，俗称"痱子"。夏至是痱子的高发时节，排汗功能差的儿童和长期卧床的人最易得痱子。痱子刚起时皮肤发红，然后冒出密集成片的针头大小的红色丘疹或丘疱疹，有些会变成脓包。长痱子的地方有痒痛或灼痛感。

● 预防方法

1 注意保持室内通风，不让热气积聚在屋里。

2 保持皮肤洁净，勤洗澡并更换衣物。在衣物的选择上，应该选择宽松透气的类型，以保持皮肤干燥。

3 如果家中有婴儿或卧床的病人，在夏至期间应该多为其翻身，预防长痱子。

4 洗完澡后可以在皮肤的皱褶部位撒上痱子粉，起到预防作用。

● 防治验方

长痱子的人应该避免食用油炸食品，少吃海鲜，多喝水，多吃蔬果和其他一些清热解毒的食物。如果婴儿长了痱子，可以把新鲜的蔬果榨成汁液，喂其饮用。

海带绿豆汤

材料	海带250克，绿豆60克，百合20克，冬瓜250克，盐、味精各适量。
功效	清热、解毒、止痒。
适用	防治痱子。

海带洗净，切成细丝；绿豆淘净；百合洗净；冬瓜洗净，去皮、瓤，切块。炖锅内放入海带丝、绿豆、百合、冬瓜块，加适量清水，大火炖煮10分钟，改用小火煮30分钟，加入盐、味精调味即可。每日1次，佐餐或单用。

马齿苋煮汤擦洗

材料	新鲜马齿苋。
功效	清热解毒。
适用	痱子。

马齿苋加水煮汤，滤出汤液，用汤液擦洗痱子，早晚各1次。

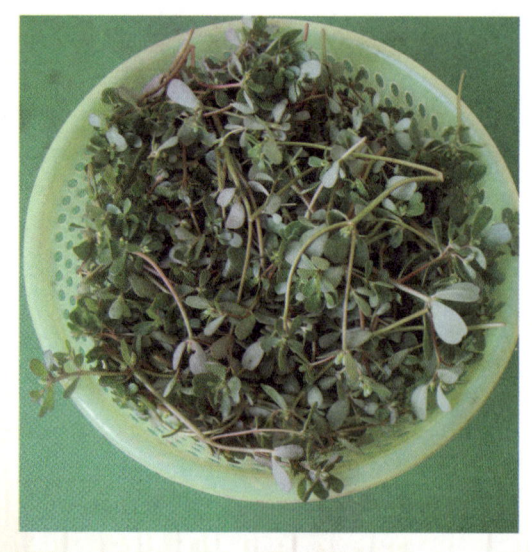

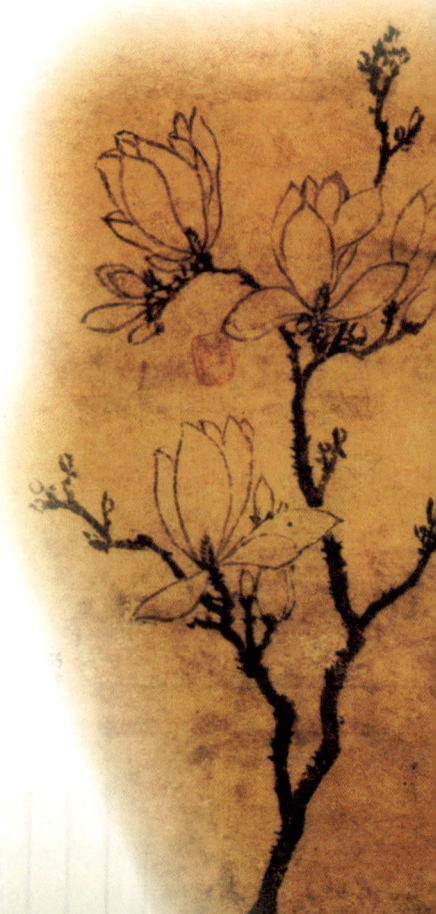

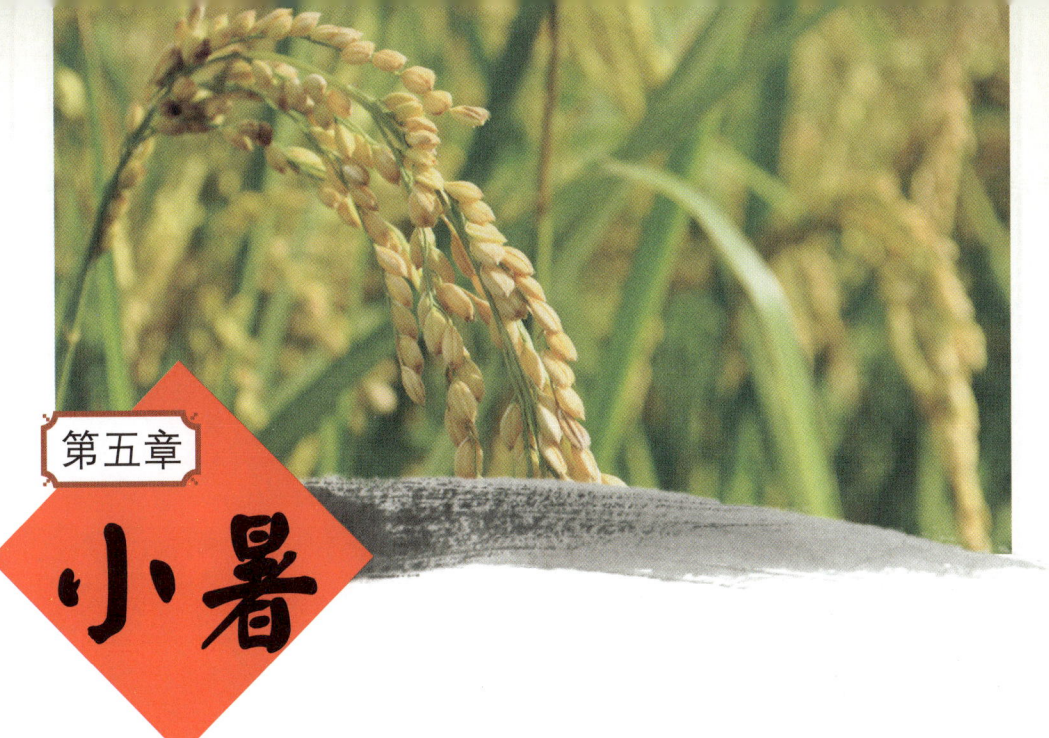

第五章

小暑

小暑一声雷，倒转做黄梅

小暑是夏季的第五个节气，在**阳历7月6日到8日之间**到来。"暑"是炎热的意思，小暑为小热，还不十分热。《月令七十二候集解》中记载："六月节……暑，热也，就热之中分为大小，月初为小，月中为大，今则热气犹小也。"就是说天气开始炎热，但还没到最热的时候。

进入小暑后，江淮流域梅雨即将结束，盛夏开始，气温升高，并进入伏旱期。华北、东北地区进入多雨季节，热带气旋活动频繁，登陆我国的热带气旋开始增多。

我国古代将小暑分为三候："一候温风至；二候蟋蟀居宇；三候鹰始鸷。"第一候时，开始吹热风了，风中都带着热浪，不见凉意。第二候时，蟋蟀都跑到墙角下来避暑。《诗经·七月》中有描述蟋蟀的诗句："七月在野，八月在宇，九月在户，十月蟋蟀入我床下。"诗中所说的八月即是夏历的六月，即小暑节气的时候，由于炎热，蟋蟀离开了田野，到庭院的墙角下来避暑热。到第三候时，鹰因地面气温太高，于是在清凉的高空中活动。

小暑时开始进入三伏天，头伏吃饺子是民间的传统习俗，古有谚语云："头伏饺子二伏面，三伏烙饼摊鸡蛋。"三伏天，天气炎热，人们容易食欲不振，而饺子正是开胃解馋的食物，此时吃饺子，能提高食欲，帮助人体降温解暑，应对暑热的天气。

气候特点

◎出梅，入伏

小暑节气有两个主要的气候特点，即出梅和入伏。出梅，即梅雨结束，江淮流域的梅雨季节会在小暑时结束，阴雨绵绵的天气结束之后，气温会明显升高，开始进入炎热的盛夏。入伏，就是进入三伏天。三伏是一年中最热的时节，分为初伏、中伏和末伏。三伏天的气候特点是气温高、气压低、湿度大、风速小。初伏在阳历7月中旬开始，正是小暑节气。

◎雷雨大风较多

小暑前后，我国南方大部分地区进入雷暴最多的时节。雷暴是出现雷击和闪电的恶劣天气，常与大风、暴雨一起出现，有时还有冰雹。雷暴时云层会对大地放电，对建筑物、人以及建筑物内的电子设备有很大的威胁，人们在雷暴天气应注意预防各种伤害。

养生要点

> 是月肝气微弱，脾旺，宜节约饮食，远声色。此时阴气内伏，暑毒外蒸，纵意当风，任性食冷，故人多暴泄之患。
>
> 唐·孙思邈·《千金月令》

◎清暑去热，远离苦夏防中暑

小暑节气，暑热当令，而中医认为，暑热最易伤气，所以人们常出现"苦夏"的症状。苦夏是一种常见的暑热证，大多发生在体弱多病者和中年脑力劳动者身上。苦夏主要表现为：一进入炎热的夏天，就会经常感到头昏脑涨、全身乏力、倦怠嗜睡、食欲减退、精力不集中、心烦不安等。到秋日暑热退去，各种症状便不药而愈。为了防治苦夏，应从起居、饮食、运动、精神等多方面进行调养。

小暑以及随之而来的大暑节气，炎热达到高峰，是最易发生中暑的时候。所以在这段时期，应积极预防中暑。首先要做好降温工作，通过自然和机械通风，尽可能把室温降低至26～28℃，室内外温差在7℃以内。同时要注意保持情绪稳定，注意饮食搭配，饮食要清淡，多吃水果蔬菜，多喝水，保证体内水分充足。研究表明，煮沸后自然冷却的凉开水最能解渴，而且最有利于细胞新陈代谢。

◎暑湿夹杂，养护脾胃很关键

潮湿闷热是小暑节气的特点，在高温、高湿、低压的气候下，人体容易感觉到烦躁、疲倦，出现食欲不振、消化不良的症状，中医认为这是湿热阻遏脾胃引起的。

脾胃消化饮食，吸收营养，并将营养输送到全身各脏腑器官，以维持身体健康，保持精力充沛。而湿气是脾的天敌，过重的湿气会造成脾胃功能低下，不能吸收到足够营养。如果脾胃得不到很好的调养，就会影响身体其他器官的正常运行，甚至诱发或者加重其他器官的疾病，所以小暑节气对脾胃的养护非常重要。

由于小暑节气脾胃较为脆弱，所以应该适当地在饮食上进行调理。要注意饮食卫生，多吃新鲜的蔬果，少吃寒性和油腻的食物。明代医学家李时珍认为，谷物粥是最好的健脾养胃的食物，十分适合老年人、儿童和脾胃较为虚弱的人食用。

◎春夏养阳，入伏开始治冬病

从小暑开始，就进入了一年之中治疗"冬病"的最佳时节。所谓"冬病"，指的是某些容易在冬季发作或者加重的疾病，这些疾病通常是由"寒邪"引起的。

进入三伏天，天气炎热，人体的阳气较为旺盛，阳气能克制寒邪。此时如果适当地调补阳气，并针对疾病进行治疗，就能将潜伏在体内的病邪清除，从而防止疾病在冬季复发。

哮喘、慢性支气管炎、肺气肿、肺心病、鼻炎、风湿性关节炎、类风湿、颈椎病，以及结肠炎、胃痛、慢性腹泻、肾阳虚引起的妇科病、腰痛等疾病都能够用冬病夏治的方法进行治疗。

贴膏药是"冬病夏治"最主要的治疗方法之一。由于夏天毛孔舒张，膏药上的药物很容易从皮肤表层渗透到各个穴位和经络，从而充分发挥药效。除了贴膏药外，食疗、药物、针灸等方法，都可以作为冬病夏治的治疗方法。

起居养生

夏季不可枕冷石并铁物取凉，大损人目。

《黄帝内经》

日色晒热石上凳上，不可便坐，搰热生豚疮，冷生疝气。人自大日色中热处晒回，不可用冷水洗面，损目。伏热在身，勿得饮冷水及冷物激身，能杀人。

元·《三元延寿参赞书》

◎天气虽热，不可过分贪凉

进入小暑节气后，要合理安排作息时间，中午适当休息，以弥补晚间睡眠不足，尽量避免高温时外出，不要长时间在太阳下暴晒，也不能在闷热的环境下工作或学习。

在暑热难耐时，空调房让人感觉舒适、凉爽，但切不可让室温过低，室内外温差不应超过7℃。每2个小时左右应开窗通风1次，以保持室内空气清新。如果湿度较大，可以用空调除湿代替制冷，会让人感觉舒适很多。虽然天气较热，但是每天清晨或傍晚应保证一定的户外活动时间，不能整天待在空调房里。

夏季在室外露宿或者开着空调睡觉，都是不利于健康的。因为人睡着以后，汗腺仍不断向外分泌汗液，整个机体处于放松状态，抵抗力下降。而夜间室外气温下降，或空调持续低温，都容易使寒气进入体内，很可能引起头痛、腹痛、关节不适、腹泻等病症。

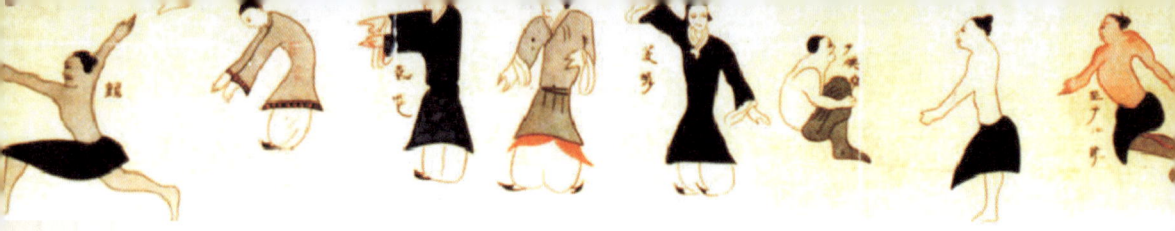

◎夏日湿气重，露天不坐木

夏季虽然气温高，但是湿气也重，所以防湿也很重要。民间有"冬不坐石，夏不坐木"的说法，就是说：冬天不要坐在石头上，因为寒气较重；夏天不要坐在露天的木头上，因为湿气重。

小暑节气雨水多，湿气重，长时间放置在露天环境里的木料，如公园、小区里的椅凳等，露打雨淋，含水较多，表面上看起来是干的，可是经太阳一晒，湿气向外散发，体虚者或老年人在上面坐久了，会引起痔疮、风湿和关节炎等病。

食疗养生

> 季夏之月，发生重浊，主养四时，万物生荣，增咸减甘，以滋肾脏。是月肾脏气微，脾脏独旺，宜减肥浓之物，益固筋骨。
>
> 明·高濂·《遵生八笺》

◎多吃消暑健脾的食物

热在三伏天，"伏"是伏藏的意思，所以此时人们应该少外出，以避暑气。民间度过伏天的办法是吃清凉消暑的食品，通过饮食来解暑降温。天热的时候，粥品是很适宜的食物，尤其是在粥里加入一些食材或药材。用荷叶、土茯苓、扁豆、薏苡仁、猪苓、泽泻、木棉花等材料做成的消暑汤或粥，或甜或咸，适宜在此节气食用。多吃水果也有利于防暑，但是不能过量，以免增加肠胃负担，甚至引起腹泻。

◎含钾食物补充体力

夏天时人们出汗较多，人体会流失大量水分、盐分及钾元素，从而使得人体倦怠无力、头昏头痛、食欲不佳、精神不振。为了防止缺钾，在日常饮食中可多吃大豆、草莓、桃子、土豆、紫菜、芹菜、毛豆等含钾丰富的食物。

◎多食酸味，生津敛汗

炎热夏季，出汗较多，脾胃的功能较差，容易出现食欲不振、四肢乏力等不适。酸味食物能敛汗止泻，祛湿，可预防人们因流汗过多而耗气伤阴，还能生津止渴、健胃消食。因此在小暑节气应适当吃一些酸性食物，如番茄、柠檬、草莓、乌梅、杨梅、葡萄、山楂、菠萝、猕猴桃等。另外，在持续高温天气下，细菌容易生长、繁殖，多吃酸味食物可提高胃液酸度，帮助机体杀菌和消化。

◎小暑养生食疗

（1）冬瓜海带汤

材料： 冬瓜300克，海带50克，植物油、盐、味精各适量。

做法： 将冬瓜去皮切块洗净，海带用水泡40分钟，洗净切丝。在锅里倒植物油，油烧热后放入冬瓜块和海带丝翻炒2分钟，放入适量清水，大火煮8分钟，加盐、味精即可。

功效： 清暑、降温、祛湿。

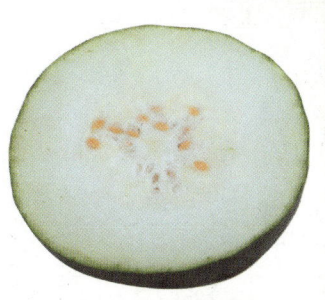

（2）丝瓜番茄粥

材料： 丝瓜500克，番茄3个，大米100克，葱姜末、盐、味精各适量。

做法： 丝瓜洗净去皮，切小片；番茄洗净，切小块备用。大米洗净放入锅里，加入适量清水，大火煮沸，改小火煮至八成熟；放入丝瓜片、葱姜末、盐，再煮到粥熟，放入番茄块、味精稍煮即可。

功效： 清热解暑、化痰止咳、生津除烦。

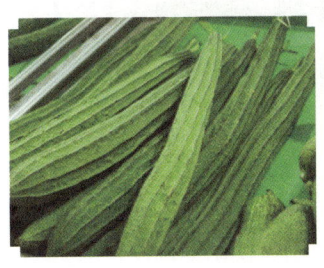

（3）薏米红豆粥

材料： 薏苡仁100克，红豆50克，白砂糖适量。

做法： 将薏苡仁、红豆洗净，分别用温水浸泡半日。把薏苡仁和红豆一起放入锅里，加入清水适量煮成粥，再加入白砂糖调味即可。

功效： 薏苡仁具有健脾祛湿、消水肿、利肠胃的功效；红豆又叫赤小豆，利水消肿、健运脾胃的功效较强，此外，红豆还有补心的作用。薏苡仁红豆粥健脾养胃、利水祛湿、补养心脏，是炎热夏季的养生佳品。

（4）青红萝卜猪肉汤

材料： 青萝卜500克，红萝卜160克，蜜枣4个，猪腿瘦肉400克，陈皮1小块。

做法： 把青、红萝卜洗净、去皮，切成滚刀块；将猪腿瘦肉洗净切块；陈皮用水泡软洗净。把陈皮放在锅里，加适量清水煮开，然后把所有材料一起放入锅里，改用小火炖煮3小时左右，即可。

功效： 青萝卜润肺止咳、下气消食、解毒生津、利尿通便；红萝卜清热解毒、补脾胃、安脏腑、促消化。本汤具有补益心肺、健脾开胃、清热生津的功效。

调神养生

神清志平，百节皆宁，养性之本也。

西汉·《淮南子》

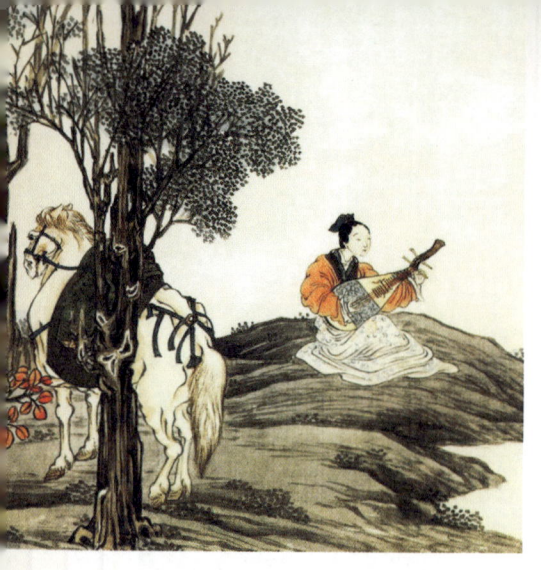

◎炎炎夏日，当心焦虑症

夏日炎炎，酷热难耐，有些人会突然感到莫名的恐慌，或者反复地忧郁不安，千万不要忽视这种状况，这也许就是患上焦虑症的信号。

焦虑症是一种情绪障碍，可分为两种类型。一种为急性焦虑症，这种病症通常是由于某种急性的精神创伤所致，其症状是莫名地惊恐、心慌、出汗、面色苍白、两手发抖。另一种为慢性焦虑症，患者容易紧张，受到稍微的刺激就不能忍受，大发脾气、心悸、烦躁、忧郁等。

由于小暑节气天气过于炎热，人很容易焦虑。急性焦虑症发作时，短则几分钟，长则持续几个小时。不同的情况下症状也不同，有时在发病后会感觉一切恢复正常，有时却会持续性地觉得紧张不安。老年人还容易诱发心肌缺血、心律失常、血压升高等其他病症，甚至可能导致猝死。

如果人的情绪波动太大，机体免疫力将有所下降。此时若不注意起居饮食，很可能患上其他疾病。如果想要改善焦虑症，就应该让自己的工作计划和生活节奏与夏季昼长夜短的规律相适应，并经常做一些让思想放松的活动，如散步、郊游、听音乐、想象美好的事情等。

运动养生

> 端身正坐，舒手指，直上反拘。三举，前屈，前后同行。至六月半后用之。去腰脊脚膝痹风，散膀胱邪热。
>
> 东晋·《灵剑子》

◎《灵剑子》导引法之四

盘腿而坐，上身端直，两手臂向上伸直，贴于头部两侧，掌心向内，至最高点后，两手十指交叉，翻腕，掌心向上，然后弯腰前屈3次，后仰屈伸3次，前后反复数次（图102）。

本套功法具有舒畅脾气，散膀胱邪热，祛腰脊、脚膝风邪的功效。

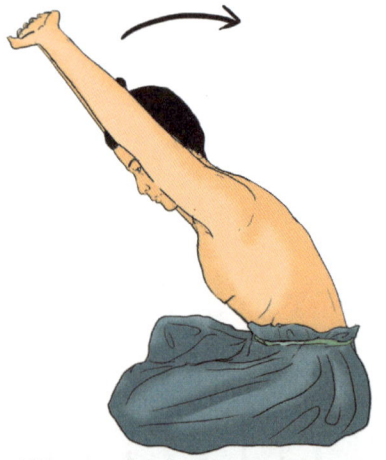

图102　《灵剑子》导引法之四

◎小暑养生导引功

两手在背后撑地，十指尖朝后，胳膊伸直，左腿向前伸直，脚跟着地，右腿跪姿折叠，大腿压住小腿。眼睛看着左脚尖，并使身体重心向后移，然后向前移。再两脚交换，重复同样的动作，各做15次。最后上下牙齿相叩，咽口水，深呼吸，收功（图103）。

本功法能防治小腿、膝、腰、大腿的风湿及咽干、小腹胀、半身不遂、健忘、脱肛、手腕无力、喜怒无常等病症。

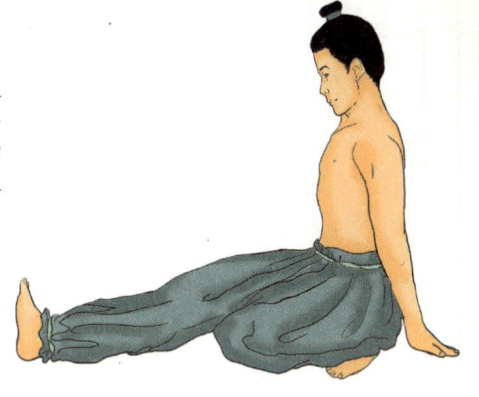

图103　小暑养生导引功

经络养生

◎理气宁心

（1）掐按少冲穴

手法：以拇指指尖掐按少冲穴2～3分钟，以感觉掐痛为宜（图104）。

功效：少冲穴为手少阴心经上的重要穴位之一，素来被用作心脏病的急救穴。经常按摩此穴，有清心安神之效，对于补益心气、保养心脏作用显著。

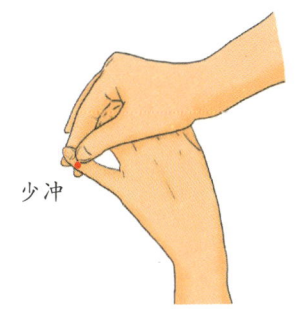

图104　掐按少冲穴

（2）按压丰隆穴

手法：用拇指按压丰隆穴50次，以感觉压痛为宜（图105）。

功效：丰隆穴是胃经上的重要穴位，经常按摩此穴可加强气血流通。

（3）按揉厥阴俞穴、巨阙穴

取穴：巨阙位于上腹部，前正中线上，当脐中上6寸。

手法：用食指、中指点按厥阴俞穴、巨阙穴各2～3分钟，以感觉透热为宜（图106）。

功效：经常按摩巨阙穴，可调节心脏功能，起到宁心安神的作用。加按厥阴俞穴，可起到宽胸理气、化瘀止痛的作用。

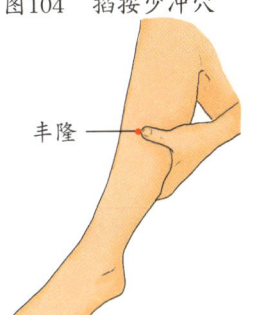

图105　按压丰隆穴

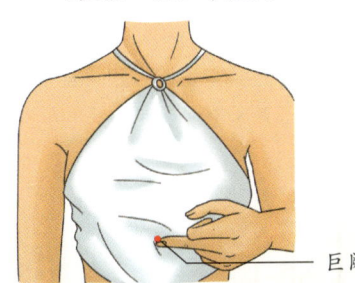

图106　按揉厥阴俞穴、巨阙穴

（4）按揉神门穴、内关穴

手法： 用拇指按揉神门穴、内关穴各50次，以感觉酸胀为宜（图107）。

功效： 这两个穴位能改善心脏功能，刺激它们可起到宁心通络、镇静安神的作用。

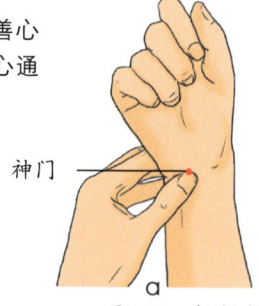
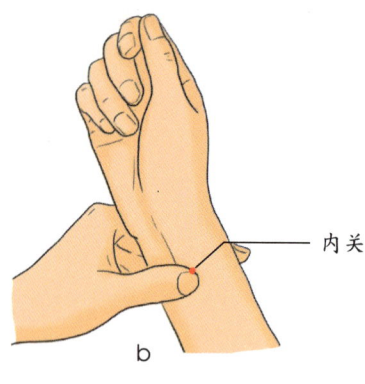

神门

内关

a

b

图107　按揉神门穴、内关穴

◎运脾祛湿

（1）点按石门穴

手法： 用食指、中指点按石门穴50次，以感觉透热为宜（图108）。

功效： 石门穴有调节人体阴血和水液的功效。经常按摩此穴，可起到清热祛湿、补气固精、运化水气的作用。

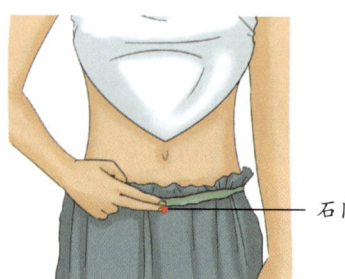

石门

图108　点按石门穴

（2）推揉阴陵泉穴

取穴： 在小腿内侧，当胫骨内侧髁后下方凹陷处。

手法： 用拇指推揉阴陵泉穴2分钟，力度以感觉酸麻为宜（图109）。

功效： 阴陵泉穴有健脾除湿的作用，每天坚持按摩，可以使脾胃功能恢复正常。

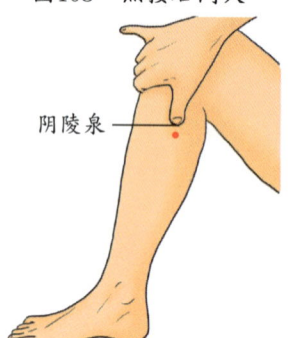

阴陵泉

图109　推揉阴陵泉穴

（3）按揉足三里穴

手法： 用拇指推揉足三里穴2分钟，力度以感觉酸麻为宜（图110）。

功效： 按摩足三里穴具有补益气血、燥化脾湿、生发胃气的功效，对调理脾胃效果显著。

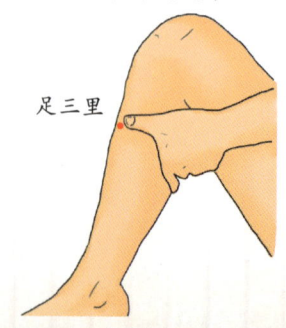

足三里

图110　按揉足三里穴

（4）点按太白穴

取穴： 在足内侧缘，当足第1跖趾关节后下方赤白肉际凹陷处。

手法： 用拇指点按太白穴2~3分钟，力度以感觉胀痛为佳（图111）。

功效： 太白穴是脾经经气的供养之源，能较好地充补脾经经气的不足，经常点按太白穴，可有效健脾除湿、和胃调中，增强脾胃功能。

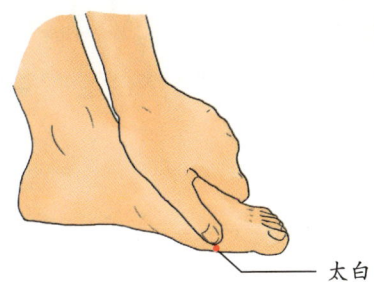

太白

图111　点按太白穴

（5）点按胃俞穴、脾俞穴

手法： 用双手拇指指腹点按背部两侧的胃俞穴、脾俞穴各1分钟，以有压痛感为宜（图112）。

功效： 点按胃俞穴、脾俞穴可行中和胃、健脾利湿，增强脾胃功能。

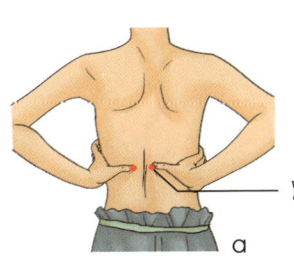
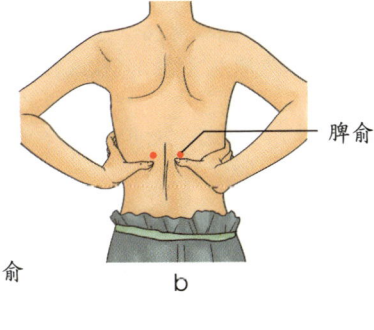

脾俞

胃俞

a

b

图112　点按胃俞穴、脾俞穴

常见病防治

由于小暑前后气温骤升，人体的阳气大量外泄，各种胃肠道疾病和消化系统传染病最容易在此时流行。

◎食物中毒

由于小暑时节食物容易被细菌等微生物所污染，人们如果误食受染污或者本身就含有毒素的食物，就容易引发食物中毒。食物中毒大多表现为急性肠胃炎，患者常有恶心、呕吐、腹痛、腹泻等症状。

● 预防方法

1 选择新鲜食物，已经变质的食物不宜食用。

2 常温下贮存超过2个小时的剩菜、剩饭不宜食用。

3 坚持每天锻炼，以增强人体的免疫力。

4 消灭家中的苍蝇、蟑螂等传播细菌的害虫。

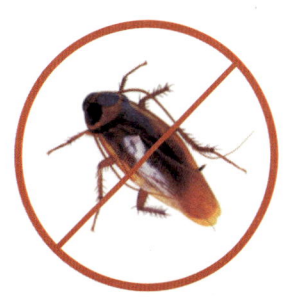

● 防治验方

如果不慎食物中毒，应及时送医治疗后，还要多补充些水分。饮食以清淡为宜，选择一些易消化的食物。

苦瓜马齿苋粥

材料	苦瓜100克，马齿苋15克，大米60克，冰糖适量。
功效	清热解毒、利水去湿、杀菌消炎。
适用	缓解食物中毒症状。

苦瓜洗净，去瓤，切丁；马齿苋洗净，切成碎末；大米淘净。锅内加入适量水，放入大米，小火煮至米半熟时，加入苦瓜丁、马齿苋末，煮至粥将熟时，加入冰糖，煮至米烂糖化即可。宜作早餐食用。

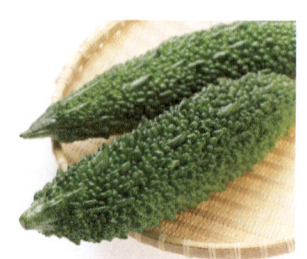

绿豆枣仁莲藕汤

材料	绿豆200克，酸枣仁50克，莲藕4节，白砂糖适量。
功效	养肝安神，清热解毒，修复肝细胞。
适用	急性肝炎、食物中毒等。

绿豆淘净、酸枣仁洗净，分别用清水浸泡30分钟；莲藕洗净，切断。将绿豆、酸枣仁灌入莲藕孔内，用竹签穿刺复原。锅内放入莲藕，加适量水，大火煮至莲藕酥烂，加白砂糖调味即可。每日1次。

◎肝硬化

肝硬化就是肝的质地变硬，其病因是肝脏长期或反复遭受某种损伤，导致肝细胞坏死，纤维组织增生，肝的正常结构被破坏。由于小暑时节天气炎热，人容易食欲不振，体内热量不足，从而使肝功能受到损伤，引发病变。早期肝硬化没有明显的症状，而在晚期可能会有不同程度的门静脉高压和肝功能障碍。

● 预防方法

1 对于慢性肝炎、血吸虫病、胃肠道感染等可能引发肝硬化的疾病，要积极进行预防和治疗。

2 远离对肝脏有害的物质，从而有效预防肝硬化。

3 保持稳定的情绪和开朗的心情对于肝硬化的预防十分有利。

4 切勿盲目用药，以免加重肝脏的负担。

5 戒烟戒酒，饮酒过度可能导致酒精性肝硬化，长期吸烟则可能加快肝硬化的速度。

● 防治验方

食疗"保肝"是夏季护肝最好的选择。除了选择营养丰富、易于消化的食物外，还应听从医生的指导，采取适合自己的食疗方式，从而保证治疗效果。

薏苡仁黑鱼汤

材料	薏苡仁100克，黑鱼1条，葱段、姜块、料酒、盐、味精、胡椒粉各适量。
功效	健脾、清热、利水、消肿。
适用	肝硬化腹水、慢性肾炎水肿。

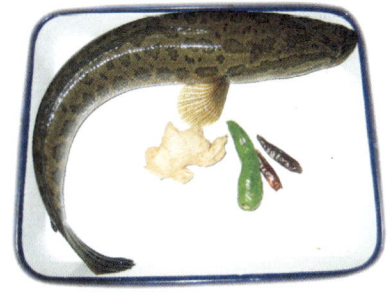

薏苡仁淘净；黑鱼处理干净，剁块，装盆，加入盐、料酒拌匀，腌渍片刻。炖锅中放入黑鱼块、薏苡仁、葱段、姜块、料酒，注入适量清水，大火烧沸，撇净浮沫，改用小火炖1小时，调入盐、味精、胡椒粉即可。每日1次，适量食用。

茵陈炖老鸭

材料	白条老鸭1只，茵陈20克，料酒、姜片、葱段、盐、鸡精各适量。
功效	清热利湿、利水消肿。
适用	黄疸性肝炎、肝硬化。

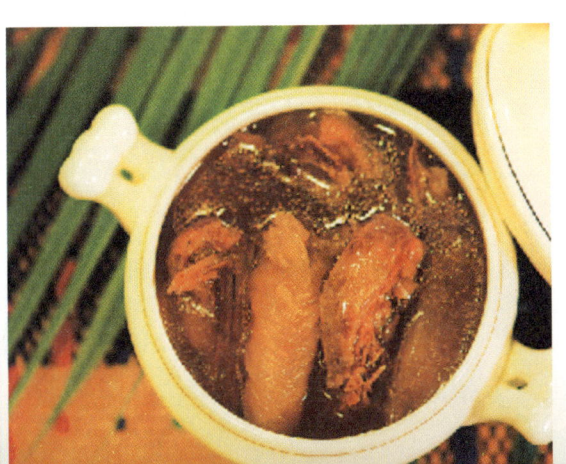

白条老鸭洗净；茵陈洗净，切段。炖锅内放入白条老鸭、茵陈段、料酒、姜片、葱段，加2800毫升水，大火烧沸，改用小火炖45分钟，加盐、鸡精，搅匀即成。

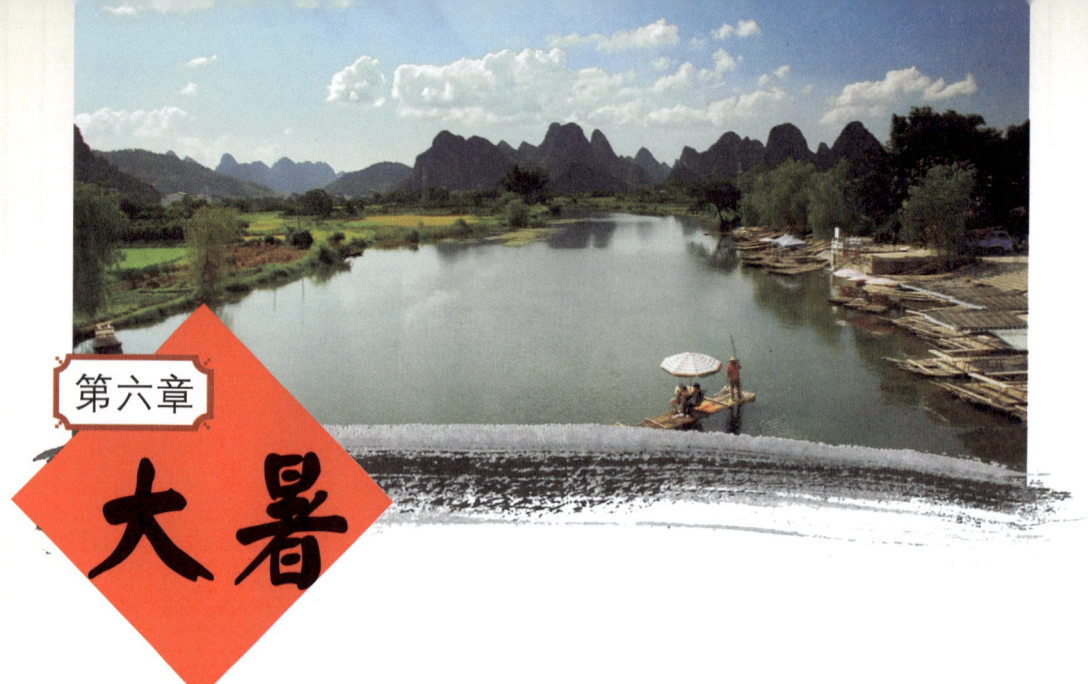

第六章

大暑

大暑热不透，大热在秋后

大暑是夏季的最后一个节气，在**阳历7月22日到24日之间**到来。大暑正值三伏中的中伏前后，是一年中最热的时期，气温最高，农作物生长最快，大部分地区的旱、涝、风灾也最为频繁。大暑节气，全国很多地方都会出现35℃以上的高温天气，在南方某些地方甚至能达到40℃，所以在这个节气，防暑降温非常重要。

我国古代将大暑分为三候："一候腐草为萤；二候土润溽暑；三候大雨时行。"陆生的萤火虫产卵于枯草上，大暑第一候时，萤火虫卵化而出，所以古人认为萤火虫是腐草变成的；第二候时，天气变得非常闷热，土地也很潮湿；第三候时，常有较大的雷雨出现，大雨使暑热减弱，天气开始向立秋过渡。

炽热的大暑是茉莉、荷花盛开的季节。馨香沁人的茉莉，天气愈热香气愈浓郁，给人洁净芬芳的享受。高洁的荷花，不畏烈日骤雨，晨开暮敛，诗人用"映日荷花别样红"的句子来赞美它。人们也应该像这些鲜花一样，以平和、自在的心态度过酷热的大暑节气。

气候特点

◎雷雨较多

大暑是雷阵雨最多的季节，有谚语说："东闪无半滴，西闪走不及。"就是说在夏天午后，闪电如果出现在东边，雨不会下到这里；如果闪电在西边，则大雨很快就会到来，想躲避都来不及。

夏天下雨，常常是小范围降雨，甚至会出现这边在下雨，隔着一条田埂的另一边不下雨的情况，这就是谚语所说的"夏雨隔田埂"。唐代诗人刘禹锡用"东边日出西边雨，道是无晴却有晴"这样的诗句来描述这种情景。

◎高温来袭

大暑正值中伏，全国大部分地区都是高温天气。据气象统计，大暑是华南地区一年中日照最多、气温最高的时期，是华南西部雨水最丰沛、30℃以上高温日最集中的时期，也是华南东部35℃以上高温天气出现最频繁的时期。长江沿岸的3大火炉城市南京、武汉、重庆，甚至会出现40℃以上的酷热天气。

养生要点

六月，肝弱脾旺。节约饮食，远避声色。阴气内伏，暑毒外蒸，勿濯冷，勿当风，夜勿纳凉，卧勿摇扇，腹护单衾，食必温暖。

明·《修龄要指》

◎防止阳暑侵袭

大暑是一年中最热的节气，此时高温笼罩，酷热难耐，在这种天气下，如果防护不当，很容易被暑热侵袭，发生中暑。暑热侵袭人体，会耗气伤津，即消耗人体的气，损伤人体的津液，所以会出现全身乏力、语声低微、发热、出汗、烦躁、口渴、小便短赤等症状。所以大暑节气应避免暑热侵袭，预防中暑。

天气炎热时，应多喝一些清热解暑的饮料，如绿豆汤、酸梅汤等。大量出汗时要及时补充水分和盐分，可以喝点加盐的凉开水。多吃水果蔬菜，既能清热，又能补水。在起居、穿衣、饮食等各方面都要注意防暑降温。

◎阴暑更要当心

阳暑是指中暑，那阴暑指的是什么呢？阴暑是指人们为了避暑降温，在起居、饮食等各方面过于贪凉，从而感受寒邪出现的病症，称为阴暑。在炎热的夏季，阴暑发生比阳暑还多。《时病论》中指出："暑热逼人，畏而可避，可避者犯之者少。阴寒袭人者，快而莫知，莫知则犯之者多。故病暑者，阴暑居其八九。"这段话的意思是说，由于人们都知道暑热伤人，所以会积极躲避，被暑热侵袭的人就少。而在夏天，人们都喜欢寒凉，却不知道寒凉也会伤人，不加避免反而使劲去享受寒凉，所以被阴暑侵袭的人就会很多。

天热时，很多人出汗后立即用凉水洗澡，有些人大量吃冷饮和冰镇的瓜果，有些人晚上在室外露天睡觉等等，随后出现发热怕冷，头痛，全身酸痛、沉重，鼻塞流涕，咽喉干痛，或者呕吐、腹泻等症状，这些都是中阴暑的表现。所以在大暑节气不能过于贪凉，要注意防止阴暑伤身。

> 暑月不可露卧，勿沐浴当风，慎贼邪之气侵人。
>
> 宋·《琐碎录》

◎ 夏日穿衣更要注意

大暑时节常常可以看到一些年轻小伙子打着赤膊，而一些年轻女孩则穿着小背心和超短裙。很多人都会觉得，在夏季穿得越少会越凉快。其实穿得少不一定就能达到较好的降温效果。研究资料表明，如果人体处于18～28℃的气温中，大约有70%的热量会通过皮肤传导出去；当气温与人体的温度接近的时候，人体就会完全通过汗液的分泌来散发热量；而当气温超过体温（36.8℃左右）时，皮肤不仅不能散热，还会从周围环境中吸收热量。如果此时穿衣过少，使大量皮肤裸露在空气中，不但达不到降温的效果，反而会使体温升高。

夏季为了凉快，应该选择一些吸湿性较好的衣物。经过检测，蚕丝品的吸湿率高于棉织品，而在所有材料中，合成纤维的吸湿性最差。出汗较多的人，应选择吸湿性最好的衣物，以达到吸湿降温的效果。

◎ 合理使用空调，才能安度夏季

炎热的夏季，空调使用得越来越多。空调可以帮助人们缓解暑热，带来清凉。但是如果使用不合理，也会给身体带来不适，甚至引起疾病。夏季长时间处在空调环境下的人，应注意以下几点：

① 应该选择带有换气装置的空调，每天早晨和傍晚都要打开窗户通风换气。

② 不宜让通风口的冷风直接吹在身体上。汗流浃背时尤其要避免吹冷风，以防降温过快而引起疾病。

③ 空调的温度不宜调得太低，最好控制在26℃左右。室内外的温差应控制在6～8℃。

④ 适当地变换空调的温度，幅度保持在3～5℃，可以刺激人体的体温调节机制，增强抵抗力。

⑤ 离开有冷气的房间外出之前，先去阴凉的地方呆一会，等身体适应了外面的气温再到阳光下活动。

⑥ 写字楼的中央空调温度较低时，最好要穿上长袖衣服，切忌裸露关节，以免引发关节病。

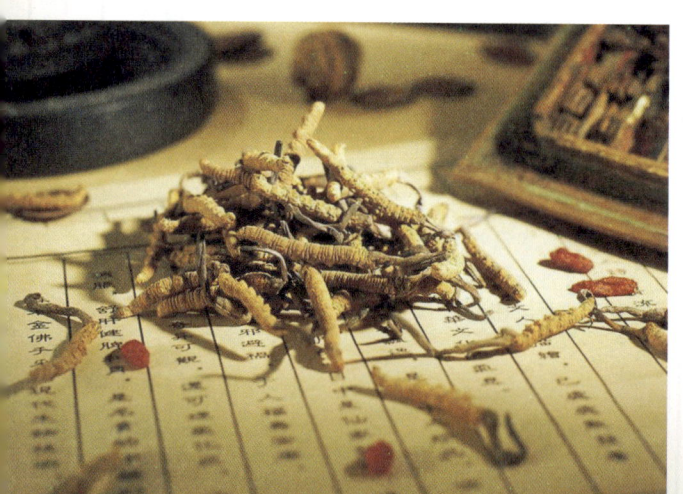

切须饮食温软，不令太饱，时饮粟米温汤、豆蔻熟水最好。

唐·孙思邈·《千金月令》

宜食苦荬黄（苦荬菜），以益心气。

宋·《琐碎录》

◎清热解暑祛湿，粥品最适宜

盛夏时节，暑热蒸腾地面的湿气，使湿气上腾，所以在这个时节，湿邪也较多。湿热蕴结，侵犯人体，常常引起疾病。因此在大暑节气，需要通过饮食来帮助人体清热解暑祛暑。粥品最适合夏季用来清热祛湿，食疗养生。

明代医家李时珍对粥品养生的功效非常推崇，他说："每日起食粥一大碗，空腹虚，谷气便作，所补不细，又极柔腻，与肠胃相得，最为饮食之妙也。"李时珍认为，大米、小米利小便，止烦渴，厚肠胃；糯米、黍米益气，治脾胃虚寒之泻痢吐逆。他提出的"食粥一大碗"是夏季最佳饮食，如将绿豆、莲子、荷叶、芦根、扁豆等加入大米中一并煮粥，搁凉后食用，可起到健胃、驱暑的功效。

◎出汗较多伤气阴，益气养阴不可少

大暑时天气酷热，人体出汗较多，容易耗气伤阴，此时人们往往处于"无病三分虚"的状态。所以除了要及时补充水分外，还应该常吃一些益气养阴的食品以增强体质，防止湿热之邪侵犯人体。

夏季时补气养阴，一定要选择清淡不滋腻的食物，以防损伤脾胃，引起消化不良。山药、红枣、海参、鸡蛋、牛奶、蜂蜜、莲藕、木耳、甲鱼、豆浆、百合粥等，都是夏日补气养阴的佳品。

◎大暑时节代谢快，适当补充蛋白质

因为天气炎热，食欲不佳，很多人常常每天只吃黄瓜、西红柿、西瓜等蔬菜水果，而主食吃得较少，这种饮食方法是不正确的。进入夏季后，人体新陈代谢速度加快，会消耗大量蛋白质，如果只吃水果蔬菜，摄入的蛋白质不足，就会造成蛋白质缺乏，体质下降，人体会感到疲劳、嗜睡、精神不济，免疫力降低，到了秋天天气变冷的时候就容易得病。所以大暑时应适当吃一些豆制品、乳制品、瘦肉、鸡蛋等，以补充足够的蛋白质。

◎大暑养生食疗

（1）西瓜皮粥

材料：西瓜皮100克，大米50克，白糖适量。

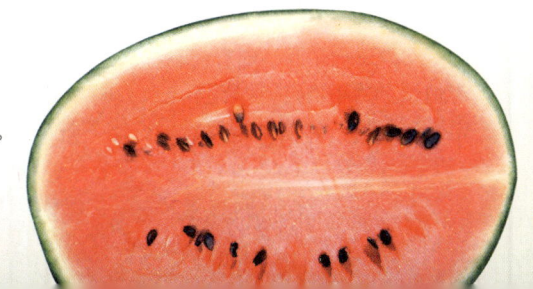

做法：将西瓜皮削去外面的硬皮，切成丁。大米淘洗干净后放入砂锅里，加入适量水和西瓜皮丁，用旺火煮沸，再用小火煮成粥，调入白糖食用。

功效：清热解暑、利尿消肿，夏季经常食用可预防中暑。

（2）苦瓜菊花粥

材料：苦瓜100克，菊花50克，大米60克，冰糖100克。

做法：将苦瓜洗净去瓤，切成小块备用。大米洗净，菊花漂洗干净，两者一起放入锅中，加入适量清水，大火煮沸后，将苦瓜块、冰糖放入锅中，改用文火继续煮，煮至大米熟烂时即可。

功效：清利暑热，止痢解毒。适用于防治中暑烦渴、痢疾等症。苦瓜菊花粥是消暑的佳品，喝粥时忌食麻辣、油腻的食物。

（3）西瓜番茄汁

材料：西瓜半个，番茄（中等大小）3个。

做法：西瓜去皮、去子；番茄用沸水冲烫，剥皮去籽。将西瓜和番茄分别绞汁，两汁液合并，作为饮料饮用。

功效：西瓜含有丰富的钾盐；番茄营养丰富，可清热解毒、平肝去火。本品可清热、生津、止渴，对于夏季感冒、口渴、烦躁、食欲不振、消化不良、小便赤热者尤为适宜。

（4）红豆煮老鸭

材料：红豆50克，白条老鸭（约1500克）1只，料酒、葱段、姜片、盐、味精、胡椒粉各适量。

做法：将淘洗干净的红豆、白条老鸭、料酒、姜片、葱段放入砂锅里，加3000毫升水，大火烧沸，然后改用小火炖煮50分钟，放盐、味精、胡椒粉，搅匀即可。

功效：清热解毒、滋阴养胃、利水消肿。很适合大暑节气消暑食用。

调神养生

> 更宜调息静心，常如冰雪在心，炎热亦于吾心少减，不可以热为热，更生热矣。
>
> 三国·嵇康·《养生论》

◎大暑调养心神，多做心理暗示

科学研究表明，约有16%的人，主要是中老年人，在炎热的大暑节气会表现出行为异常或者情绪上的不稳定，即医学上所说的"夏季情感障碍"。被这种病症侵袭的人群情绪上会显得比较烦躁，喜欢乱发脾气，心态不好，行为异常。医学界认为这种病症与气温、汗液分

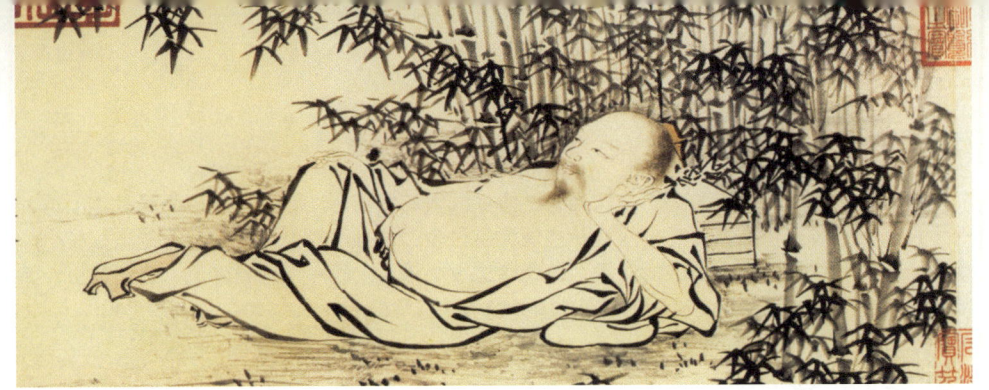

泌、睡眠长短以及饮食状况密切相关。如果气温超过30℃，日照时长高达12小时，就更容易引发情感障碍。加上汗液分泌增多，人体的电解质代谢出现障碍，这将影响大脑的神经活动，进一步导致情绪和行为上的异常。

现代心理学研究发现，心理暗示可以在一定程度上改变人的生理功能。因此，在酷热的夏季，多给自己一些积极的心理暗示，可以有效地预防和治疗夏季情感障碍。

"调息静心，常如冰雪在心"是古代夏季养生所推崇的原则。就是说在炎热的夏季，经常在心里想象着冬天下大雪的情景，就能使心里平静，身体清凉。所谓"心静自然凉"，说的也是同样的道理。保持平和的心态，切忌过于激动、急躁和愤怒。当天气太热让人心烦气躁的时候，可以尝试一下心理暗示，回忆一些发生在冬天的事情，把注意力从炎热的天气转移到想象的情景之中。或者在房间里面挂一些感觉清凉的风景画，经常看一看这些画，品味画中的清凉，或者看一些描述冬季场景的电影，使自己有一种身临其境的感觉，从而很好地清除身体和内心的燥热。

运动养生

> 六月极热，可用扇急扇手心，则五体俱凉。
>
> 《济世仁术》

◎夏日炎炎把扇摇，降温消暑又健身

由于空调和电扇的普遍使用，扇子逐渐被人们所遗忘。其实，摇扇子不仅能降温消暑，而且能够保健养生。

研究表明，摇扇子需要手指、手腕和关节肌肉协调运动。通过摇动扇子，不仅可以锻炼手臂上的肌肉，使手部关节更加灵活，还能调节身体的血液循环。如果肩关节受寒，或者在很长一段时间缺少锻炼，人很容易患上肩周炎，通过摇动扇子可以运动肩关节，从而有效地预防这种疾病。

摇动扇子不仅能运动手部肌肉和关节，还能让大脑的血管灵活地收缩与扩张。通常情况下，人都是用右手来进行各项活动的，因为人的左脑控制人体的右半部分肢体，而人的右脑控制人体的左半部分肢体，所以大脑的左半球能够得到比较多的锻炼，而大脑的右半球得到的锻炼比较少。临床上，多数老年人的脑出血会发生在右脑，这很有可能是因为左手缺乏运动，使得右脑的血管缺乏锻炼所致。所以天气炎热时，老年人最好用左手来摇扇子，这样一来，左侧肢体的灵活性就能得到改善，从而使右脑得到锻炼，有效地预防脑血管疾病的发生。

大暑时节，很多人因为贪图凉快而长时间吹风扇或者空调，导致受寒，引起身体不适。而手摇扇子的风速和风力都比电风扇和空调要小很多，对身体较为适宜。扇子的体积较小，携带十分方便。特别是在纳凉的时候，边说话边缓缓摇扇，既可以消暑降温、驱赶蚊虫，又能达到健身养生的功效，实在是一种简单有效的养生方法。

◎大暑养生导引功

　　盘腿而坐，两手握拳，撑在两腿前，两拳眼相对，两臂伸直与肩同宽，身体重心前移，上身前俯，扭头向左上方仰视。重心后移，头转向前。重心再前移，扭头向右上方仰视，动作相同，方向相反，左右各做15次。最后，上下牙齿相叩，咽口水，深呼吸，收功（图113）。

> 本套功法可防治头项胸背风毒、咳嗽、气喘、心烦、胸满闷、手臂痛、掌中热、脐上或肩背痛、汗出中风、尿多、皮肤痛麻、悲愁欲哭、畏寒发热。

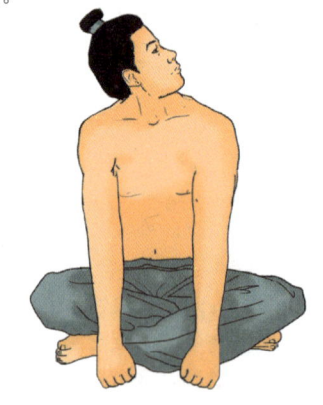

图113　大暑养生导引功

经络养生

◎清热消暑

（1）点按三阴交穴

　　手法：用拇指指端点三阴交穴100次，以感觉酸胀为宜（图114）。

　　功效：三阴交穴是脾、肝、肾三经的交会穴。刺激此穴可健脾益气、清利湿热，促进全身气血循环，有效增强身体免疫力，改善虚弱体质。

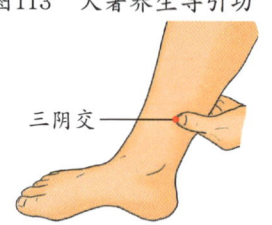

三阴交

图114　点按三阴交穴

（2）按压合谷穴、曲池穴、大椎穴

　　手法：用拇指按压合谷穴、曲池穴、大椎穴各50次，以感觉酸胀为宜（图115）。

　　功效：大椎穴是手足三阳经和督脉的交会穴，具有统领一身阳气的作用。配合刺激曲池穴、合谷穴，可促进全身气血循环，通调脏腑，泻除暑热。

合谷

a

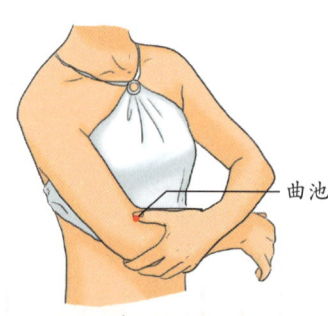

曲池

b

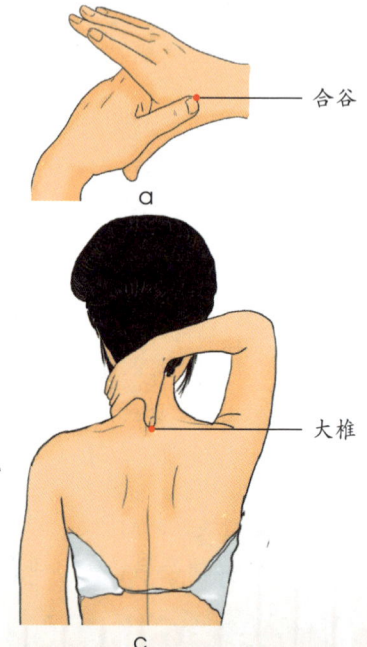

大椎

c

图115　按压合谷穴、曲池穴、大椎穴

（3）点按委中穴、足三里穴

取穴：委中穴在腿部背面腘窝横纹的中点，当股二头肌腱与半腱肌肌腱的中间。

手法：用拇指点按委中穴、足三里穴各3~5分钟，以感觉酸胀为宜（图116）。

功效：委中穴是足太阳膀胱经的合穴，适当刺激此穴可起到舒经活络、祛风除湿、凉血泻热等作用。加按足三里穴，具有升清降浊、消暑清热、凉血利湿的功效，能起到宁心安神的作用。

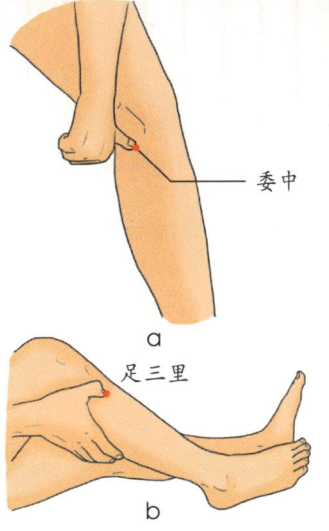

委中

a

足三里

b

图116　点按委中穴、足三里穴

◎增进食欲

（1）按摩天枢穴

手法：用双手四指按摩两侧天枢穴100次，以透热为宜（图117）。

功效：天枢穴是大肠经气血的主要来源，负责疏调肠腑、理气行滞。胃肠蠕动功能偏弱、食欲不振者，常常拍击天枢穴，可显著增强胃肠动力，增强食欲。

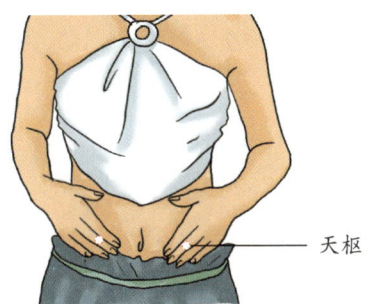

天枢

图117　按摩天枢穴

（2）按压脾俞穴

手法：用双手拇指用力按压脾俞穴，稍后再猛地松开，重复36次，以感觉微痛为宜（图118）。

功效：可益气健脾，提高肠胃的消化功能，有增强食欲、预防消化不良的作用。

（3）按压血海穴

取穴：屈膝，在大腿内侧，髌底内侧端上2寸，当股四头肌内侧头的隆起处。

手法：用拇指按揉血海穴50次，以微感酸胀为宜（图119）。

功效：刺激血海穴能改善脾胃功能，促进消化，增强食欲。

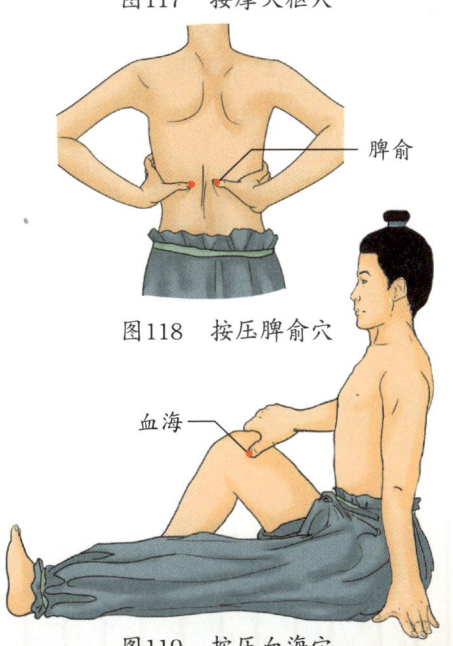

脾俞

图118　按压脾俞穴

血海

图119　按压血海穴

（4）按揉足三里穴

手法：用拇指指腹按揉足三里穴2分钟，以感觉酸胀痛为宜（图120）。

功效：足三里穴为胃经要穴，有理脾胃、调气血、主消化、补虚弱之功效，适当加以刺激此穴，能调整消化系统功能，进而增强食欲。

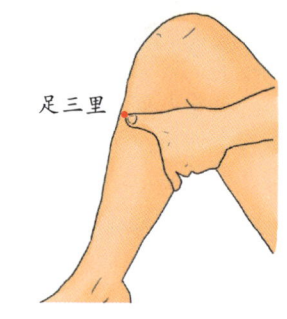

图120　按揉足三里穴

（5）按揉然谷穴

手法：用拇指指腹按揉然谷穴2分钟，以微感胀痛为宜（图121）。

功效：然谷穴是开胃的大功臣。按摩此穴，可刺激唾液分泌，增强胃功能，促进胃中食物更好地消化，使人产生饥饿感，能让人的胃口常开、肠道常清。

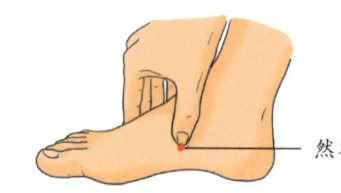

图121　按揉然谷穴

常见病防治

大暑是一年中气温最高的节气，而此时湿气较重，使人体热量不能畅快地发散出来，如果防暑降温措施不当，很容易引起中暑。同时，在湿热的环境下，细菌、病毒等微生物生长繁殖较快，致病性的微生物感染人体，会引起各种疾病。脚癣就是由于被真菌感染，在大暑时容易出现的一种疾病。

◎中暑

长时间待在温度很高、热辐射很强的环境下，容易使人体内的水、电解质的代谢出现异常，并影响神经系统的正常运行，导致体温调节失常，引起中暑。轻微中暑时的主要症状有：头痛、头晕、口渴、多汗、四肢无力酸软、注意力不集中、动作不协调，体温正常或略有升高。此时如果不及时采取降温、补充水分等措施，中暑会进一步加重，出现体温升高、头晕、口渴、面色潮红、大量出汗、皮肤灼热等症状。严重者会出现四肢湿冷、面色苍白、血压下降、脉搏增快等。再发展下去，就会出现恶心呕吐、剧烈头痛、烦躁不安、抽搐、神志不清或者昏迷，如果不及时抢救，将危及生命。

● 预防方法

1 夏季天热时要及时补充水分，口渴就表明身体已经处于缺水状态了。每天应摄入1.5～2升水。出汗较多时应补充适量盐水。

2 夏季应增加蔬菜水果的摄入，蔬菜以生菜、黄瓜、番茄为上；水果以西瓜、甜瓜、桃子为上。除此之外，还应该增加乳制品的摄入。

3 避免受到暴晒，尤其是上午10点至下午4点这段时间。外出前一定要做好防晒工作。如果感到身体不适，不要继续在高温环境中活动，应到一个较为凉爽的地方稍作休息，以免中暑。

4 保持充足的睡眠。夏天日长夜短，气温高，人体新陈代谢旺盛，消耗也大，容易感到疲劳。最佳就寝时间是22时至23时，最佳起床时间是5时30分至6时30分，中午可午睡1小时。

5 备好藿香正气水、仁丹、风油精等防暑药品。

● 防治验方

中暑的人不要喝太多的水，否则会稀释胃液，损伤消化系统，还有可能带走体内贮的盐分，严重者可能发生热痉挛。此时应该选择一些清淡助消化的食物，最好搭配鱼肉、鸡肉、鸡蛋、牛奶等富含营养的食物。主食最好为清粥，多喝绿豆汤、冬瓜汤、金银花汤等汤类，闲时多饮用绿茶，可补充钾。

解暑益气汤

材料	金银花6克，党参、荷叶各10克，白砂糖适量。
功效	清热解暑、生津止渴。
适用	中暑及风热感冒。

荷叶洗净，切丝；金银花洗净；党参润透，切片。将荷叶丝、金银花、党参片放入砂锅，加水中火煮20分钟，滤出汤液，加入白砂糖。作为茶水饮用。

红糖绿豆沙

材料	绿豆100克，红糖25克。
功效	清热祛暑，除烦解渴。
适用	预防中暑，防治小儿暑热生痱子。

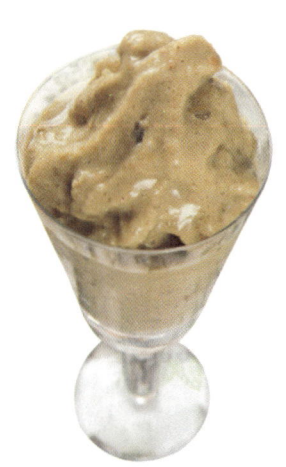

将绿豆煮烂，用勺在锅内将绿豆碾碎成泥，再用文火煮至无汤，加红糖调味即可。

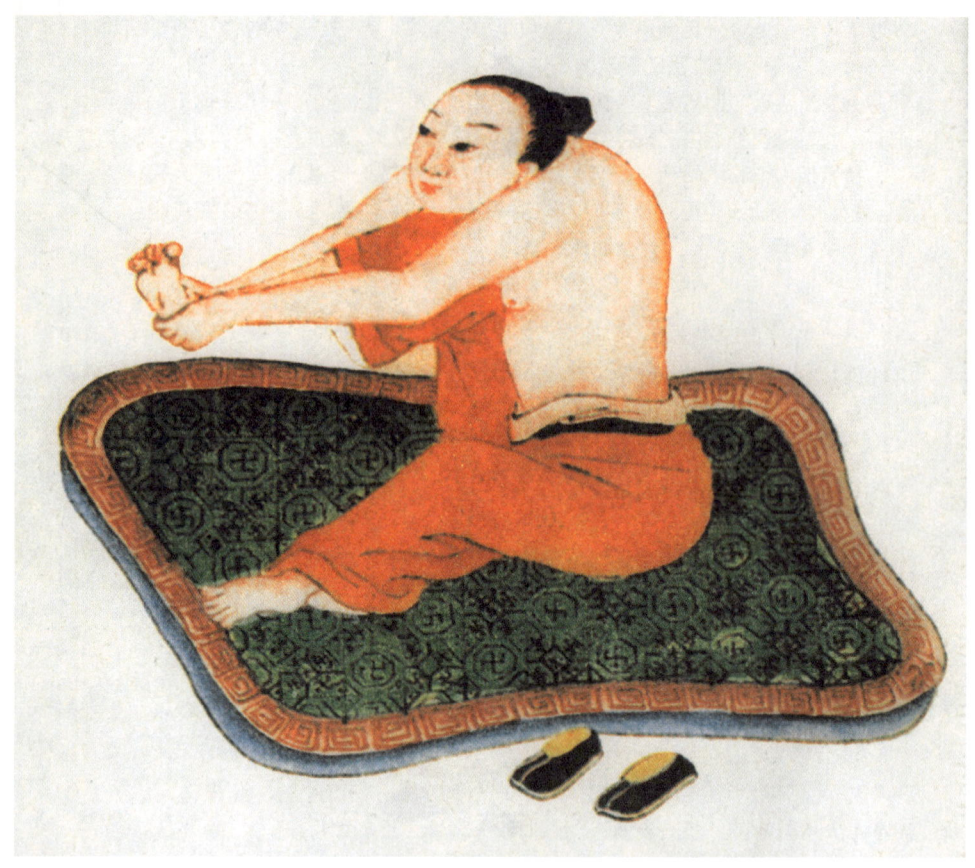

◎脚癣

　　脚癣又叫足癣、脚气，民间俗称为香港脚。脚癣是由真菌感染脚部引起的皮肤病，以瘙痒、水疱、糜烂或者脚部皮肤粗糙、增厚、脱落为主要症状。中医认为，脚癣与湿邪有关，体内湿邪较重，又感染了外界的真菌，从而导致脚癣。外界的湿气越大，气温越高，脚癣越容易发作。足癣可通过接触传染，共用脚盆、脚巾、拖鞋及澡盆等都会引起传染。患者常用手抓挠脚部瘙痒处，导致真菌传染至手上，会引发手癣和灰指甲。

● 预防方法

　　1 要保持脚部清洁干燥，如果是汗脚，要积极治疗。勤换鞋袜，鞋子要通气良好。

　　2 不要用别人的拖鞋、浴巾、脚盆、擦脚布等，不要在澡堂、游泳池旁的污水中行走。

　　3 防止鞋柜传染脚癣。鞋柜要经常通风、晾晒；如果鞋柜不能移动，应定期用消毒液擦洗或是放入干燥剂，祛除湿气。

● 防治验方

中药泡脚

材料 材料	蒲公英40克，苏木、钩藤各30克，茯苓、白矾、防风、防己各20克。
功效	清热祛湿，灭菌杀毒。
适用	脚癣。

将所有药物放入盆中，加水2500毫升，煮沸后滤出药液，晾至温热时用来泡脚，泡40分钟。每日1剂，早晚各泡1次。

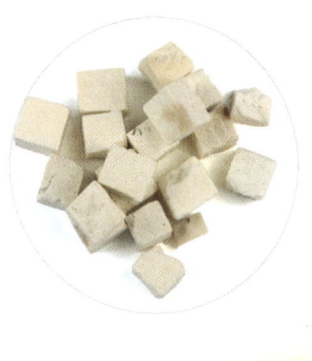

蒸热盐裹足

材料	盐3000克。
功效	凉血解毒。
适用	脚癣。

将盐蒸热倒在布上面，用这块布把足裹紧，然后用脚踩盐，使脚心发热，踩到盐不热为止。每晚1次。

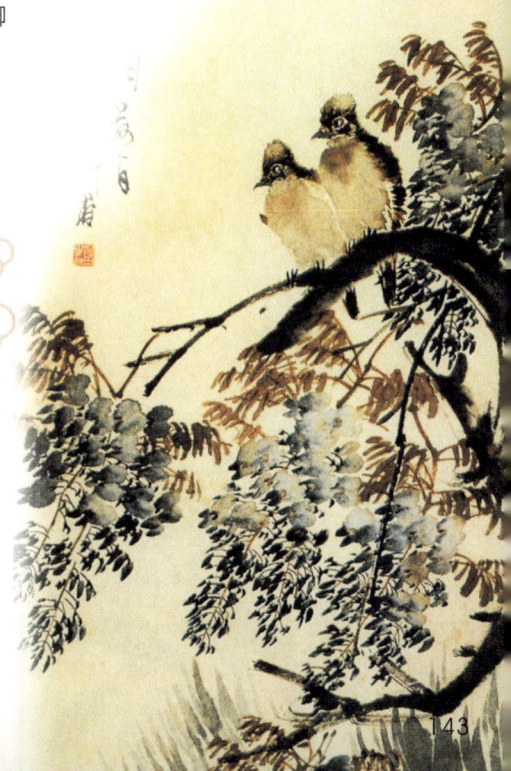

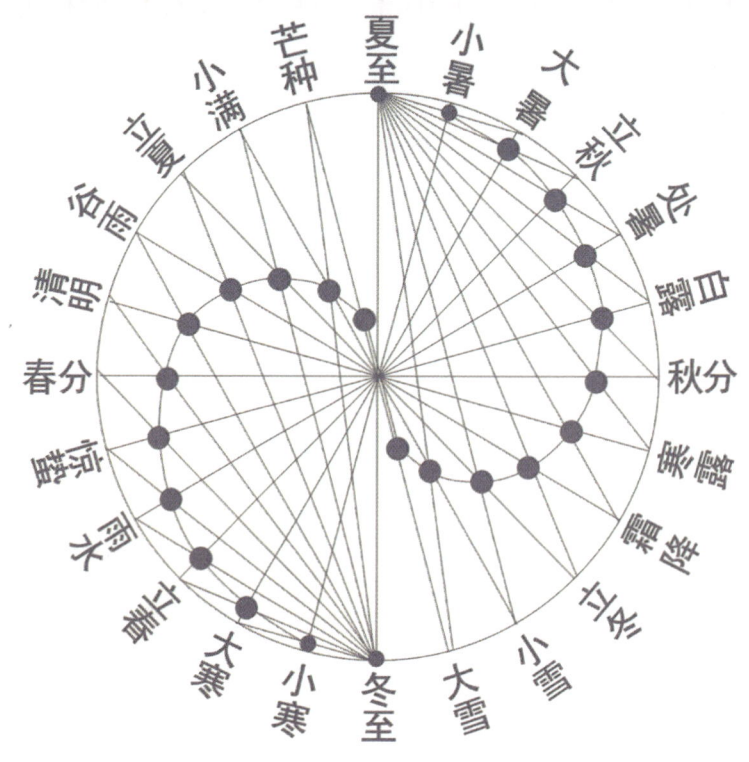

夏至 小暑 大暑 立秋 处暑 白露 秋分 寒露 霜降 立冬 小雪 大雪 冬至 小寒 大寒 立春 雨水 惊蛰 春分 清明 谷雨 立夏 小满 芒种

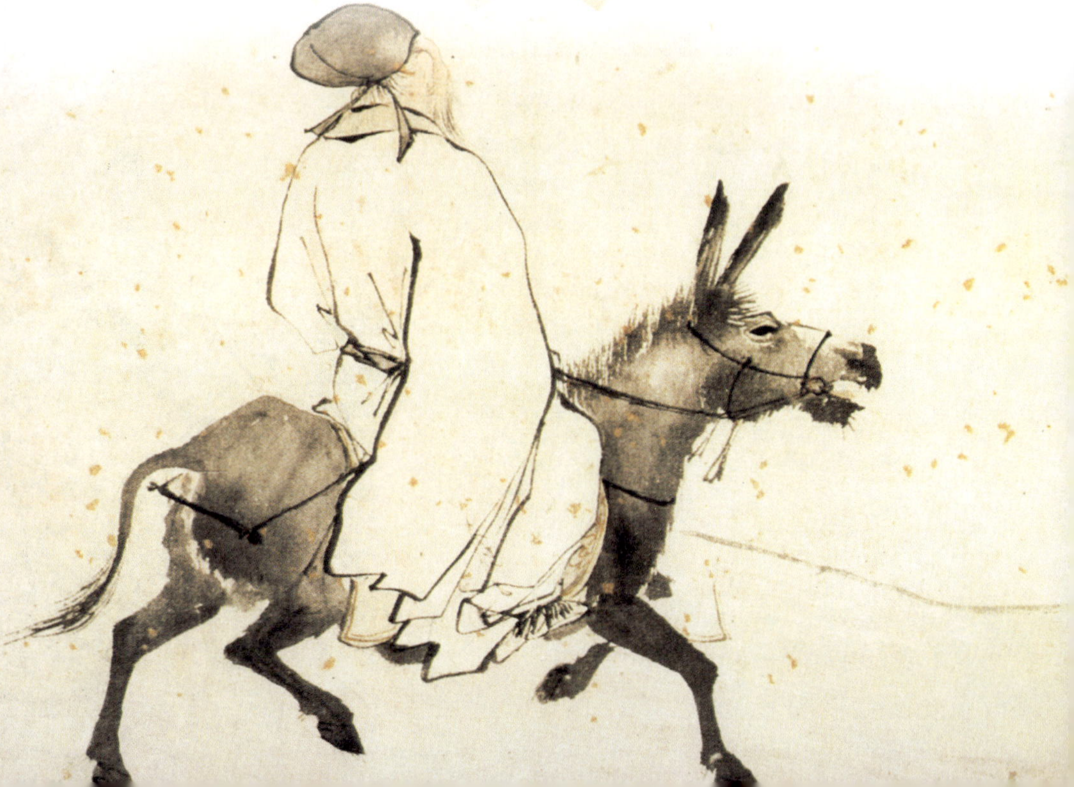

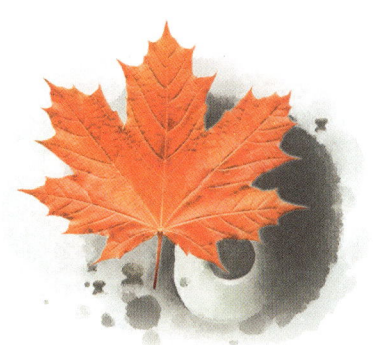

秋季篇

秋天的三个月，是万物成熟的季节。立秋后阴气开始占上风，阳气开始衰落，气候由热转凉，出现天气清凉劲急、万物肃杀的状态。在这个季节，人们应该早睡早起，在鸡鸣时起床；精神内守，不急不躁，避免秋天肃杀之气的伤害；收敛夏季时向外宣散的神气，使人体能适应秋气并达到相互平衡。不要让情志外露，阳气外泄，以使肺气保持清肃。这就是与秋季相适应的养生法则。如果违背这个法则，肺气就会受伤，到了冬天就会出现消化不良、腹泻的疾病，供给冬季闭藏的精气就少了。

145

秋季养生 总纲

General list

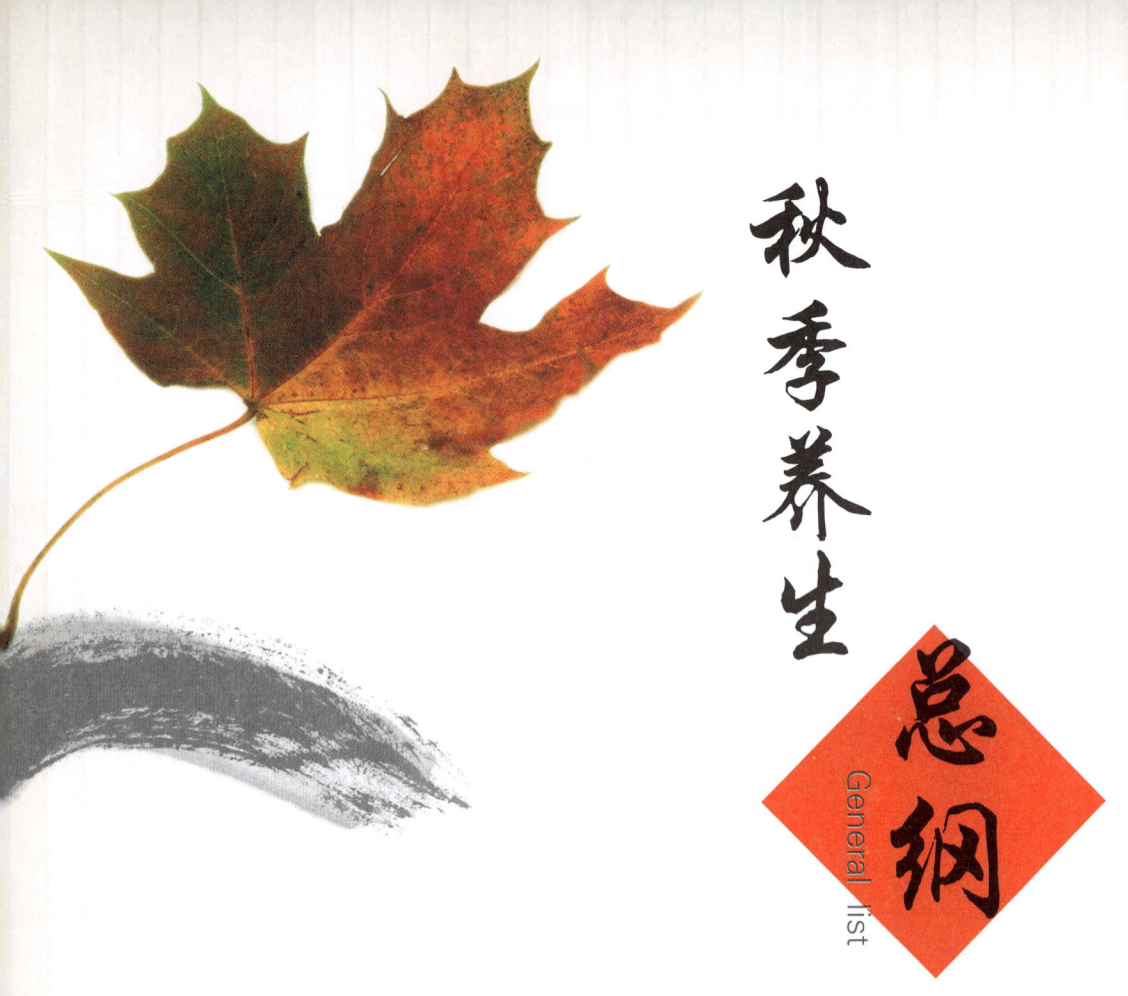

秋三月，此谓容平。天气以急，地气以明；早卧早起，与鸡俱兴，使志安宁，以缓秋刑；收敛神气，使秋气平；无外其志，使肺气清，此秋气之应，养收之道也。逆之则伤肺，冬为飧泄，奉藏者少。

《黄帝内经·四气调神大论》

146

养肺润燥，预防呼吸系统疾病

　　每年农历的7、8、9三个月是我国的秋季。秋季包括6个节气：立秋、处暑、白露、秋分、寒露、霜降。秋季是一个收获的季节，此时农作物都结出硕果，田野里一片金黄。进入秋季后，秋风送爽，盛夏的高温慢慢降低，雨量较以前逐渐减少，空气湿度也开始降低，气候逐渐变得干燥起来。初秋时，秋高气爽，阳光明媚；到中秋时，天气逐渐转凉；再往深秋，气温降低比较明显，天气开始变冷。

　　秋季在五行中属金，与人体五脏中的肺相对应，所以在这个季节，肺的功能比较旺盛。肺喜润恶燥，即喜欢滋润而厌恶干燥。但秋季原本就是一个干燥的季节，从初秋时的温燥，到深秋时的凉燥，很容易伤肺，影响肺的正常功能。因此，秋季养生的重点是养肺润燥，并以此来防治燥邪伤肺，减少呼吸系统疾病的发生。

　　秋季时，大自然的阳气逐渐减弱，阴气开始旺盛，人体内的阴阳也是处于阴盛阳弱的状态。因此，秋季人们必须保养好体内的阴气，使其处于旺盛的状态。养阴也成为秋季养生的一大重点，尤其是要滋养肺阴，因为滋阴能润燥，润燥能养肺，所以滋阴、润燥、养肺是相辅相成的。

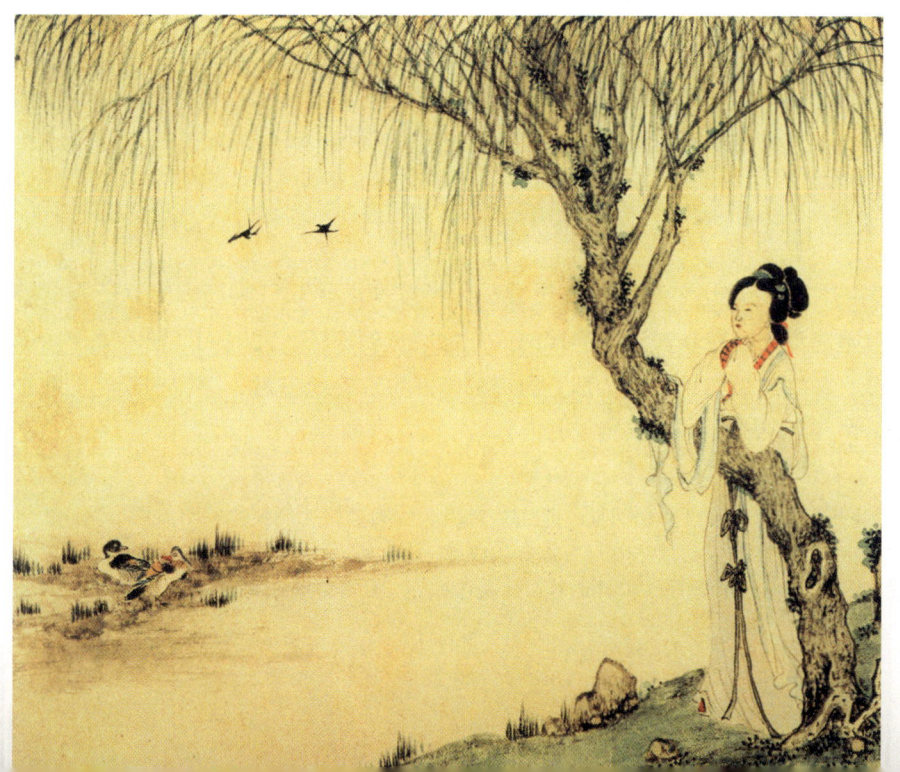

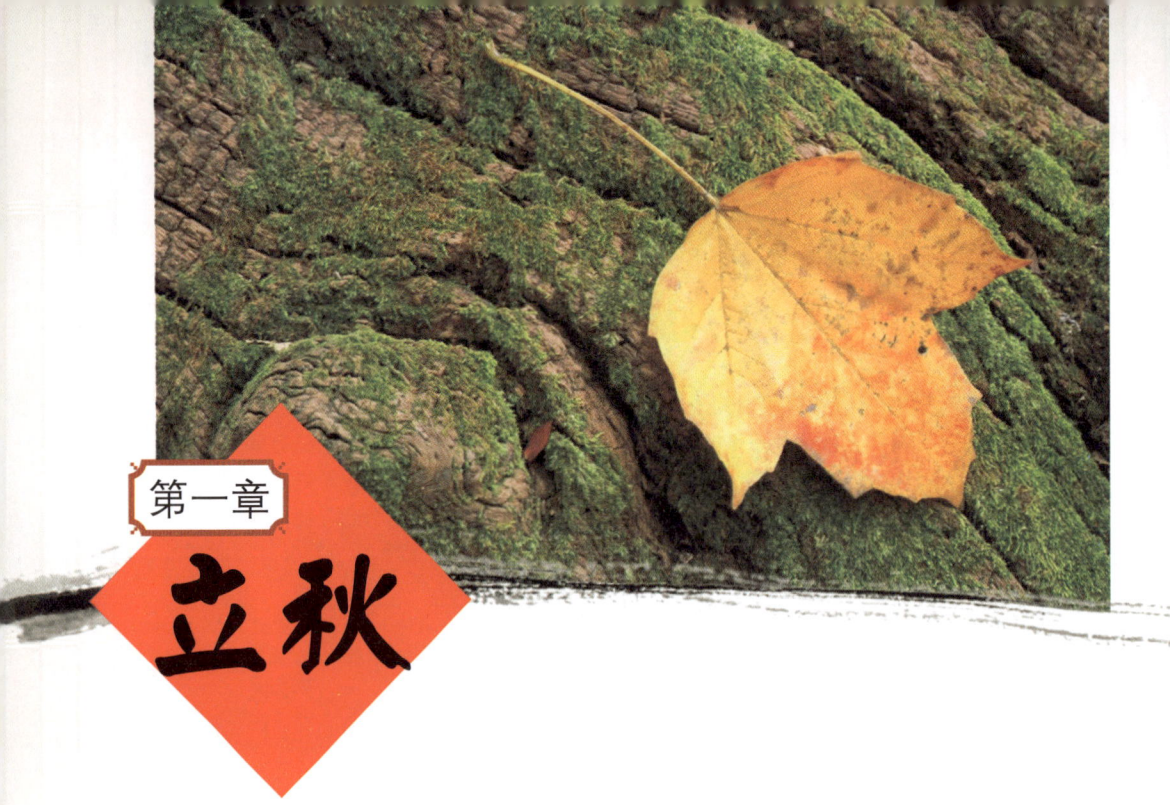

第一章

立秋

立秋早晚凉，中午汗湿裳

立秋是秋季的第一个节气，每年**公历8月7日或8日**立秋。到了立秋，梧桐树必定开始落叶，因此才有"梧桐一叶落，天下尽知秋"的诗句。立秋，"立"是开始的意思，"秋"是庄稼成熟的时期。历书曰："斗指西南，维为立秋，阴意出地始杀万物，按秋训示，谷熟也。"

立秋后，气温不会马上降下来，由于盛夏暑热未消，秋阳肆虐，立秋后的一段时间，全国大部分地区还处于炎热之中，民间称之为"秋老虎"。立秋后虽然一时暑气难消，但天气总的趋势还是逐渐变凉，昼夜的温差开始逐渐明显，往往是白天比较热，夜晚比较凉爽。

我国古代将立秋这个节气分为三候："一候凉风至；二候白露生；三候寒蝉鸣。"就是说第一候立秋过后，刮风时人们会感觉到凉爽，此时的风已不同于夏季时的热风；到第二候时，早晨大地上会有雾气产生；到第三候，感觉到阴气的寒蝉开始鸣叫了。

立秋处于夏季向秋季过渡的时期，是由热转凉、由阳盛转为阴盛的一个重要节气，古人十分注重这个节气的养生。秋主收，万物开始收敛，从立秋开始，阳气渐收，阴气渐盛，因此立秋的养生，诸如饮食起居、精神调养、运动锻炼等，都要以收敛为原则。

气候特点

◎ "秋老虎"来临，气温总体下降

立秋之时，盛夏余热还未消退，全国大部分地区仍处于高温之中，尤其是在南方，此时还处于夏暑。由于降雨减少，天气更加酷热，所以民间称这段时间为"秋老虎"，每年最热的三伏天之中的末伏就在这个节气之中。所以立秋后气温还是比较高的。

立秋后虽然一时暑气难消，并有"秋老虎"肆虐，但总的趋势是天气逐渐变凉。夏天的闷热感没有了，人身上也不再有黏黏的感觉。早晚温差逐渐加大，白天秋高气爽，艳阳高照，中午前后比较热，到了夜晚就比较凉爽了。

养生要点

> 肝心少气，肺脏独旺，宜安静性情，增咸减辛，助气补筋，以养脾胃。
>
> 唐·孙思邈·《摄生论》

◎ 立秋养生，注重养阴

《史记·太史公自序》中云："春生夏长，秋收冬藏。""秋收"即指秋主收，进入立秋后，阳气慢慢收敛，阴气逐渐增长。初秋时，气温较高，天气干燥，正是温燥之气较重的时候。温燥之气进入人体后，容易损伤阴气，消耗津液，所以初秋时的养生要注重养阴。养阴可以润燥，从而预防温燥对人体的损害。同时，阴盛可以制约阳气，立秋养阴，能够使得阳气在体内收敛而不散失，从而适应秋季收敛的特点，使人体各脏腑器官正常运行。因此，秋季保持身体健康的重点是调养阴气。

◎ 润肺除秋燥

立秋节气，气候以温燥为主，肺通过口鼻直接与外界相通，所以外界的温燥之气很容易通过口鼻直接进入肺脏。温燥容易伤津耗气，进入肺脏后，会损伤肺气，消耗肺部的津液，从而破坏肺脏的正常功能，引起咳嗽、支气管炎、哮喘等呼吸系统疾病。所以立秋时，润肺养肺也是养生的一个重点。通过滋阴润肺，增强肺脏功能，从而预防温燥对腑脏的损伤。

起居养生

> 毋冒极热，勿恣凉冷，毋发大汗，保全元气。
>
> 唐·孙思邈·《摄生论》

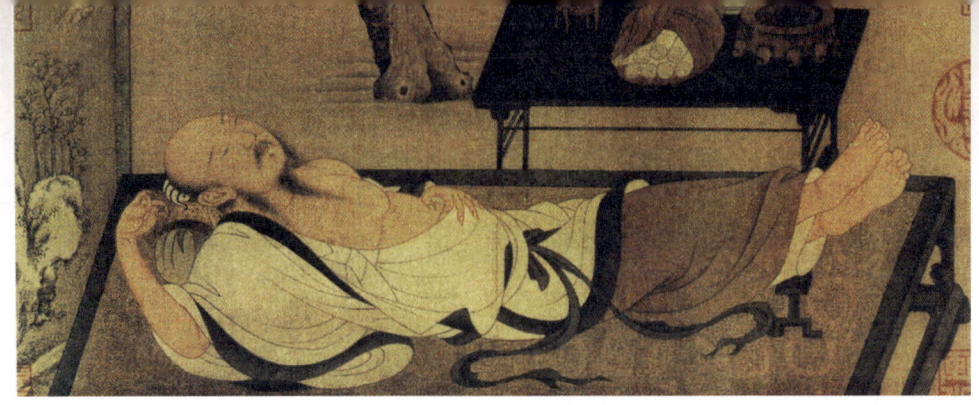

◎早睡早起，以应天时

《黄帝内经》中说，秋季应该"早卧早起，与鸡俱兴"，就是说晚上要早点睡，白天要早起，在鸡鸣时应该起床。进入立秋后，晚上的时间进一步增多，白天的时间减少，此时应该增加晚上的睡眠时间。早睡可以养阴气，收敛阳气，早起可以调畅肺气，这样才能符合秋季滋阴养肺的养生之道。立秋后，早晚温差变大，要根据气温变化加减衣物，夜间睡觉要盖好被子，防止着凉。

◎调整身心，应对秋乏

进入秋天后，人们会开始觉得精力不济，疲惫困倦，这就是老百姓所说的"春困秋乏"。秋乏是一种正常的生理现象，人体经过夏季的过度消耗以后，在秋季进入一个补养和休整的阶段，使身体内外状态达到平衡，以适应秋季的气候，这是一种保护性的反应。通过正确的调养，人体逐渐适应秋季气候，就可以缓解甚至消除秋乏了。

为了补充夏季消耗的能量，立秋节气要适当多摄入营养。同时通过运动增强身体的适应能力，来顺应气候的变化。还应保持规律的生活作息，晚上10点左右入睡，中午补个小觉，使身体得到足够的休息，从而消除秋乏。

食疗养生

> 当秋之时，饮食之味宜减辛增酸，以养肝气……秋气燥，宜食麻以润其燥。禁寒饮并穿寒湿内衣。
>
> 元·丘处机·《摄生消息论》

◎少辛增酸，收敛肺气

立秋时的饮食应以"减辛增酸"为原则。《黄帝内经》中说："肺主秋……肺欲收，急食酸以收之，用酸补之，辛泻之。"由此可见，酸性食物能收敛肺气，辛味能发散肺气，秋季宜收补益散，所以饮食上要适当多吃酸性食物，少吃辛味食物。葱、姜、蒜、韭菜、辣椒等为辛味食物，应少吃；山楂、橄榄、葡萄、苹果、柚子、石榴等水果蔬菜为酸性食物，能收敛肺气，保养肝脏，可适当多吃。

◎多吃生津润肺的食物，少吃过燥食物

秋季燥气正旺，容易损伤肺脏的阴气和津液，所以立秋时应通过饮食来滋阴润肺，生津

润燥。元代的食疗专著《饮膳正要》上说："秋气燥，宜食麻以润燥，禁寒饮。"也有养生家建议，入秋后宜食生地粥，以滋阴润燥。立秋时，可适当食用芝麻、枸杞、百合、糯米、大米、蜂蜜、枇杷、菠萝、乳制品等柔润的食物，以益胃生津。

秋季本已是燥气较重，所以在饮食上要禁忌过燥的食物，以防加重燥邪伤肺，引起呼吸系统疾病。煎炸的食物，刺激性强、辛辣、燥热的食物等，都应该尽量少吃。还要避免各种湿热之气在体内蓄积，因此要多吃一些清热祛湿的食物，如扁豆、冬瓜等。

◎立秋养生食疗

（1）银耳杏仁汤

材料： 银耳（干）25克，甜杏仁50克，鲜玉米粒50克，豆腐100克，食盐适量。

做法： 银耳用温水泡发洗净，掰成小朵；甜杏仁去掉外皮；鲜玉米粒洗净；豆腐洗净切片。在锅里加入适量清水，用大火烧沸后放入水发银耳、甜杏仁、鲜玉米粒，再用小火炖煮1小时后，加入豆腐片、食盐，再炖煮半小时即可。

功效： 银耳可滋阴润肺，杏仁能止咳平喘，玉米润肺宁心、和中开胃，一起合用，具有健脾益肺、止咳平喘的功效。

（2）天冬萝卜汤

材料： 萝卜300克，火腿100克，天冬15克，盐、胡椒、葱花、味精等适量。

做法： 将天冬洗净，加水熬1小时取汁待用。火腿切薄片，萝卜切成丝。锅内放1000毫升水，先将火腿片下锅，煮开后将萝卜丝放入，并将煮好的天冬汁加入，盖上锅盖，煮开后，加盐调味，再略煮片刻，放葱花、胡椒、味精调味即可。

功效： 止咳祛痰，消食轻身。

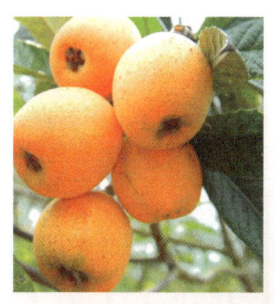

（3）润肺雪梨膏

材料： 雪梨500克，百合250克，蜂蜜250克。

做法： 将雪梨去皮和心，和百合一起拌匀，隔水炖至膏状，放凉后加入蜂蜜，拌匀即可。每次取2～3调羹，温水冲服。

功效： 雪梨能生津清热，润肺化痰；百合可养阴润肺，清心安神；蜂蜜能润肺止咳，补益脾胃。三者一起合用，可以滋阴润肺，止咳化痰，对各种呼吸系统疾病均有较好的调理作用。经常觉得口干舌燥者也可食用。

（4）枇杷莲藕百合羹

材料： 枇杷、莲藕、百合各30克，白砂糖、水淀粉各适量。

做法： 百合洗净；枇杷洗净，去皮、核；莲藕洗净，去皮，切片。在锅里放入百合、枇杷肉、莲藕片，加水适量，大火煮沸，再改用小火炖煮，待百合、枇杷肉、莲藕软烂成泥时，加入白砂糖和水淀粉搅匀，煮沸即可。每日早、晚食用。

功效： 滋阴润肺、清热止咳，适用于防治燥热伤肺引起的咳嗽。

调神养生

秋七月，审天地之气，以急正气，早起早卧，与鸡俱起，缓逸其形，收敛神气，使志安宁。

明·高濂·《遵生八笺》

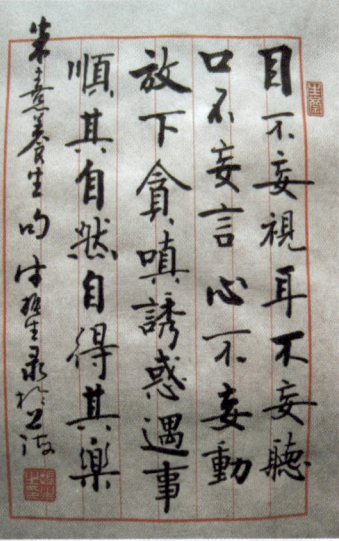

◎宁心养神，保健养生

立秋时，气温较高，天气干燥，在这样燥热的气候下，人的情绪会比较焦躁，不利于身体各脏腑器官的正常运行，对养生十分不利。因此，在这个季节，静宁心养神，保持平和的心态，避免心烦意乱，就显得非常重要了。

首先，要消除烦躁，让心情平静下来，保持内心清净。清净养生法是古人精神养生的常用方法，也是宁心养神的最好方法。孙思邈说过："多思则神殆，多念则智散，多欲则智昏，多事则劳形。"保持心情平静，减少各种杂念，以乐观的态度面对生活，就有利于提高身体的抵抗力，减少疾病的发生。

其次，要保持平和的心态，恬淡寡欲，不斤斤计较，也不与人进行无谓的争执，理智地对待自然界的变迁，还要正确地对待金钱、名誉、地位这些身外之物。正如古人所说："酒色财气四道墙，人人都在里面藏，若能跳出墙外去，不是神仙也寿长。"如果过分追求身外之物，怀揣自私自利之心，甚至为了得到利益费尽心思，很容易挫伤自身的神气，影响健康。

运动养生

当清晨睡醒，闭目叩齿二十一下，咽津，以两手搓热熨眼数次，于秋三月行此，极能明目。

明·高濂·《遵生八笺》

◎ 呬字导引功

身体正坐，上下门牙对齐，留有狭缝，舌尖轻抵下齿，气从齿间呼出体外，口中轻吐"呬（发音同丝）"字音。与此同时，以两手撑地，弯曲背脊，蜷缩身体，再两手向上伸举三下，这样能祛除肺脏的病邪积劳。也可以两手握拳反向捶打背部，左右依次从下往上捶击各三下，这样能祛除心胸中的风毒邪气。最后闭目咽口水、上下牙齿相叩，收功（图122）。

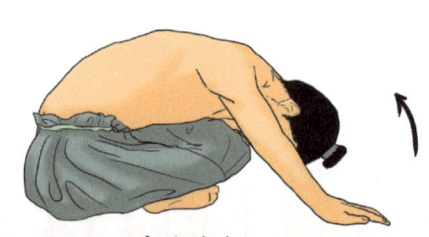

图122 呬字导引功

152

这是明朝养生专著《修龄要指》上记载的养生功法。中医认为，"呬"字诀与肺相应，口吐"呬"字具有泄出肺之浊气，锻炼呼吸功能，促进气血在肺内的充分融合，以及与气体交换等作用。同时，通过弯背脊、扩胸捶背、闭目咽津叩齿等动作，活动肩背胸部，增加肺活量，运动颈、肩、背部的肌肉和关节，能有效防治颈椎病、肩周炎和背部肌肉劳损等病证。此功法只要勤加练习，长久坚持，就能起到养肺的成效。

◎立秋养生导引功

盘腿而坐，上身前俯，两臂分开与肩同宽，伸直撑地，然后含胸缩体，闭住呼吸，耸身向上，重心前移，稍停3～4秒，还原。如此反复做56次。最后上下牙齿相叩，咽口水，深呼吸，收功（图123）。

本功法可以补虚益损、祛腰积气，能防治口苦，喜欢叹气、心肋痛不能翻身、面色没有光泽、头痛、脖子痛、眼眶痛、腋下肿等病症。

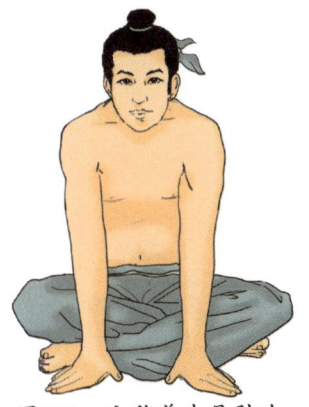

图123　立秋养生导引功

经络养生

◎滋阴润肺

（1）按压天突穴

取穴： 在颈部，当前正中线上，胸骨上窝中央。

手法： 用食指指腹按压天突穴2～3分钟，以感觉舒适为宜（图124）。

功效： 天突穴属任脉，与肺部联系密切，外通气窍，是气息出入的要塞。按摩此穴，对祛除肺邪、润肺益气有重要作用。

（2）按揉少商穴

取穴： 在手拇指末节桡侧，距指甲角0.1寸。

手法： 用拇指指腹按揉少商穴3～5分钟，以感觉酸胀为宜（图125）。

功效： 少商穴归属于手太阴肺经，有清热、利咽、开窍之功效。经常按摩此穴，可调整肺的呼吸功能，润肺益气。

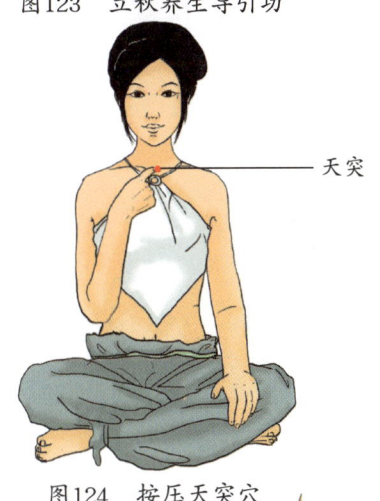

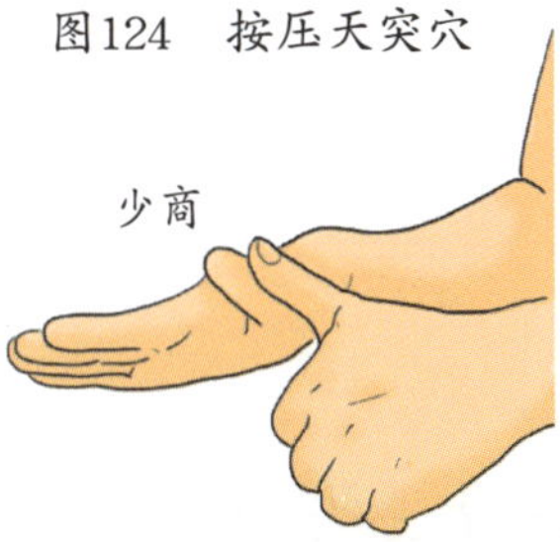

天突

图124　按压天突穴

少商

图125　按揉少商穴

（3）按揉肺俞穴、膻中穴

手法： 用食指、中指指腹按揉肺俞穴、膻中穴各1~2分钟，以感觉压痛为宜（图126）。

功效： 膻中穴具有调理人体气机的功能，刺激该穴可防治呼吸系统疾病，维持呼吸器官的正常功能。加按肺俞穴，可祛除肺邪、保护肺脏、养阴润肺。

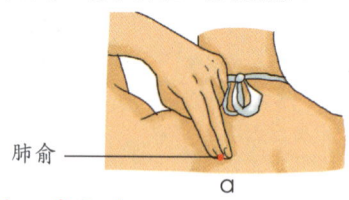

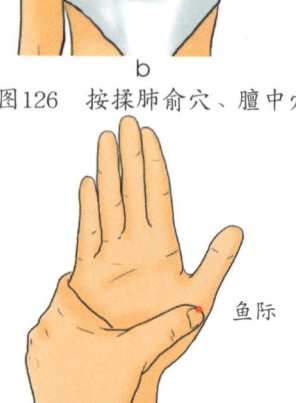

图126　按揉肺俞穴、膻中穴

（4）按揉合谷穴、鱼际穴

手法： 用拇指指腹按揉合谷穴、鱼际穴各2~3分钟，以皮肤发红为宜（图127）。

功效： 鱼际穴是手太阴肺经的重要穴位，与呼吸器官关系密切。按摩此穴，具有宣肺解表、利咽化痰的功效，能增强肺呼吸功能，润肺益气。加按合谷穴，润肺效果更好。

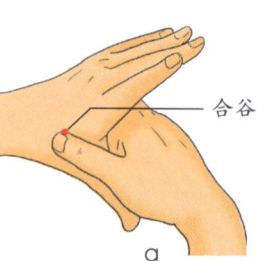

图127　按揉合谷穴、鱼际穴

◎清心养神

（1）按揉劳宫穴

手法： 用拇指指腹按揉劳宫穴2分钟左右，以感觉胀痛为宜（图128）。

功效： 劳宫穴属于手厥阴心包经，是辅助治疗人体心脏疾病和保养心脏的主要穴位，有清心养神之效。

（2）掐按少冲穴

手法： 用拇指指尖掐按少冲穴2~3分钟，以感觉掐痛为宜（图129）。

功效： 少冲穴位于手少阴心经的终点，其名称意指心经内部的气血物质由本穴向外冲出。故常按此穴可补益心脏，并有调理情志、清心宁神的作用。

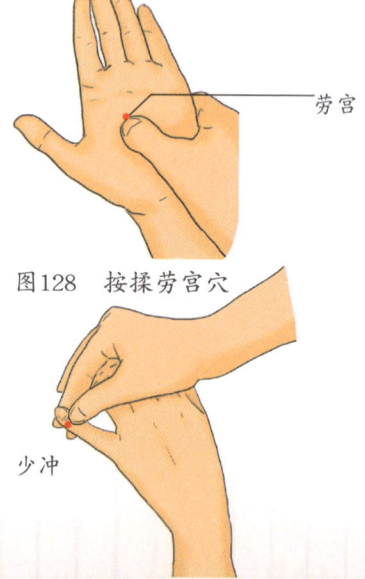

图128　按揉劳宫穴

图129　掐按少冲穴

（3）按压神门穴、内关穴

手法：用拇指按压神门穴、内关穴各50次，以感觉酸胀为宜（图130）。

功效：内关穴属手厥阴心包经，刺激该穴有镇静、安神的作用。加按神门穴可清心除烦，有助于调节神志活动。

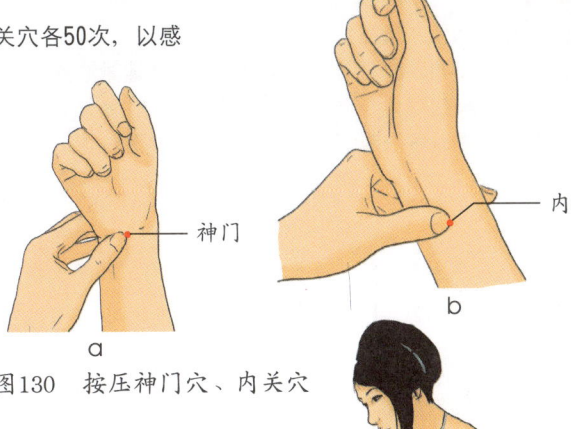

图130 按压神门穴、内关穴

（4）按揉三阴交穴

手法：用拇指按揉三阴交穴50次，以感觉微胀为宜（图131）。

功效：三阴交穴是人体的养生大穴，具有调节全身气血的作用。按摩此穴，具有交通心肾、清心养神的作用。

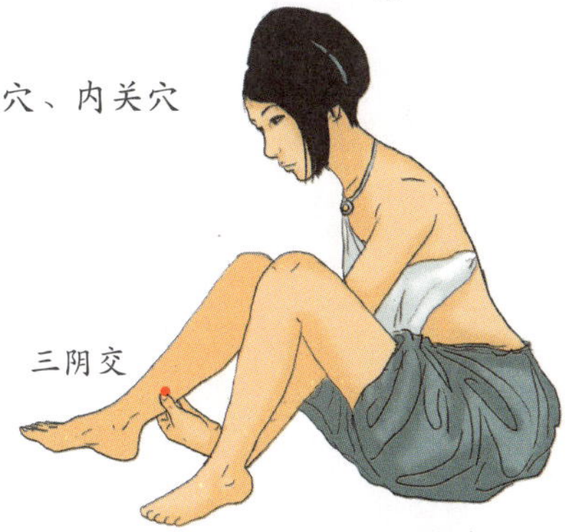

图131 按揉三阴交穴

（5）掌擦涌泉穴

手法：用手掌掌侧摩擦涌泉穴3～5分钟，以透热为度（图132）。

功效：经常按摩涌泉穴，可起到清心、安神、镇静的作用。

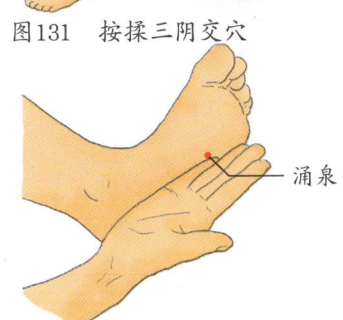

图132 掌擦涌泉穴

常见病防治

立秋之后正是"秋老虎"肆虐的天气，气温较高，而且空气干燥，这种温燥的气候对肺脏很不利，容易引起疾病，秋燥肺炎症就是立秋节气常见的疾病。另外，由于立秋后气温总体在下降，经过夏季的煎熬后，此时人体脾胃功能开始回升，胃口逐渐打开，加上秋季又是丰收的季节，食物较多，因此立秋时人们很可能会大量进食，所以肥胖症也是这个节气的常见病。

◎肺炎

肺炎是因细菌或病毒感染而引发的急性肺部炎症。秋天是肺炎的高发季节，中医上有"秋燥肺炎症"一说。立秋前后，呼吸系统抵抗力减弱，非常容易出现干咳、胸痛、高烧、呼吸急促等症状。

● 预防方法

1 坚持锻炼，增强抵抗力。
2 知冷知热，立秋节气早晚温差大，要适时增减衣物。
3 避免有害气体、粉尘及烟雾侵害肺部。
4 一旦出现呼吸道感染的症状，及时就医，防止症状加重。

● 防治验方

立秋时节要多吃梨、萝卜、蜂蜜等滋阴养肺的食物，以减少温燥对肺部的损伤。另外，要少吃辛辣的食物，尤其是已经患有秋燥肺炎症的人。

鸡蛋蜂蜜饮

材料	鸡蛋1个，蜂蜜20毫升，香油适量。
功效	清肺养阴、化痰散结。
适用	燥热伤阴引起的慢性咽炎、肺炎、肺结核等病。

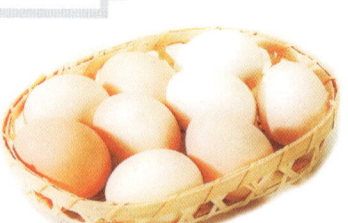

鸡蛋磕入碗中搅散，冲入沸水搅匀，即成蛋花汤。蛋花汤中滴入香油，倒入蜂蜜，搅匀即成。每日2次，早晚空腹服食。

杏仁麦冬饮

材料	杏仁6克，麦冬10克。
功效	润肺止咳、养阴生津。
适用	咳嗽急喘、唇舌干燥等症状。

杏仁去皮、尖，洗净，拍碎；麦冬洗净。杏仁、麦冬入锅，加适量水，大火烧沸，转小火煮15分钟，去渣取液。每日1次，适量饮用。

◎肥胖症

肥胖是指体内脂肪堆积过多，导致体重超过标准体重20%以上的一种营养过剩性疾病。肥胖症有单纯性和继发性之分。单纯性肥胖症无明显的内分泌和代谢病病因，而继发性肥胖症是继发于"神经—— 内分泌—— 代谢紊乱"基础上的肥胖症。本书中所说的，主要是针对单纯性肥胖。立秋降温后，脂肪细胞的生理活性非常强，所以如果这个时候不注意的话，体重很容易增加。

● 预防方法

1 控制饮食，少吃甜食和油腻的食物，保证蔬菜、水果的摄入量。饮食要有规律，切忌暴饮暴食。

2 多参加体育锻炼，有时间多到户外跑跑步，打打拳，这样不仅能预防肥胖，还能提高免疫力。

3 养成良好的习惯，生活要有规律，每天保证充足的睡眠，合理安排工作和生活。

4 积极乐观的心态和轻松愉快的情绪会对身体各项机能产生积极的影响，有助于预防肥胖。

● 防治验方

肥胖症患者一定要坚持按时按量、少甜少咸、多素少荤的饮食原则。猪肉的脂肪含量非常高，可以改为鸡、鱼、牛肉等。多吃水果蔬菜，控制食量。有些食物如胡萝卜等，热量非常低，可以多吃一些。

红豆白萝卜羊肉汤

材料	白萝卜、羊肉各300克，红豆230克，料酒、香草、姜片、葱段、盐、鸡精、胡椒粉各适量。
功效	补脾和胃，消食下气。
适用	预防肥胖症。

白萝卜去皮，切块；红豆淘净；羊肉切块。锅中放红豆、羊肉块、白萝卜块、料酒、姜片、葱段、水，大火烧沸，改小火炖煮35分钟，加盐、鸡精、香草、胡椒粉调味即可。

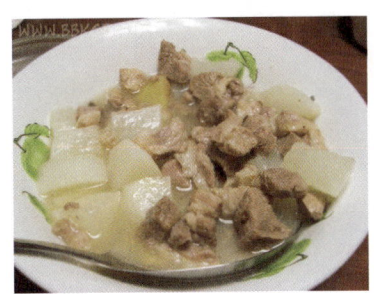

山楂红豆汤

材料	红豆250克，山楂15克。
功效	利水除湿、降低血脂。
适用	单纯性肥胖症。

红豆淘净；山楂洗净，去核。锅内放入红豆、山楂，加水800毫升，大火烧沸，改用小火煮35分钟即成。每日食用1次。

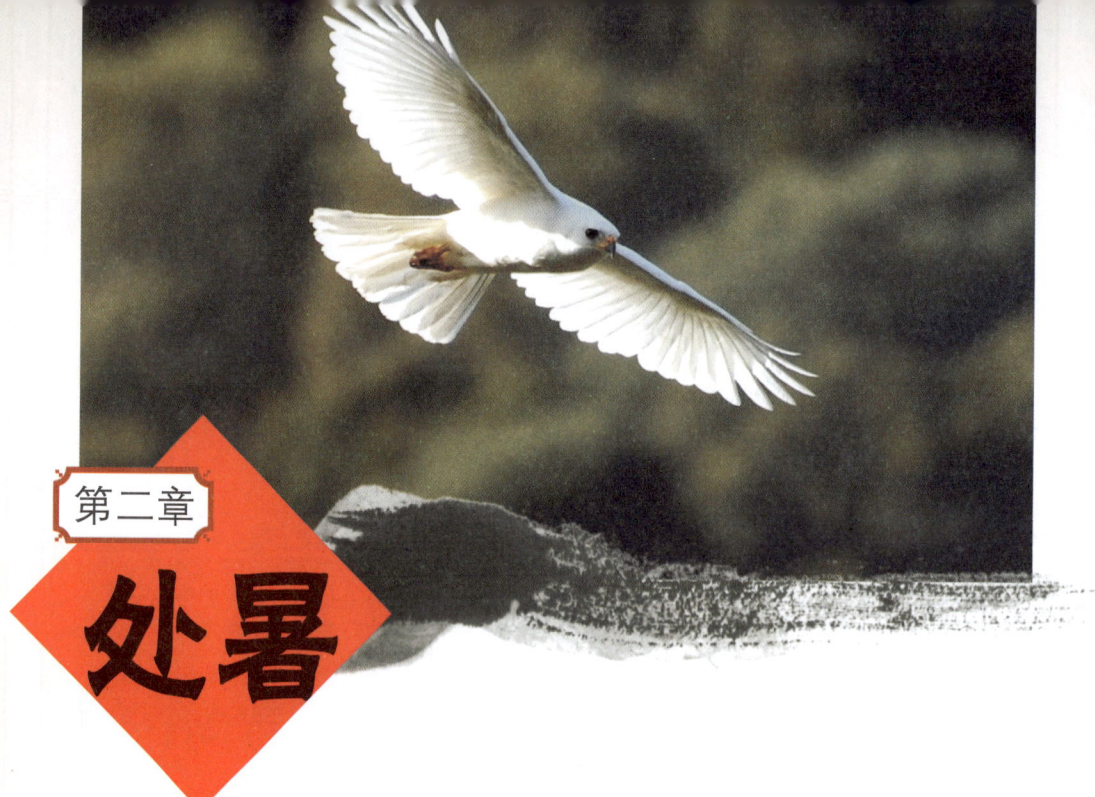

第二章

处暑

处暑里的雨，谷仓里的米

立秋过后就到了处暑节气。处暑在每年**阳历8月22日到24日之间**。《月令七十二候集解》中记载："处，去也，暑气至此而止矣。"意思是暑热天气到这个节气就要停止了。

处暑是气温由炎热向寒凉的过渡阶段，在这个节气，暑气逐渐消退，气温慢慢降低，暑热灼人的感觉渐渐消失。民间谚语说，"立秋处暑天气凉""处暑热不来"，反映的就是这个时期的天气变化。

不过处暑并不意味着秋凉真正到来，特别是在南方地区，此时还处于秋老虎的尾声时刻，天气晴朗的下午依然比较炎热。因为空气湿度下降，所以会感觉阳光更炽热，这就是民间所说的"秋老虎，毒如虎"。但是由于冷空气南下的次数增多，所以气温下降会逐渐明显。

我国古代将处暑分为三候："一候鹰乃祭鸟；二候天地始肃；三候禾乃登。"到了处暑节气，在第一候时，老鹰开始大量捕猎鸟类；第二候时，天地间万物开始凋零；到第三候时，黍、稷、稻、粱等农作物已经成熟了。

进入处暑节气后，昼夜温差较大，中午热，早晚凉，这样的气候有利于人体阳气的收敛，但同时也要注意在起居、饮食、运动等方面积极调养，以适应节气的特点。

气候特点

◎暑气消退，气温逐渐降低

　　处暑是暑热结束的意思，此时暑气消退，炎热天气逐渐消失，气温开始逐渐下降。在这个节气，冷空气南下，常常带来秋雨，因此民间有谚语说："一场秋雨一场寒"。从处暑节气开始，每次下雨，人们都会明显感觉到天气转凉，而且气温回升的可能性越来越小。

　　处暑节气，全国各地的气候相差较大。华南、西南和华西地区还处于雨季，华南、西南雷雨较多，而华西以秋雨为主，绵绵细雨，雨量不大，下雨天数较多。北方南部的江淮地区，有可能出现较大的降水过程。在北方其他地区，如东北、华北、西北，雨季结束后，降雨逐渐减少。

　　处暑节气下雨时，气温下降明显，昼夜温差加大，但雨后仍艳阳当空。人们往往对夏秋之交的冷热变化不适应，一不小心就容易引发呼吸道、肠胃炎、感冒等疾病，故有"多事之秋"的说法。

养生要点

> 　　肝心少气，肺脏独旺。增咸减辛，助气补筋，以养脾胃。安静性情，毋冒极热，须要爽气，足与脑宜微凉。
>
> 　　　　　　　　　　　　　　　　　　　　　　　　明·《修龄要指》

◎处暑节气，预防秋燥

　　一般来说，人体感觉最舒适的空气相对湿度是40%~60%，过高或过低都会感觉不舒服。进入处暑节气后，空气湿度下降，天气逐渐干燥起来，特别是当空气相对湿度低于30%时，人们会感觉皮肤粗糙干涩，鼻腔干燥疼痛，或口燥咽干、大便干结等。所以在处暑节气，养生要注重滋阴润燥，预防秋燥的出现。

◎调整作息，调和阴阳

　　处暑节气天气由热转凉，人体内阴阳之气的盛衰也随之转变。此时处于阴消阳长的阶段，人体内的阳气随着自然界中阳气的收敛而下降，阴气逐渐增多。为了适应体内阴阳的变化，使阴阳保持动态平衡，必须调整好作息时间，尤其是要保证充足、高质量的睡眠。

◎润肺养肾，金水相生

　　中医认为：肺属金，肾属水，金生水，金和水为母与子，肺和肾在功能上密切相关。秋季为肺活跃的季节，如果肺脏调养不当，就容易影响到肾，使肾的功能降低。处暑时节，为了避免秋燥给身体带来各种伤害，要调节日常起居、饮食等方面，通过润肺养肾，来给自己补养气血，保持精力旺盛，增强抵抗力。在饮食上可多吃些银耳、百合、莲子、蜂蜜、糯米、奶类等清润食品，以及梨等新鲜水果。

起居养生

◎早睡早起，睡眠充足

整个夏季炎热的气候让人消耗太多的能量，胃肠功能相应减弱。而夏季昼长夜短的特点，让很多人睡眠得不到足够的保证。到了处暑，人体开始修整、恢复，所以会产生疲劳乏力的感觉，这就是"秋乏"。处暑节气养生的首要任务就是调整好睡眠时间，以消除"秋乏"。

处暑时要早睡早起，比之前要增加1个小时的睡眠时间，尽量在晚上11点前进入睡眠状态。白天适当午睡有利于消除下午的困意。对于老年人来讲，正如《古今嘉言》中说老年人宜"遇有睡意则就枕"的养生法，只要觉得困了，就放下手中的事情，小睡一会，以便恢复体力、颐养身心。

◎春捂秋冻，正确穿衣

"春捂秋冻"是民间对春秋季节穿衣的经验总结。秋冻就是说入秋后虽然天气转凉，但是不要立即穿上厚衣服，而是让身体适当挨冻。秋冻的道理在于，适当挨冻可以提高身体对寒冷的抵抗力，从而增强深秋以及入冬后呼吸系统对寒冷的适应性，降低呼吸系统疾病的发病率。秋冻还有利于阴精内蓄，阳气内收，以适应秋季收敛的特性，避免阴津伤耗、阳气外泄。

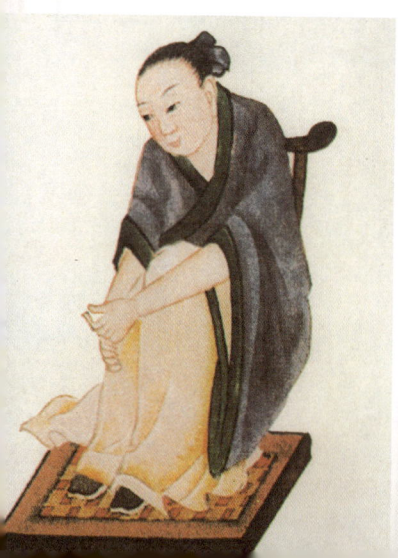

●要达到良好的秋冻效果，应注意以下几点：

1 不夜冻，就是说晚上睡觉时不要受冻，一定要盖好被子，不然秋天晚上的寒气会让处于睡眠状态的人感染风寒。

2 不过冻。秋冻切忌盲目，适当冻即可，如果昼夜温差大，也要适时增减衣物，否则很容易患呼吸道或心血管疾病。

3 不病冻。有慢性病、体质差的人应避免秋冻，因为这类人群受冻之后，身体容易出现不适，反而对身体不利。

◎室外跑步，强心健肺

进入秋季后，天凉且干燥，这样的气候对肺和呼吸系统是一个很大的考验。所以此时应积极增强对肺和呼吸系统的锻炼，以应对秋季的气候考验。

室外跑步能增强肺和呼吸系统的功能，提高人体对冷空气的抵抗力，并能强健心脏，对提高身体素质大有好处。在室外跑步还能延长光照时间，可促进身体对钙、磷的吸收，能强壮骨骼。

食疗养生

七月暑气将伏，宜食稍凉，以为调摄。

唐·孙思邈·《千金月令》

◎少辛增咸，滋养肺肾

进入处暑后，饮食上要遵循少辛增咸的原则。辛味食物要少吃，是为了减少肺气发散。辛味具有发散的作用，辛味食物能将肺气发散出来，而秋季是一个收敛的季节，所以此时应尽量少吃辛味食物，如辣椒、花椒、生姜等，更不宜吃烧烤食物，以免加重秋燥的症状。

处暑时节应适当多吃一些咸味食物，咸味入肾，能滋养肾脏。而肺和肾关系密切，补肾亦能滋养肺部。秋季气候干燥，补肺应当养阴润肺，可适当多吃鸭肉、鸡肉、牛肉、猪肺、红枣、莲子、蜂蜜、山药、桂圆、薏苡仁等食物。

◎寒凉食品，预防秋燥

处暑时节可适当多吃一些寒凉多汁的蔬菜水果和流食，如黄瓜、番茄、冬瓜、百合、白萝卜、梨、苹果、葡萄、荸荠、甘蔗、柑橘、香蕉、柿子、菠萝、罗汉果、红枣、汤以及粥等，不但有利于补充维生素，还能够增加水分的摄入，对预防秋燥有很好的效果。

◎处暑养生食疗

（1）芝麻菠菜

材料： 新鲜菠菜500克，熟芝麻15克，食盐、麻油、味精各适量。

做法： 把新鲜菠菜去根洗净，在开水里烫一下，捞出浸入凉水中，待菠菜凉后捞出沥干水分，切段摆盘。加入适量食盐、味精、麻油拌匀，再将熟芝麻撒在菠菜上即可。

功效： 菠菜具有通肠胃、助消化、活血脉、滋阴润燥等功效。芝麻能润肠通便、补气益肾。两者合用，能补益肝肾，滋阴润燥。对于高血压、头痛、糖尿病、便秘、消化不良等都有较好的调理作用。

（2）百合莲子汤

材料： 干百合100克，干莲子75克，冰糖75克。

做法： 将百合用冷水浸泡一夜后，冲洗干净；将莲子浸泡4小时后，冲洗干净。把浸泡过的百合、莲子置于清水锅中，大火煮沸后加入冰糖，改小火再煮40分钟即可。

功效： 百合可润肺止咳、清心安神，莲子补脾止泻、益肾固精、养心安神，两者合用，可润肺养心、健脾和胃，对心烦燥热、神志恍惚有很好的调节作用。

（3）木耳花生猪肺汤

材料： 黑木耳30克，花生米100克，猪肺1只，精盐、黄酒适量。

做法： 黑木耳用温水泡胀，洗净，花生米洗净待用。猪肺粗洗一遍，从气管处灌水使猪肺扩张，用力揉洗后倒出血水，如此反复冲洗5～6次，见猪肺发白时，沥干水切块。把猪肺、花生米放入大砂锅里，加冷水浸没，用旺火烧开后，撇去浮沫，加黄酒2调羹，改用小火炖1小时左右。倒入黑木耳，加入适量精盐，继续炖1小时即可。

功效： 补肾滋肺、祛瘀止血、润燥化痰，对于肺肾两虚、肺燥干咳带有血丝者最为适宜。

（4）清蒸黄花鱼

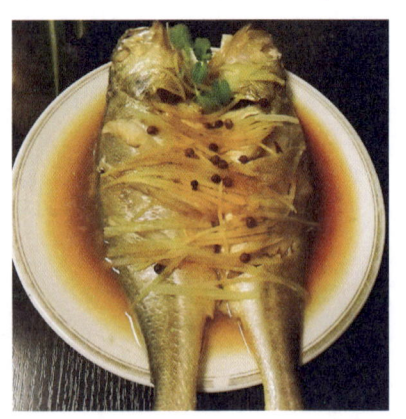

材料： 黄花鱼1条，料酒、盐、姜丝、葱段、香菜叶各适量。

做法： 黄花鱼处理干净，鱼身两面打花刀，装入盘中。鱼身两面均匀抹上料酒、盐，鱼腹中放入葱段、姜丝，入锅蒸10分钟后取出，撒上香菜叶即可。

功效： 滋阴、益气、明目、健脑，可防治动脉硬化、脑血栓等症。

调神养生

> 平易恬淡，则忧患不能入，邪气不能袭，故其德全而神不亏。
>
> 《庄子·刻意》

◎调摄心神，远离忧郁

秋季是作物成熟收藏的季节，万物形态平定，不再繁盛生长。此时肺气清肃下降，所以养肺在精神上要求做到安定宁静、收敛神气，以顺应秋收的特性。人们应保持乐观的情绪，避免伤感，使机体由活跃、外向、宣泄阶段，转变过渡到沉静、内向、积蓄的阶段。

处暑节气是阴消阳长的时节，这个时候，草木开始凋零落败，面对这样的情景，人们往往容易触景生情，心里生出凄凉、忧伤的感觉。中医认为，"秋应于肺，在志为忧"。这个时节如果遇到不开心的事情，容易心情忧郁。尤其是老年人，容易产生悲忧、伤神耗气的情绪。所以，秋季应当拥有一个平和的心态，保持一颗平常的心，摒弃杂念，思想纯正，静心养气，思维要趋于平静，精神不要向外张扬。多一份淡泊，少一点私欲，就能让心情收获喜悦，达到秋季养生的目的。

如遇悲秋寡欢，家人朋友也应该从旁劝说让其从忧郁的情绪中忙解脱出来，以收敛神气，恢复阴阳平衡。就像《寿亲养老新书》中所说："秋时凄风惨雨，草木黄落，年高之人，身虽老弱，心亦如壮，秋时思往昔亲朋，动多伤感，秋季之后，水冷草槁，多发宿患，此时人子最宜承奉晨昏，低悉举止看详，若颜色不乐，便须多方诱说，使役其心神，则忘其秋思。"

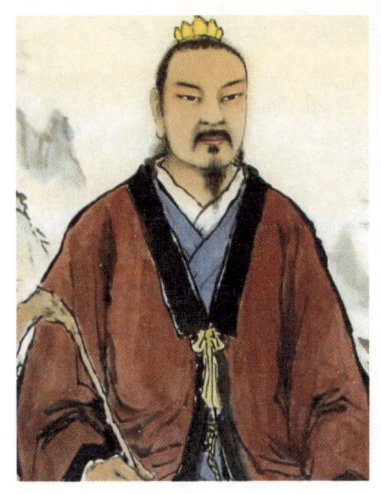

丘处机

运动养生

唾精，乃人之精气所化。常含枣核令口行津液，咽之佳。

明·李时珍·《本草纲目》

咽口水是古代养生家非常推崇的一种养生方法，认为其具有保养精气、滋养肾脏、延缓衰老的功效。陈希夷养生导引功法中，每个节气的功法都包含咽口水这个动作。

◎《灵剑子》导引法之五

第一势：两手从耳后抱头项，使头左右转动，前后俯仰各数次。

第二势：两手十指交叉反转，向上举过头顶，左右侧屈伸臂各10次（图133）。

第一势具有宣通颈部经脉、调补肺脏、防治呼吸道疾病、祛除胸肋肩背间风邪的作用。第二势具有疏通肺气、防治呼吸道疾病、祛除关节间风邪的作用。

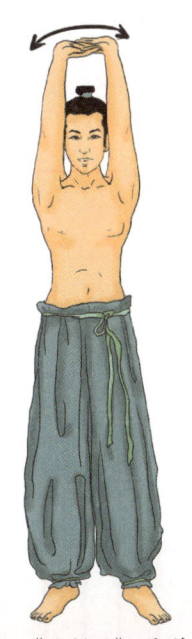

图133　《灵剑子》导引法之五

◎处暑养生导引功

盘腿而坐，转头向左后上方仰视，再缓慢地转向右后上方仰视，在做上述动作的同时，两手半握拳，伸到身后捶腰背部，每转头一次，捶腰背6次，头向左右各转35次。最后上下牙齿相叩，咽口水，深呼吸，收功（图134）。

本套功法可防治风湿留滞、肩背痛、胸痛、脊背痛、咳嗽、气喘等。

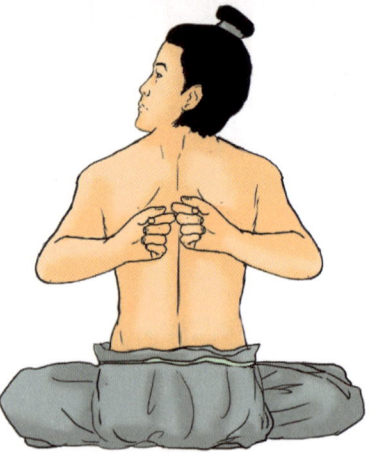

图134　处暑养生导引功

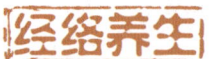

◎填养肾精

（1）揉擦志室穴

取穴：在腰部，当第2腰椎棘下，旁开3寸。

手法：用双手拇指揉擦志室穴50次，以透热为宜（图135）。

功效：刺激志室穴可以提高激素分泌量，从而增强机体的代谢能力，填养肾精、活血化瘀。

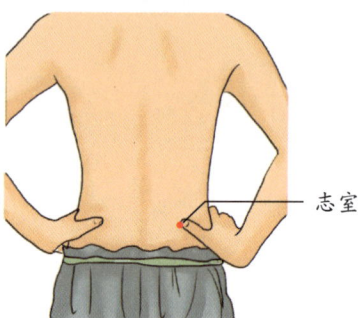

图135　揉擦志室穴

（2）点按列缺穴

手法：用拇指指端点按列缺穴50次，以感觉酸胀为宜（图136）。

功效：列缺穴沿袭了任脉的作用，可有效滋补肾精。因此，常常点按列缺穴，可补肺益肾，调节内分泌。

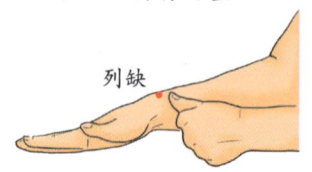

图136　点按列缺穴

（3）点压关元穴、气海穴

手法：用食指、中指指腹点压关元穴、气海穴各36次，以透热为宜（图137）。

功效：气海穴是一个重要的保健穴位，可补肾虚、益元气。经常按压此穴，能有效调整全身虚弱状态，增强免疫力，补气益中，调和气血。加按关元穴，有培元固体、补益肾精的作用。

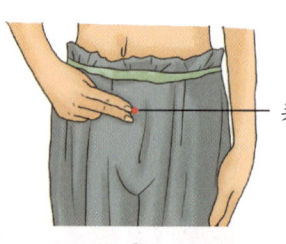

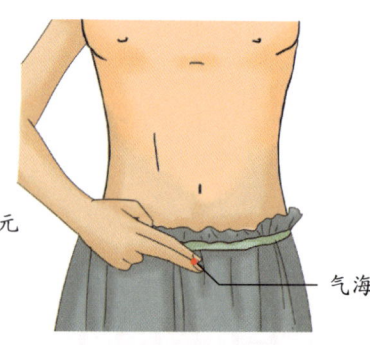

a　　　　　　　　b

图137　点压关元穴、气海穴

（4）掌擦神阙穴、腰眼穴

取穴： 腰眼穴在腰部，当第4腰椎棘突下，旁开约3.5寸凹陷中。

手法： 用手掌揉擦神阙穴、腰眼穴各50次，以透热为宜（图138）。

功效： 刺激腰眼穴能温煦肾阳、畅达气血。加按神阙穴可填养肾经，增强机体免疫功能。

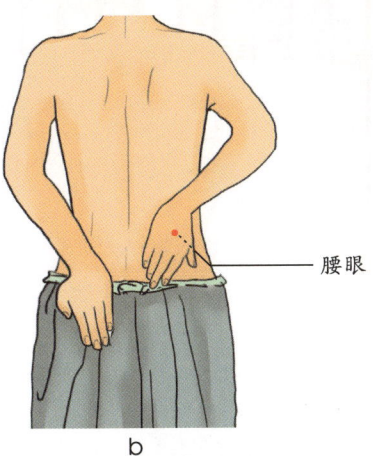

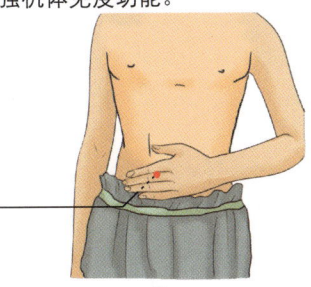

神阙

a

图138 掌擦神阙穴、腰眼穴

◎镇静安眠

（1）点按百会穴

手法： 用手指、中指指腹点按百会穴50次，以感觉压痛为宜（图139）。

功效： 按压百会穴可以促进脑部的血液循环，改善自律神经的紊乱状况，缓解过度紧张的神经，消除失眠症状。

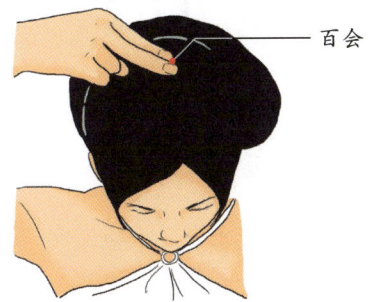

图139 点按百会穴

（2）按揉印堂穴

手法： 用食指按揉印堂穴50次，力度适中（图140）。

功效： 印堂穴为面部黄金点，是调节人体机能的最佳作用点，经常按摩此穴可镇静安眠，辅治全身疾病。

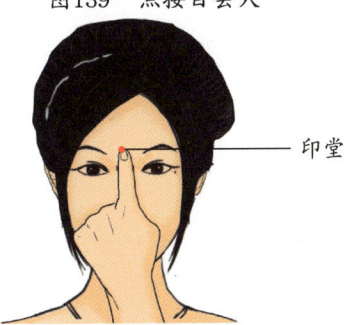

图140 按揉印堂穴

（3）点按太阳穴

手法： 用双手拇指点按太阳穴50次，以感觉舒适为宜（图141）。

功效： 按摩太阳穴可调节阴阳，使之达到协调平衡，让人更快入睡。

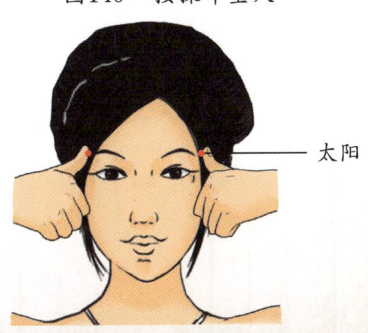

图141 点按太阳穴

（4）按揉安眠穴

取穴： 在翳风穴与风池穴连线的中点。翳风穴在耳垂后方，当乳突与下颌角之间的凹陷处。

手法： 双手拇指按揉安眠穴100次，以感觉压痛为宜（图142）。

功效： 安眠穴为经外奇穴，有镇静安眠的功效。小指根对着耳垂根部，四指并拢，中指所对应的部位就是安眠穴。经常按摩此穴可有效改善睡眠状况，防治失眠。

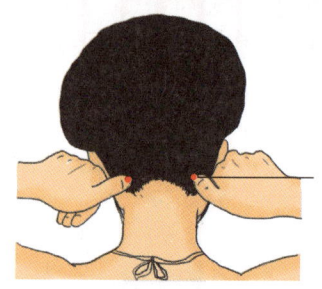

图142　按揉安眠穴

（5）按揉风池穴

手法： 用两手拇指指端按揉两侧风池穴50次（图143）。

功效： 有镇定安神的作用，可缓解失眠症状。

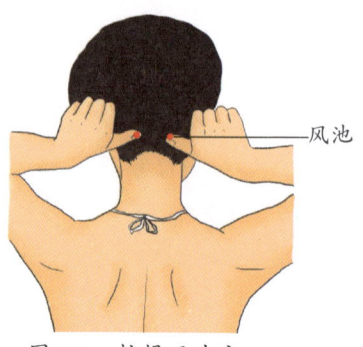

图143　按揉风池穴

常见病防治

处暑时节非常容易出现咳嗽、痰多、口干等症状，体质差的人还可能发生肺源性心脏病。

◎慢性支气管炎

慢性支气管炎是一种慢性非特异性炎症，多发生在气管、支气管黏膜及其周围组织，以咳嗽、咳痰、气喘等为主要症状。慢性支气管炎加重后可并发阻塞性肺气肿、肺动脉高压、肺源性心脏病等。

● 预防方法

1 保持室内空气流通，室内温度以18～20℃为宜。注意防寒保暖，积极预防感冒。
2 经常参加体育锻炼，增强体质，提高身体抗寒能力。
3 不吸烟，避免吸入二手烟，吸烟能使慢性支气管炎的发病率显著升高。
4 避免烟雾、粉尘和刺激性气体对呼吸道的影响，以免诱发慢性支气管炎。

● 防治验方

慢性支气管炎患者应该多吃些含有丰富维生素A和维生素C的食物，这两种营养素可以保护呼吸道黏膜。另外，处暑时节适当吃点羊肉或其他热量较高的食物，也可以增强机体的抗寒能力。

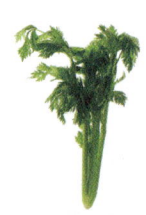

冬瓜子银杏汤

材料	冬瓜子15克，银杏12克，麻黄2克，蜂蜜适量。
功效	清肺平喘，化痰止咳。
适用	慢性支气管炎、剧烈咳嗽。

将3味药材洗净，沥干；麻黄、冬瓜子包入纱布袋。锅中加适量清水，放入药包、银杏，小火煎煮30分钟，去药包，加蜂蜜调味。

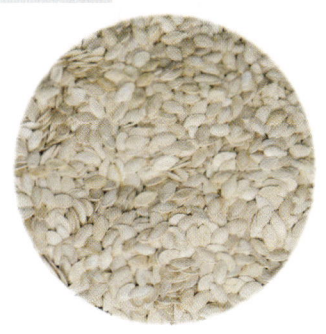

山药杏仁粥

材料	山药、杏仁各50克，小米250克。
功效	补中益气，清肺止咳。
适用	秋季常见的燥咳、心烦不眠、慢性支气管炎等症。

山药洗净，去皮，切片，在沸水里烫一下，沥干；小米炒香，磨成细粉；杏仁炒香，去皮、尖，切末。将山药片、小米粉、杏仁末放入锅中，加适量水，大火烧沸，转小火熬成粥。每日1次，空腹服用。

◎肺源性心脏病

肺源性心脏病简称肺心病，是由于肺炎、支气管炎引发肺部动脉血管病变，导致肺动脉压力升高，最终引发心脏病变的一种疾病。肺心病在中老年人中较为多见，以长期咳嗽、咯痰及呼吸困难为主要症状。处暑节气突然出现的冷空气容易使呼吸道局部血管发生痉挛缺血，增加气道的阻力，进而诱发或加重肺心病。

● 预防方法

1 养成良好的生活习惯，作息规律，合理安排工作和生活，张弛有度。
2 过敏体质的人应避免接触花粉、尘螨及鱼、虾等过敏源。
3 勤开窗换气，保持室内空气流通。
4 多到户外做运动，适当练习腹式呼吸，以此来增强身体的各项机能。

● 防治验方

肺源性心脏病患者的食谱特点应为"三高一易"，即高热量、高维生素、高蛋白和易消化。当出现心力衰竭的迹象时，为了防止心脏负担过重，要减少食盐的摄入。

枸杞煲苦瓜

材料	苦瓜100克，枸杞12克，猪瘦肉50克，鸡汤、葱段、姜丝、盐、酱油、味精、植物油各适量。
功效	补肺肾、降血糖、止消渴、消炎退热、润肺止咳。
适用	预防、调理肺心病。

枸杞洗净；苦瓜去瓤，切块；猪瘦肉洗净，切块。锅内加入植物油烧至六成热，下猪肉块炒至变色，下入苦瓜块、枸杞、葱段、姜丝、盐、酱油、鸡汤，小火煲至汤稠，加入味精调味即成。每日1次，佐餐食用。

川贝炖雪梨

材料	川贝母、陈皮各5克，雪梨2个，糯米50克，冬瓜30克。
功效	生津润燥、清热化痰、止咳平喘。
适用	肺心病咳喘明显时食用。

川贝母磨成细粉；陈皮洗净切丝；冬瓜洗净，去皮、瓤，切块。取一蒸碗，把冬瓜块、陈皮丝、雪梨放入蒸碗底部，盖上糯米，加入川贝母粉，加水淹过糯米，上蒸锅，大火蒸50分钟即成。

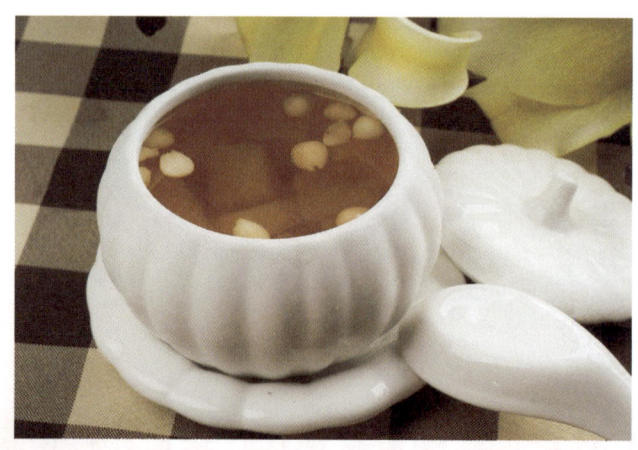

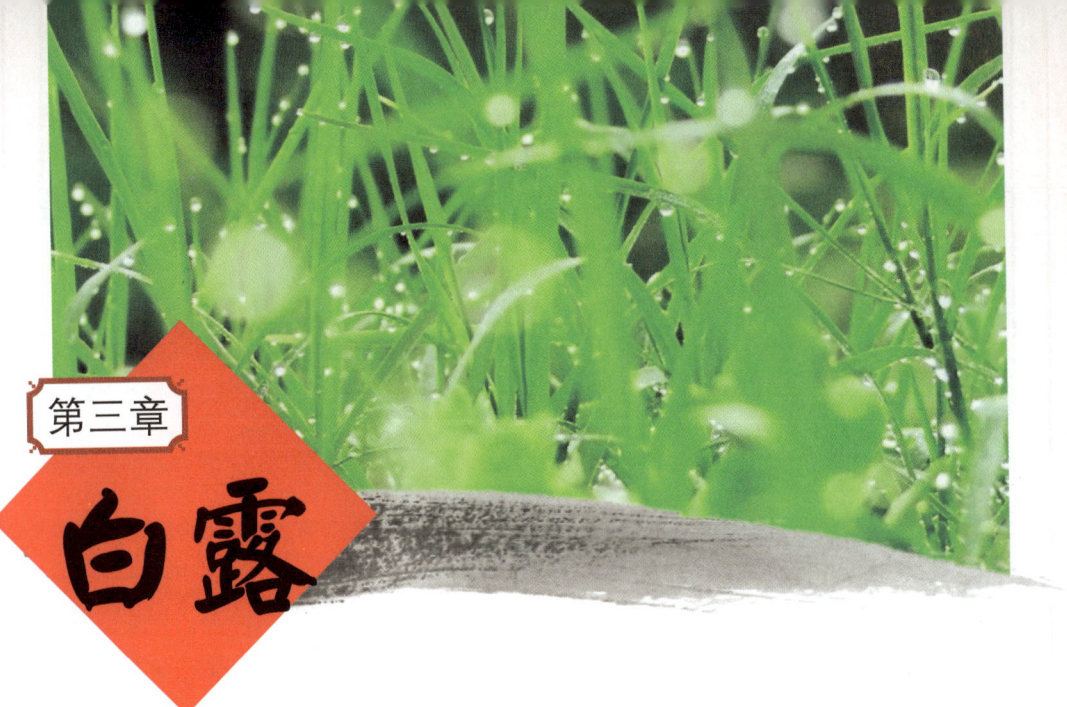

第三章

白露

白露身不露，寒露脚不露

秋季的第三个节气是白露，一般在**阳历9月7日前后**到来。根据阴阳五行来说，秋季在五行中属金，与白色对应，所以白主要是指秋季；露是指露水。白露节气到来之后，气温下降，天气转凉，早晨草木上出现露水。历书记载："斗指癸为白露，阴气渐重，凌而为露，故名白露。"

白露是气温下降加快的一个标志，进入白露节气后，冷空气分批南下，不断引起降温。民间谚语说："白露秋分夜，一夜凉一夜。"随着露水越来越重，气温也越来越低。

我国古代将白露分为一候："一候鸿雁来；二候玄鸟归；三候群鸟养羞。"白露节气时，在第一、第二候，鸿雁与燕子等候鸟飞到南方去避寒；到第三候时，百鸟开始贮存干果粮食，以备过冬。由此可见，白露时天气变凉，万物开始为冬季做准备了。

白露是全年中昼夜温差最大的节气之一，一般昼夜温差在10～15℃。所以古有谚语"白露节气勿露身，早晚要叮咛"，就是在提醒人们，此时白天虽然温度不是很低，但早晚时分气候已经比较凉了，不能打赤膊，否则容易着凉。

气候特点

◎昼夜温差大，华西秋雨绵绵

随着日照减弱，冷空气到来的影响，特别是秋雨过后，气温下降幅度明显。从白露节气开始，我国各地昼夜温差逐步加大。据资料记载：华东地区的平均日较差为5～9℃，中南地区为7～12℃，华北地区为10～15℃，西北和东北的日较差更大，能达到18～20℃。因而，白露前后的昼夜温差是仅次于春季的第2大时期。白露节气夜间清晨的降温，往往是人们受凉得病的主要原因。

与北方秋高气爽的天气形成鲜明的对照，南方有些地区在白露时节常出现连绵阴雨天气。民间谚语说"雨打白露，天天溜路"，形容的就是白露节气阴雨绵绵的天气。如果南下较强的冷空气与暖空气势均力敌，双方较量，进退维艰时，就容易形成连绵阴雨，华西秋雨就是这种天气的典型代表。

华西秋雨多出现于白露至霜降前，以岷江、青衣江中下游地区最多。虽然不能以白露这一天是否有雨水来作天气预报，但是，在这一地区，一般白露节前后确实常有一段连阴雨天气。华西秋雨多具有强度小、雨日多、连绵不绝的特点。

养生要点

> 心脏气微，肺金用事。减苦增辛，助筋补血，以养心肝脾胃。勿食姜，勿沾秋露。
>
> **明·《修龄要指》**

◎积极预防呼吸道疾病

白露节气要避免鼻腔疾病、哮喘病和支气管病的发生，特别是对于那些因体质过敏而引发的上述疾病，在饮食调节上更要慎重。凡是因过敏引发的支气管哮喘的病人，平时应少吃或不吃鱼虾海鲜、生冷炙烩腌菜、辛辣酸咸甘肥的食物，如带鱼、螃蟹、韭菜花、黄花、胡椒等，应选择清淡、易消化、且富含维生素的食物。

◎饮食进补，调养身体

秋季人体的精气开始收藏，这有利于对饮食补品的吸收藏纳，有助于改善脏腑功能，增强人体体质。白露节气正是进补的大好时机，可选用补而不峻、防燥不腻的平补之品。具有这种作用的食品有桂圆、莲子、红枣、山药、银耳、枸杞、黑芝麻、核桃等。

◎温差大，易感冒

白露节气，昼夜温差大，早晚时分天气较凉，再加上空气干燥，这些都容易引起感冒。

为预防感冒，要保持居室内外空气流通，使屋里空气新鲜。在开窗通风的同时，也要注意保暖。另外，不要到空气污染严重的地方去，晨雾天气尽量不要外出，更不能在晨雾中锻炼。夜晚在屋里放一盆水，能缓解干燥。

起居养生

◎谨防风寒，不能赤膊露身

民间有句谚语叫"白露身不露"，意思是，白露节气后，气温下降明显，不要赤膊露身，严防风寒侵入体内。白露之后，喜欢赤脚跑步锻炼的人应该停止这种锻炼方法，因为此时连地面水汽都能遇冷而凝结成小水珠，可见寒气比较重，而人的脚底心是比较容易遭到寒气侵犯的地方。所以不仅不能赤脚，还应当穿袜子防寒。

人的后背上有个穴位叫风门穴，中医认为，风邪容易从风门穴进入人体，因此防御风寒还要从保护风门穴着手，应当特别注意不能让后背着凉。平时适当按摩后背，可起到祛风防寒的作用。

◎秋冻要注意，头足要保护

"一场秋雨一场寒"，此时人们要随气温的下降逐渐添加衣服保暖，但是衣服不宜一下子添得太多太快，因为秋季适当的耐寒锻炼，有助于冬季抗寒能力的提高，这就是民间所说的"春捂秋冻"。秋季适当经受寒冷锻炼，有利于提高皮肤和鼻黏膜的耐寒力，对人体适应气候变化，安度冬季大有好处。

但是秋冻也要有度，不能超出人体的承受能力，否则人体会因为受寒而生病。一些身体部位，如头部、足部以及肚脐等，很容易受风寒侵袭，所以这些部位要做好保暖措施，不能受冻。

◎小心秋季花粉症

白露时节天气凉爽，阳光明媚，非常适合郊游。但是过敏体质的人群要小心，因为此时正是秋季花粉症最严重的时候。这是因为由于天气干燥，光照强烈，花粉形成较多，而且此时风比较大，会把花粉吹得到处都是，给花粉过敏者的出行带来了很大的不便。花粉过敏的人出门时要戴好口罩，尽量避开花卉较多的地方。如果要赏花、拍照，一定要站在上风口的位置，并且不要停留过久。

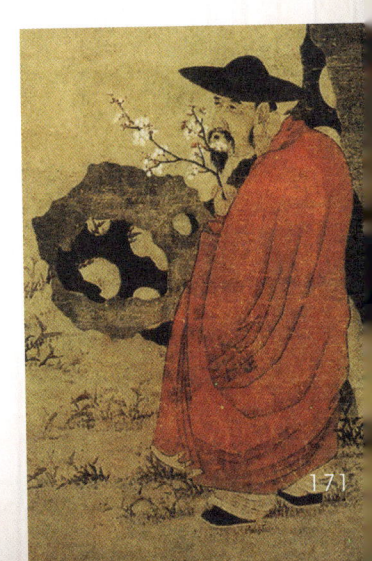

食疗养生

> 粥能畅胃气，生津液，每晨空腹食之，所补不细。
>
> 宋·张文潜·《粥记》

◎早晨喝粥，预防秋凉、秋燥

早晨喝粥是一种很好的养生方法。白露节气，人容易出现脾胃虚弱、消化力差的症状，使得抵抗力也有所下降。这个时节多吃点温热、有补养作用的粥食，对健康大有益处。做粥的大米、糯米等主料可以健脾胃、补中气，根据实际需要，可以在粥里添加一些不同的食物和药物，以起到预防秋凉和秋燥的功效。

熬粥应选择合适的器具，尽量避免食用铁锅和铝锅，最好使用砂锅。另外，粥不要和油腻、黏性大的食物一起食用，否则容易引起消化不良。

白露节气，早晨喝碗粥，既能治秋凉，又能防秋燥。适宜在白露时食用的粥品有山药南瓜粥、银耳粥、莲米粥、芝麻粥、红枣粥、红薯粥、玉米粥等。

◎饮食不宜太咸

现代医学研究表明，高钠盐饮食能增加支气管的反应性。在很多地区，哮喘的发病率与食盐的销售量成正比，这表明哮喘的发病与高盐饮食有关。白露节气时，呼吸道疾病的发病率比较高，如果再食用含盐量高的食物，会增加哮喘、支气管炎等疾病的发病。因此，白露节气的饮食不宜太咸，应以清淡为主。

◎补充维生素，消除秋燥

白露是典型的秋季气候，具备了秋季最明显的干燥特点，也就是人们常说的"秋燥"。燥邪伤人，容易损耗津液，从而使人出现口干、唇干、鼻干、咽干、皮肤干燥及大便干结等症状。适当多吃一些富含维生素的食物，如新鲜水果、蔬菜等，可以有效地预防秋燥。还可以将一些宣肺化痰、滋阴益气的中药，和食物一起烹饪，做成药膳食用，以预防和消除秋燥症状。

◎白露养生食疗

（1）山药南瓜粥

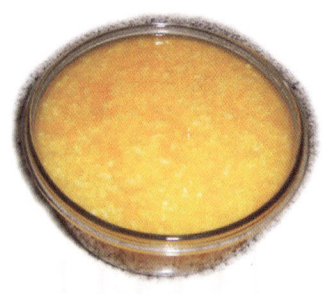

材料： 南瓜、山药各30克，大米50克，盐适量。

做法： 南瓜洗净，去皮、瓤，切成小丁；山药去皮，洗净，切成小片；大米洗净，用清水浸泡半小时，捞出沥水。锅里倒入600毫升清水，下入大米，大火煮沸后放入南瓜丁、山药丁，改用小火继续煮，待米烂粥稠，下盐调味即成。

功效： 补益脾胃，清热解毒，补虚止渴，可调理消化道疾病和糖尿病。

（2）莲子百合煲

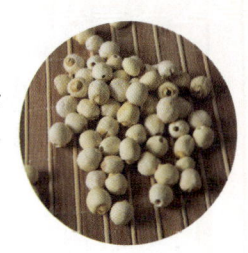

材料： 莲子、百合各30克，瘦猪肉200克，精盐、味精各适量。

做法： 莲子、百合用清水浸泡30分钟；瘦猪肉洗净，和凉水一起下锅，水烧开后捞出切丁。锅里重新放入清水，将莲子、百合、瘦猪肉丁一起放入锅内，大火烧开后转小火煲熟，加盐和味精调味。

功效： 清润肺燥、消炎止咳，对于慢性支气管炎患者有较好的调养作用。

（3）柚子鸡

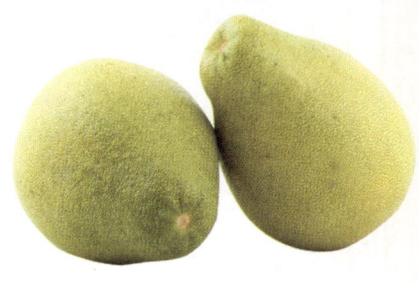

材料： 柚子1个，公鸡1只，精盐适量。

做法： 公鸡去毛、内脏，洗净备用。柚子去皮留肉，将柚子肉放在公鸡腹内，再放入蒸锅蒸熟，出锅时加入精盐调味。

功效： 柚子具有理气化痰、润肺清肠、补血健脾等功效，与具有强身健体功效的公鸡合用，可以补肺益气、化痰止咳。

（4）白萝卜煲羊腩

材料： 羊腩500克，白萝卜1个，姜3片，盐适量。

做法： 将白萝卜与姜洗净，白萝卜切成块状备用。羊腩用清水洗干净，切成块状备用。砂锅里放入适量清水，放入羊腩块、白萝卜块、姜，先用大火煮沸，再改用中火继续煲3个小时左右，加盐调味，即可食用。

功效： 补中益气、健脾消食，可预防皮肤干燥、皲裂、冻疮。

调神养生

> 自古逢秋悲寂寥，我言秋日胜春朝。晴空一鹤排云上，便引诗情到碧霄。
>
> 唐·刘禹锡·《秋词》

◎乐观开朗，切莫悲秋

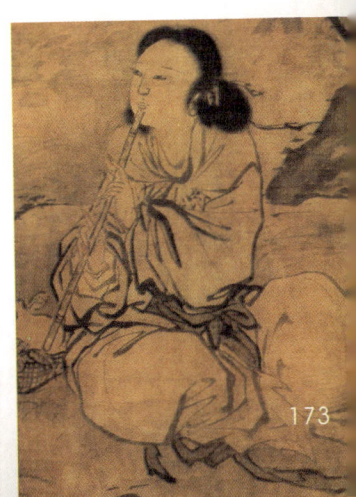

秋季花木凋零，秋风萧瑟，人的情绪易于烦躁或悲愁、伤感。自古以来，民间就有"悲秋"的说法，历代文人更是留下了大量悲秋的诗词。杜甫《登高》诗云，"万里悲秋常作客，百年多病独登台"；柳永《雨霖铃》也说"多情自古伤离别，更那堪冷落清秋节"；秋瑾则有"秋风秋雨愁煞人"之叹。这主要是由于中国古代文人大多怀才不遇，看到秋天清静肃杀、落叶凋零而感觉光阴逝去，岁月不饶人，因而常发出悲叹之声。然而并不是所有的文人都这么悲观失落。大诗人刘禹锡就以积极乐观的心态对待秋季，发出激昂豪迈的秋季

173

之声："自古逢秋悲寂寥，我言秋日胜春朝。晴空一鹤排云上，便引诗情到碧霄。"

宋代养生家陈直说："秋时凄风惨雨，老人多动伤感。"秋季风雨萧条，大自然一片苍凉，老年人触景生情，容易生出悲伤、忧愁的情绪。这种不良情绪对身体健康时非常不利的。因此，秋季养生应调畅情志、培养积极乐观的情绪，保持心理平衡，以顺应"秋收"的特性。要学习刘禹锡的乐观、开朗的心态，养成不以物喜、不为己悲、心胸开阔、乐观豁达、淡泊宁静的性格，收神敛气，保持内心宁静，以减缓秋季肃杀之气对精神的影响，从而适应秋季收敛的特征。

运动养生

> 以两手拳脚胫下十余遍，闭气用力为之。此能开胸膊膈气，去胁中气，治肺脏诸疾。行完，叩齿三十六通以应之。
>
> 东晋·《灵剑子》

◎《灵剑子》导引法之六

取坐位，两手握拳，捶击下肢小腿和足部十几遍，然后再用双手摩擦一遍。最后上下牙齿相叩36遍。

这套功法具有开胸膈、祛除肋骨间的邪气、防治肺脏疾病的功效。

◎白露养生导引功

盘腿而坐，两手按在膝盖上，头缓缓转动，向左右各转动15次，然后上下牙齿相叩，深呼吸，咽口水，收功（图144）。

本套功法可祛除腰背颈部的风邪、滋阴清热、补血填精、强壮筋骨。

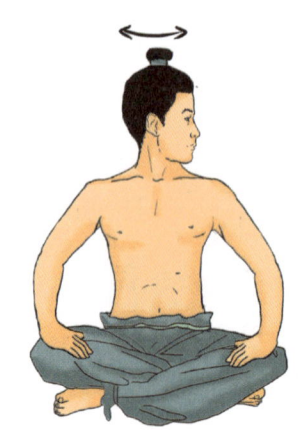

图144 白露养生导引功

经络养生

◎润燥除热

（1）点按曲池穴

手法：用拇指点按曲池穴100次，以感觉酸胀为宜。

功效：曲池穴有疏风、清热、泻火之效，适当加以刺激，可散去体内风邪，同时还可增强肺经活力（图145）。

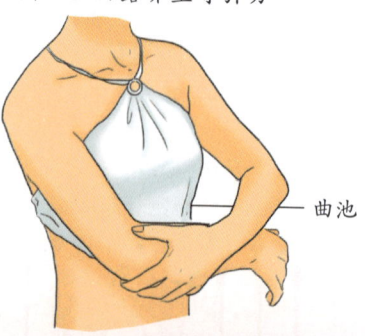

曲池

图145 点按曲池穴

174

（2）点按孔最穴

取穴： 位于前臂掌面桡侧，当尺泽与太渊连线上，腕横纹上7寸。

手法： 用拇指点按孔最穴50次，以感觉酸胀为宜（图146）。

功效： 孔最穴为肺经之穴，常按摩此穴可宣肺清热、润燥止咳。

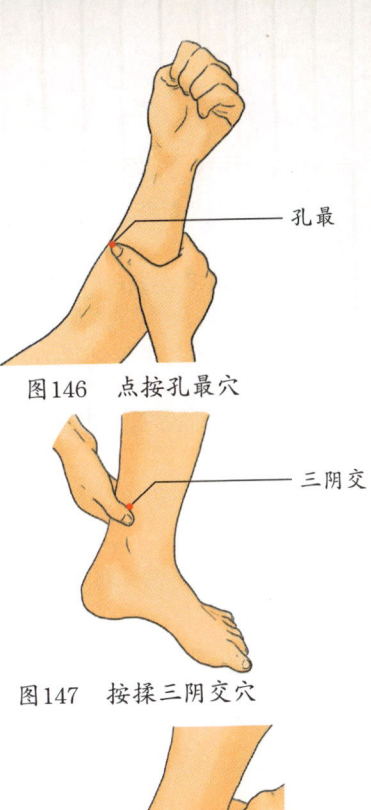

图146　点按孔最穴

（3）按揉三阴交穴

手法： 用拇指按揉三阴交穴1～3分钟，以感觉酸胀为宜（图147）。

功效： 三阴交穴是清热润燥、滋阴生津的要穴，其气血物质为天部之气，富含水湿。刺激此穴可起到滋阴润燥之效。

图147　按揉三阴交穴

（4）点按照海穴

手法： 用拇指指端点按照海穴50次，以感觉压痛为宜（图148）。

功效： 按摩照海穴可调理肾经，益气活血，润燥除热。

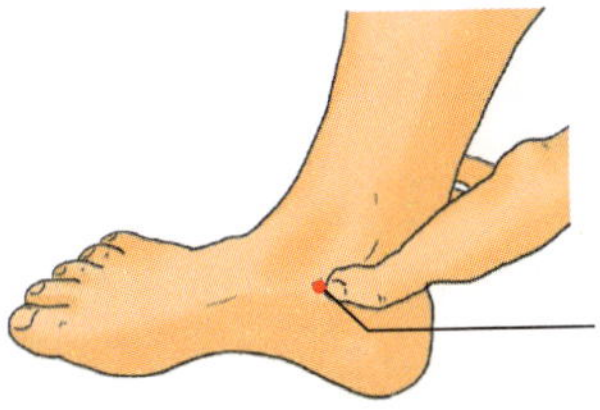

图148　点按照海穴

◎保养阴精

（1）按揉足三里穴

手法： 用拇指按揉足三里穴1～3分钟，以感觉酸胀为宜（图149）。

功效： 足三里穴是诸多经穴中最具有养生保健价值的穴位之一，经常按摩此穴，具有调理脾胃、调补气血、疏通经络、扶正培元的功效，能有效提高脾胃的气血生化功能。气血足了，自然身体健康，精力充沛。

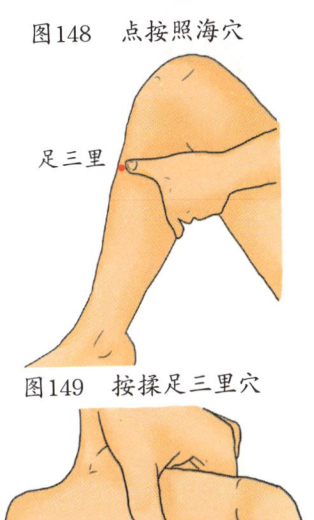

足三里

图149　按揉足三里穴

（2）点按涌泉穴

手法： 用拇指点按涌泉穴3～5分钟，以感觉足心发热为宜（图150）。

功效： 涌泉穴是肾经的起始穴，也是人体养生的要穴之一。经常按摩此穴，对肾脏具有极大的补益作用，可使精力旺盛、体质增强。

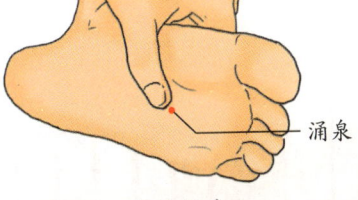

涌泉

图150　点按涌泉穴

（3）推按少府穴

取穴： 在手掌面，第4、5掌骨之间，握拳时，小指尖下即是。

手法： 用拇指推按少府穴1～3分钟，以感觉酸胀为宜（图151）。

功效： 少府穴是手少阴心经上的重要穴位，与心脏和肾脏的功能密切相关，按摩此穴可调节肾脏功能，有保养阴精之效。

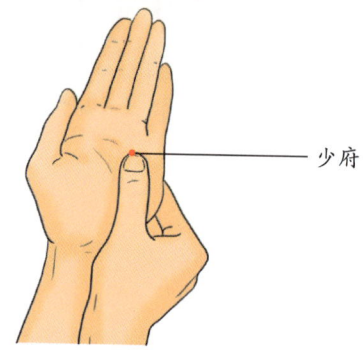

图151　推按少府穴

（4）掌擦神阙穴、腰眼穴

手法： 用手掌擦神阙穴、腰眼穴各50次，以感觉胀痛为宜（图152）。

功效： 经常按摩腰眼穴和神阙穴，有滋阴补肾、补益精气的作用。

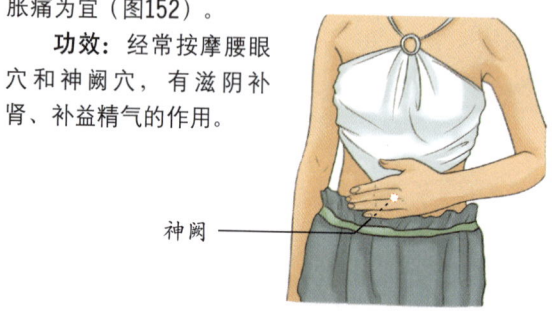

神阙

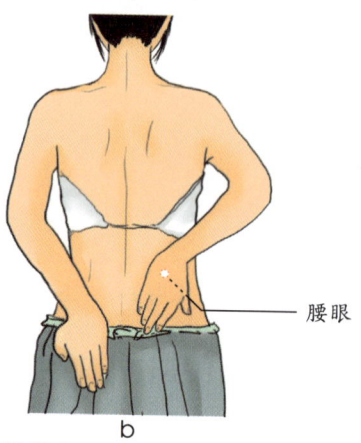

腰眼

a　　　　　　　　b

图152　掌擦神阙穴、腰眼穴

常见病防治

白露节气时燥邪较重，而燥邪侵袭人体后会损耗津液，容易使人口干舌燥、鼻干咽痛、呼吸困难、皮肤干裂、大便干结等。下面就介绍两种白露时节的常见病及其防治方法。

◎便秘

便秘是指粪便在肠内滞留过久，秘结不通，排便周期延长，或周期不长，但粪质干结，排出艰难，或粪质不硬，虽有便意，无力排出，便而不畅的病症。白露时节天气干燥，常有大风，容易使人处于缺水的状态。大肠内水分不足，常出现便秘。

● 预防方法

1　平时多锻炼身体，不能久坐、久卧，加强腹肌锻炼，多做下蹲起立及仰卧屈髋压腹动作。

2　饮食不能太精细，要适当补充膳食纤维，吃一些粗粮，多吃水果蔬菜、奶制品和豆制品，少吃辛辣刺激性的食物。平时多喝开水或淡盐水。

3　养成定时排便的习惯，改变排便时看书看报的习惯，大便时间不宜过久。

4 不能滥用泻药，以防引起或加重便秘。

5 每天清晨空腹饮1～2杯开水或蜂蜜水，有助于润肠通便，预防便秘。

● 防治验方

香蕉粥

材料	香蕉2根，大米100克，冰糖10克。
功效	养胃止渴，滑肠通便，润肺止咳。
适用	肠燥便秘、痔疮出血、习惯性便秘等症。

香蕉去皮，切丁；大米淘净，用清水浸泡半小时。锅中下入大米，倒入适量清水，大火煮开，改用小火熬煮，粥将成时放入香蕉丁、冰糖，略煮片刻即可。

牛奶蜂蜜葱汁

材料	牛奶250克，蜂蜜100克，葱白100克。
功效	滋阴、清热、通便。
适用	阴虚肠燥便秘、习惯性便秘。

先将葱白洗净，捣烂取汁。牛奶和蜂蜜放在锅里一起煮，煮开以后下葱汁，煮熟即可。每天早晨空腹服用。

◎肺气肿

肺气肿是指呼吸性细支气管、肺泡管、肺泡囊及肺泡等终末支气管远端部分膨胀扩张，导致肺组织弹性减退或容积增大。此病多由肺部慢性炎症或支气管不完全阻塞引发，所以支气管炎以及哮喘病患者更易患此病。临床表现为肺气不足，动则气短，严重时会导致肺源性心脏病。秋季肺气肿发病率高，且病情易加重。

● 预防方法

1 吸烟非常容易诱发或加重支气管炎、肺气肿等呼吸系统疾病，因此患有此病的患者必须戒烟。

2 注意防寒保暖，避免着凉，以预防呼吸系统疾病。

3 积极参加锻炼，增强身体抵抗力，预防感冒。

4 保持环境卫生，减少烟雾、粉尘和刺激性气体对呼吸道的影响。

5 避免食用辛辣刺激性食物，如辣椒、葱、蒜、酒等，否则容易刺激气管黏膜，诱发疾病。

● 防治验方

　　瘦肉、动物肝脏、豆浆、豆腐等食品含有丰富的优质蛋白和铁元素，不易增痰或上火，可增强抗病能力，促进身体康复，所以肺气肿患者应多吃这些食物。同时要少食用牛奶及奶制品，以免痰液变黏稠。

川贝杏仁炖猪肺

材料	川贝母、杏仁各15克，玉兰片30克，猪肺1个，料酒、姜块、盐、味精各适量。
功效	散结泄热，润肺清火。
适用	缓解肺气肿症状。

　　川贝母洗净；杏仁洗净，去皮、尖；猪肺洗净，切块；玉兰片洗净，切薄片。炖锅内放入川贝母、杏仁、猪肺块、玉兰片、姜块、料酒，加适量火炖煮40分钟，加入盐、味精，搅匀即可。

玉竹冰糖饮

材料	玉竹50克，红枣20克，冰糖末适量。
功效	润喉清心、祛烦消渴、养阴生津、润肺止咳。
适用	改善肺气肿、肺心病症状。

　　玉竹洗净，切段；红枣洗净。在锅里放入红枣、玉竹段，加水适量，大火煮沸，改用小火熬煮1小时，关火，去渣取液，稍凉后加入冰糖末，搅匀即成。每日服用1次。

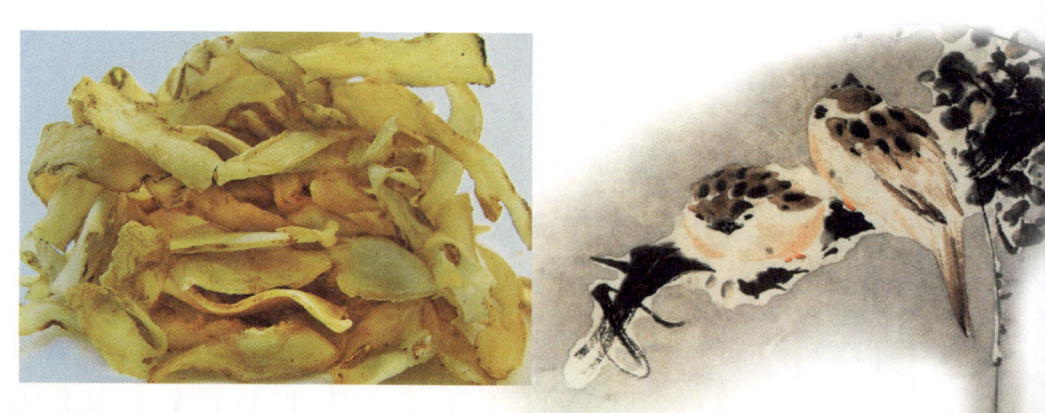

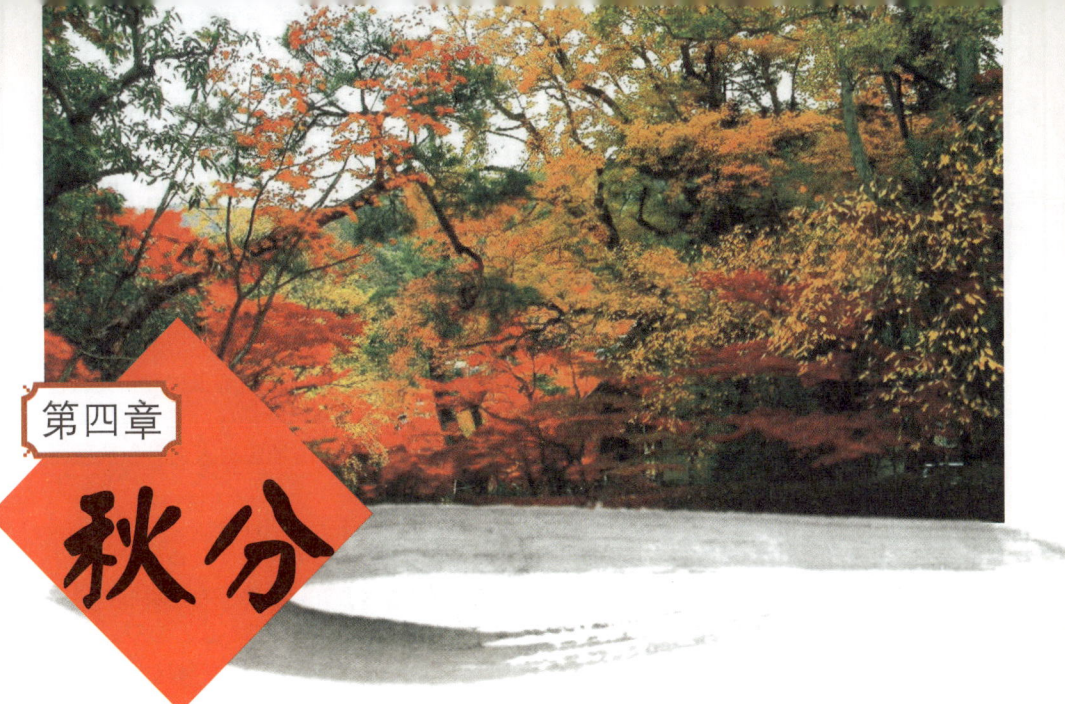

第四章

秋分

白露早，寒露迟，秋分种麦正当时

白露过后就进入秋分节气。秋分是秋季的第四个节气，时间一般为**阳历9月22日或23日**。秋分这一天，太阳直射赤道，南北半球昼夜均分。秋分之后，太阳直射点的位置由赤道向南半球移动，我国所在的北半球，开始进入昼短夜长的时期。

古籍《春秋繁露》记载："秋分者，阴阳相半也，故昼夜均而寒暑平。"就是说秋分这一天，阴阳各半，昼夜均分，寒暑持平。秋分，"分"是"半"的意思，秋分有两层含义：一是这一天昼夜均分；二是这一天正好处于秋季90天的中间，平分了秋季。

进入秋分节气后，我国南方地区才算真正进入凉爽的秋季。此时全国大部分地区雨季刚刚结束，正是凉风习习，碧空万里，风和日丽，秋高气爽，丹桂飘香，菊花盛开，蟹肉肥美，令人心旷神怡的好时节。

我国古代将秋分分为三候："一候雷始收声；二候蛰虫坏户；三候水始涸。"古人认为，雷是因为阳气盛而发声，即"二月阳中发声"。第一候时，阴气开始旺盛，即"八月阴中收声"，所以不再打雷了；到第二候时，蛰居的小虫开始回到土里筑巢，为过冬做准备；第三候时，地面上的水开始干涸，空气变得比较干燥。

气候特点

◎降温明显，雨量减少

秋分时节，气温下降比较明显。冷空气即将成为我国大部分地区气候的主导力量。民间谚语说："白露秋分夜，一夜冷一夜"。随着冷空气不断南下，气温逐渐降低，开始向深秋过渡。在南方地区，此时正是秋风送爽、云淡风轻的好时节。而在东北地区，已经可以看到初霜了。"八月雁门开，雁儿脚下带霜来"。初霜的降临，使这些地区的人们可以欣赏到"霜叶红于二月花"的秋景。

秋分时节，南下的冷空气与逐渐衰减的暖湿空气相遇，产生一次次的降水，气温也一次次地下降，但秋分时节的日降水量不会很大。秋分到来后，全国大部分地区，包括江南、华南地区，降雨天数和雨量都进入大幅度减少的时段，河湖的水位开始下降，有些季节性河湖甚至会逐渐干涸。

养生要点

> 仲秋之月，大利平肃，安宁志性，收敛神气，增酸养肝。勿令极饱，勿令壅塞。
>
> 明·高濂·《遵生八笺》

◎调和阴阳，内外平衡

秋分时，大自然处于阴阳各半、昼夜均分、寒暑相平的状态。中医养生注重人与自然相统一，人要适应自然的特点，这样才能天人合一，获得最好的保健养生效果。因此，秋分节气的养生重点是调和体内阴阳，保持内外平衡。《黄帝内经》中说："谨察阴阳所在而调之，以平为期。"在秋分时节，人体内的阴阳要像大自然的阴阳一样处于均分状态，不能偏颇，这样才能达到"阴平阳秘，精神乃治"的健康状态。

◎秋燥分温凉，秋分防凉燥

金秋季节，雨水稀少，天气干燥，人们容易出现口干、鼻干、咽干、舌干少津、干咳少痰、皮肤干裂等症状，中医称之为秋燥症。秋燥有温燥和凉燥之分，和秋季不同的气候有关。

秋分之前，尚有暑热的余气，热气与干燥夹杂，形成温燥。而进入秋分以后，气温迅速下降，寒凉渐重，凉气与干燥结合，形成凉燥。因此秋分时节应以预防凉燥为主。通过饮食调养，可以很好地防止凉燥对人体造成损伤，萝卜、菠菜、山药等都是具有预防凉燥作用的食物。

◎保护脾胃，预防消化道疾病

进入秋分节气后，气温明显下降，天气逐渐变凉，此时如果不注重保护脾胃，脾胃很容易被寒凉伤害，诱发原有的慢性胃病，或导致出现新的胃病。所以在这个节气，患有慢性胃炎的人要特别注意脾胃的保暖。

为了保护脾胃，要防止腹部受凉，早晚天气凉的时候要添加衣物，夜晚睡觉盖好被褥。胃病患者的饮食应以温、软、淡、素、鲜为宜，做到定时定量，少量多餐，使胃中经常有食物中和胃酸，可以避免胃酸侵蚀胃壁而加重病情。

起居养生

> 勿犯邪风，令人生疮，以作疫痢。
>
> 唐·孙思邈·《摄生论》

◎睡觉需关窗，方向有讲究

秋分时节，秋风送爽，有的人贪图凉快，喜欢开窗睡觉。但此时正是冷空气活动频繁的时期，也许白天气温不低，但是晚上很有可能就有冷空气来袭。如果打开窗户睡觉，寒气就会从窗户而入，侵袭人体。而人在睡眠中身体的抵抗力很弱，很容易感受寒邪而生病。因此，睡觉之前一定要把窗户关上，以防寒湿之邪入侵。

古代养生者对于睡觉时的方向也有讲究。《千金要方》记载："凡人卧，春夏向东，秋冬向西"。春夏属阳，睡眠时头部宜向东；秋冬属阴，睡觉时头部宜向西，以符合"春夏养阳，秋冬养阴"的养生原则。

◎秋冻要适度，天凉要加衣

进入秋分后，天气较凉，但是不能一下子穿得太多，捂得太严，避免出汗较多，使阴精损耗，阳气外泄。然而秋冻也要掌握恰当的尺度，不能冻得打寒战，这样不但不能增强抵抗力，反而会使寒邪侵入体内，引起疾病。

另外，秋冻还要因人而异，身体强壮的人可以适当多冻一下，老人和小孩身体较弱，在进入秋分后就要注意保暖。如果气温骤然下降，出现雨雪，就不能再冻了，要及时添加衣物。

◎秋高气爽，适宜出游

秋分时正值秋高气爽，是外出游玩的大好时机。到户外去活动，既可以游山玩水，欣赏风景，使心情愉悦，又可以增加活动量，锻炼身体。在户外活动时，要注意防寒保暖，不能穿着单衣到户外活动。进行体育锻炼时不宜一下子脱的太多，锻炼后不要穿着汗湿的衣服在冷风中逗留。

还需要注意的是，秋分时人体阴精阳气正处于收敛内养阶段，因此运动也要顺应这一特点，运动量不宜过大，以防出汗过多，阳气耗损。应选择轻松平缓、活动量不大的运动。

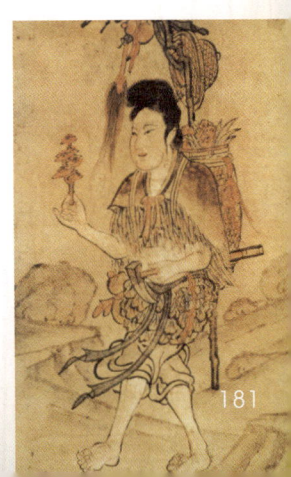

食疗养生

> 是月采百合，曝干蒸食之，甚益气力。
>
> 唐·李商隐·《杂纂》

◎滋润生津防秋燥

秋燥常会使人皮肤和口角干裂，皱纹增多，口燥咽干，还会使毛发脱落增多，大便干结。这时除了要注意保持室内一定的温度和湿度外，还要适当多吃水果，注意补充水分。

中医养生学认为，秋宜甘润，润肺防燥。晨饮淡盐水，晚饮蜂蜜水，既可补充人体水分，防止便秘，还可以祛病养生，抗衰老。秋分时节要多吃些滋阴润燥的食物，甘蔗、梨、芝麻、银耳、鳖肉、鸡肉、菠菜、竹笋、栗子、白菜、燕窝、猪肺、豆浆、橄榄等，都是适合秋分时食用的食物，可润肺生津，养阴润燥。如果出现口燥咽干、干咳少痰等阴伤的症状，可将沙参、麦冬、百合、杏仁、川贝母等药物加入到食物中，做成药膳，以增强疗效。

◎秋蟹正肥美，食用要注意

秋分时节是蟹肉最肥美、最滋补的时候。螃蟹不仅肉嫩味美，还有极高的营养价值。蟹肉的蛋白质含量比猪肉、鱼肉都要高出好几倍，而且含有丰富的钙、磷、铁以及维生素A等营养元素，但要正确食用螃蟹，才能既享受美味，又补益身体。

❶ 不吃已经死了的螃蟹。螃蟹临死前和死亡后，其体内的组氨酸分解产生组胺。组胺是一种有毒物质，而且螃蟹体内组胺的含量会随着其死亡时间的延长而增多。即使螃蟹熟透了，组胺也不会被破坏。

❷ 生螃蟹不能吃。螃蟹中很容易寄生肺吸虫，生吃螃蟹会使肺吸虫也进入人体内。另外，螃蟹好食腐败之物，各种病菌和毒素都会积累在其肠胃里，如果生吃容易引起中毒。

❸ 内脏没去除干净的螃蟹不能吃。清蒸也好，煎炸也罢，烹饪前不仅要把螃蟹刷洗干净，还要把蟹腮、蟹胃以及蟹心等内脏清理干净。其中蟹腮长在蟹体两侧，呈眉毛状条形排列，蟹胃在蟹体的前半部，蟹心则在蟹黄中间，与蟹胃紧紧连着，其味道苦涩。

◎秋分养生食疗

（1）香菇板栗

材料： 水发香菇150克，板栗肉20克，鲜汤150毫升，豆油40毫升，酱油30毫升，味精、葱、姜末、白糖、水淀粉、麻油少许。

做法： 水发香菇切片，板栗肉切成厚片。锅烧热后放豆油，将水发香菇片、板栗片同时下锅煸炒片刻，加入酱油、白糖、姜末、葱、鲜汤，烧开后改成小火焖3分钟，再改用旺火，加味精，用水淀粉勾芡，翻炒几下淋入少许麻油即可。

功效： 益智补肾，提高机体免疫力。

（2）白汁鲢鱼

材料： 白鲢鱼（500克左右，活鲜鱼最佳）1条，胡萝卜、黄瓜、葱各50克，姜、蒜、精盐、味精、胡椒粉、水淀粉、油各适量。

做法： 白鲢鱼杀洗干净，胡萝卜、黄瓜、葱都切成3厘米的细丝，姜、蒜适当切丝，精盐、味精、胡椒粉和水淀粉兑汁待用。在锅里放入适量清水烧开，鱼下锅煮熟，捞出放在盘中。另起锅烧热，放适量油，把葱丝、姜丝、蒜丝下锅稍炒，再把胡萝卜丝、黄瓜丝入锅，放入兑好的汁炒熟，浇在鱼上即可。

功效： 可防治秋燥，且有健脾益胃之功。

（3）秋日蟹锅

材料： 螃蟹500克，鸡肉180克，猪肉120克，水发银耳200克，莲藕、竹笋各100克，胡萝卜半根，鸡蛋1个，香菜、盐、干淀粉、米酒、葱段、姜、植物油各适量。

做法： 螃蟹洗净，斩件；水发银耳洗净；莲藕洗净，切末；竹笋、胡萝卜、姜洗净，切片；青菜洗净切末；鸡肉、猪肉分别洗净、剁末。碗里放入鸡肉末、猪肉末、莲藕末、香菜末，打入鸡蛋，再放入盐、干淀粉，拌馅挤成小丸子，备用。炒锅里放植物油烧热，放入葱段、姜片炒香，放入胡萝卜片、水发竹笋片、螃蟹块翻炒，淋米酒，撒盐，加入适量开水，小火慢炖。炖开后放入小丸子，加盐，放入水发银耳，待锅中材料全部煮熟后即可。

功效： 滋阴润燥、健脾开胃。

（4）当归粥

材料： 当归15克，红枣5枚，粳米50克，白秒糖适量。

方法： 先用温水将当归浸泡片刻，加水200毫升左右，熬浓汁约100毫升，去渣取汁，与粳米、红枣一起放入砂锅，再加水300毫升左右，以小火煮至米开粥稠为度，然后放入白砂糖，稍煮片刻即可。每日早、晚空腹温热服食。

功效： 补血调经、活血止痛、润肠通便。

调神养生

> 飞来山上千寻塔，闻说鸡鸣见日升。不畏浮云遮望眼，只缘身在最高层。
>
> 宋·王安石·《登飞来峰》

◎登高望远，舒畅身心

秋天阳气衰弱，万物肃杀。人体的阳气从表皮开始往内收，毛孔逐渐闭合，容易使得肺气不宣畅，肺气不宣则人容易产生悲伤的情绪，再加上草枯叶落、花木凋零的情景，更容易使人特别是老年人和在外的游子触景生情，引起凄凉、忧郁、悲愁伤感的情绪。

用什么方法可以化解这种悲愁呢？古人早就为我们想好办法了。农历九月初九重阳节，又叫做登高节，在这一天，人们有登高爬山的习俗。此时登高爬山，不仅可以欣赏风景、陶冶情操，而且通过登高爬山，与自然亲密接触，可以缓解压力，放松心情，对于消除秋季的悲伤忧愁大有好处。登高爬山，还能减轻人们的心理压力，调节紧张的情绪，改善生理和心理状态，恢复体力和精力，使人精力充沛地投入学习、工作中去。

登高不仅能调畅人们的精神情绪，而且对身体健康也有很多益处。秋高气爽，山巅之间披红挂绿，景色十分宜人。而大山里树木繁茂，空气新鲜，是座天然的"大氧吧"，能促进和调节人体的生理功能，对一些慢性病起到辅助治疗的作用。医学研究还发现，登山能提高人的视力，增强心肺功能，锻炼关节肌肉；登山能让久坐办公室以及其他疏于锻炼的亚健康人群享受到舒展筋骨的舒畅与惬意。

此外，登高还可以磨练人的意志，陶冶人的情操，愉悦人的心境，还能强身健体，缓解精神压力，对身心健康大有裨益。

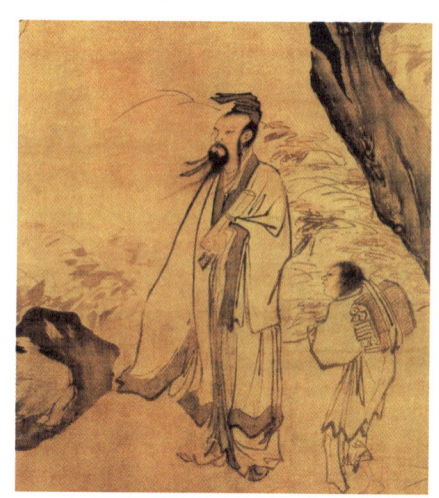

运动养生

每日丑寅时，盘足而坐，两手掩耳，左右反侧，各三五度，叩齿吐纳咽液。

宋·《陈希夷二十四节气养生导引坐功图》

◎秋分养生导引功

盘腿而坐，两手贴在耳朵上，十指向后相对，上身向左侧倾斜，到最大幅度为止，再慢慢向右侧倾斜，左右动作相同，各做15次。然后上下牙齿相叩，咽口水，深呼吸，收功（图153）。

本套功法可防治风湿积滞、腹大水肿、膝盖肿痛、胸部气冲、大小腿外侧疼痛、遗尿、腹胀等病症。

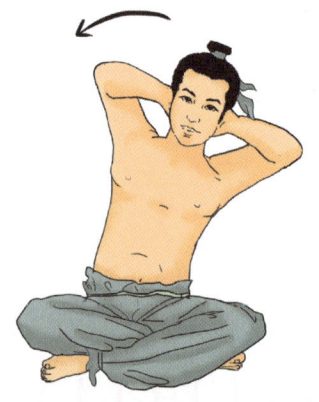

图153　秋分养生导引功

◎平衡阴阳操

1.挺立身体，双脚分开与肩同宽，稍稍屈膝。吸气，双手握拳，向前甩动双臂。

2.呼气，弯曲双膝半蹲，上半身前俯，与地面平行，目视下方，臀部和手臂向后伸展。

3.吸气，双臂贴着耳朵向前伸出，使双臂、后脑勺和脊柱形成一条直线。做腹式呼吸，保持这个姿势5分钟左右。

4.彻底呼气，然后吸气直立，双臂高举过头，拳变为掌，掌心相对。再呼气，同时将双臂放回体侧，充分休息。

> 本套养生操能使脊柱得到伸展，增加身体的柔韧度，同时能调节人体阴阳平衡，达到气血平和状态。

经络养生

◎滋阴固阳

（1）按揉神阙穴

手法：用食指和中指按揉神阙穴50次，以透热为宜（图154）。

功效：神阙穴为经气之海，统属全身经络，内连五脏六腑、脑及子宫，因此经常按压此穴，可起到补肾益气、滋阴固阳的作用。

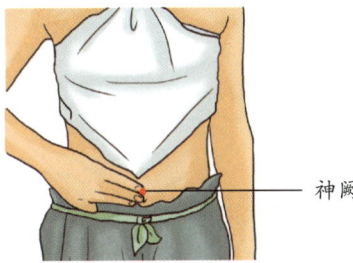

神阙

图154　按揉神阙穴

（2）按揉命门穴

手法：用拇指按揉命门穴50次，以感觉胀痛为宜（图155）。

功效：按摩此穴，具有温肾健脾、滋阴固阳、调节人体整体功能的作用。

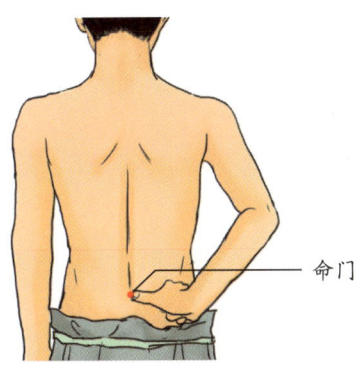

命门

图155　按揉命门穴

（3）按揉肾俞穴、膀胱俞穴、气海穴、关元穴

取穴：膀胱俞在骶正中嵴旁1.5寸，平第2骶后孔。

手法：用食指、中指、无名指指端按揉腰椎两侧的肾俞穴、膀胱俞穴、气海穴、关元穴各50次，以感觉胀痛，按压处透热为宜（图156）。

功效：以上两个背部俞穴对于调整肾脏机能、疏通排泄系统具有重要作用，加按气海穴、关元穴，可起到滋阴固阳的作用。

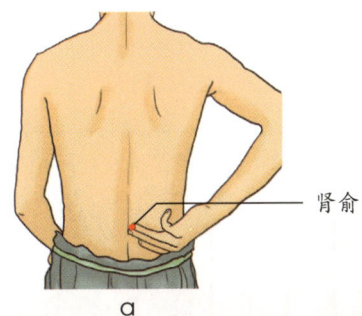

肾俞

a

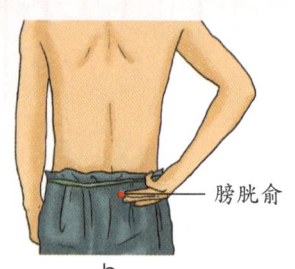
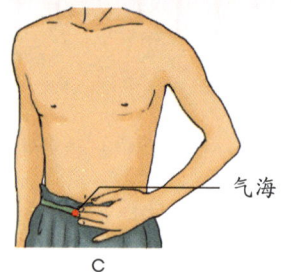

b　　　　　　　　　　c

图156　按揉肾俞穴、膀胱俞穴、气海穴、关元穴

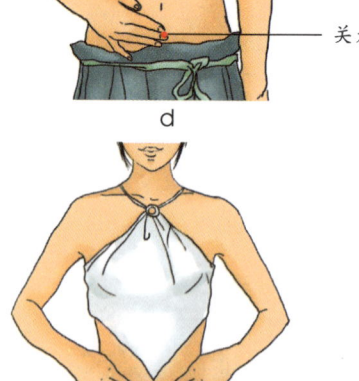

d

◎理气行滞

（1）点按天枢穴

手法：用食指、中指指腹点按天枢穴50次，力度适中（图157）。

功效：天枢穴是腹部要穴，是大肠经气血的主要来源之处。适当刺激此穴，有助于气血的上下流通，可起到理气行滞的功效。

（2）按揉气海穴

手法：用拇指按揉气海穴50次，以透热为宜（图158）。

功效：按摩气海穴有理气行滞、补肾虚、益元气的功效，能缓解腹痛、腹胀等症状。

（3）推按支沟穴

取穴：手背腕横纹上3寸，尺骨与桡骨之间，阳池与肘尖的连线上。

手法：用拇指指腹按压支沟穴50次，以感觉酸胀为宜（图159）。

功效：经常按摩支沟穴，可通调腑气、行滞消胀、增强机体的排毒功能、改善便秘。

（4）点按三阴交穴、足三里穴

手法：用拇指点按足三里穴、三阴交穴各100次，以感觉酸胀为宜（图160）。

功效：刺激足三里穴、三阴交穴可调节人体内脏功能，增强体质，润肠通便。

图157　点按天枢穴

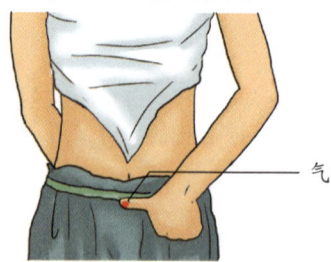

图158　按揉气海穴

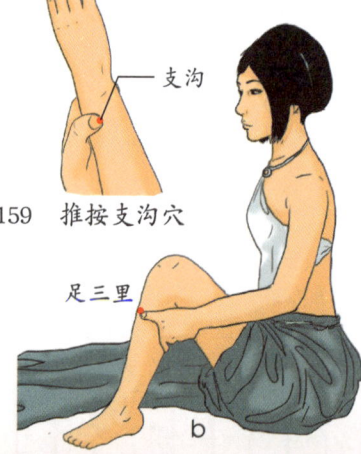

图159　推按支沟穴

图160　点按三阴交穴、足三里穴

常见病防治

秋分时节，燥邪易从人的口鼻而入，损伤津液，使人口燥咽干。失去了水分的滋润，口腔很容易出现病变，所以口腔溃疡和咽炎就成了这个节气比较常见的疾病。秋分时的养生应注重预防这两种疾病。

◎口腔溃疡

口腔溃疡俗称"口疮"，是一种发生在口腔黏膜上的浅表性溃疡。溃疡表面凹陷，周围充血，进食刺激性食物时常有刺痛感。口腔溃疡的发生和口腔卫生、口腔受到的刺激，以及人的精神情绪有关系。

● 预防方法

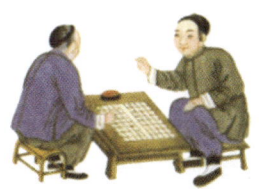

1 保持口腔卫生，坚持早晚刷牙、饭后漱口。
2 减少对口腔黏膜的刺激和摩擦，少吃刺激的食物。
3 多吃新鲜水果蔬菜，尽量少吃腌制品。
4 保持良好心态，遇到事情不心急。

● 防治验方

口腔溃疡患者不要吃口香糖、巧克力、烟酒、咖啡以及辛辣、烧烤、油炸类食品，以防溃疡加重。同时要多吃新鲜的水果、蔬菜，多喝水，注意营养搭配。

乌梅桔梗汤

材料	乌梅、桔梗各15克。
功效	收敛生津、消炎杀菌、镇痛解热。
适用	口腔溃疡、咽痛、音哑、肺炎等症。

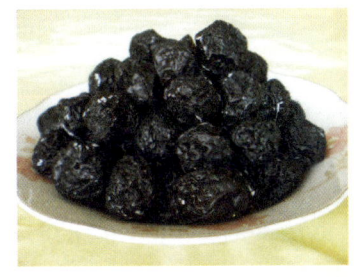

乌梅、桔梗分别洗净，沥干。锅中倒入适量清水，放入乌梅、桔梗煎浓即成。用消毒棉签蘸药液轻拭患处，每日1~2次。

苦瓜茶

材料	苦瓜500克，绿茶少许。
功效	清热解毒、凉血和血、杀菌消毒。
适用	口腔溃疡。

苦瓜洗净，去瓤，切段，酿入茶叶，悬挂阴干。将阴干后的苦瓜和茶叶洗净，切碎，取适量放入茶壶中，冲入沸水，焖泡10分钟即可饮用。

◎咽炎

咽炎指的是炎症发生于咽部黏膜以及黏膜下组织。秋天的气候状况十分容易诱发咽炎，尤其中老年人患病概率较大，而且男性患者多于女性。根据发病时间和患病程度，临床上将咽炎分为急、慢性两种。不过各种咽炎都有以下几种相同症状：咽部会感觉不适、干燥、痒、灼热，并有异物感、刺激感、微痛感等。

● 预防方法

1 室内勤通风，保持空气的流通。

2 多喝水，保证呼吸道的湿润，以防炎症发生。

3 避免烟酒等不良刺激，养成早晚刷牙、饭后漱口的习惯，保持口腔卫生，避免病菌生长。

4 不要连续长时间讲话，尤其不要"扯嗓子"喊。

5 如果因工作需要，经常接触粉尘或化学气体，工作时要注意戴口罩、面罩等护具。

● 防治验方

萝卜、荸荠等食物不仅营养丰富，更有清润的作用，非常适合咽炎患者食用，而煎炒以及刺激性的食物则会给咽部带来更强烈的刺激，所以要避免或少量食用。

蒲公英拔鸭肉

材料	蒲公英20克，鸭肉500克，白砂糖、植物油、盐、水淀粉各适量。
功效	清热解毒，利湿消痛。
适用	热毒痈肿、疔毒疮疡、咽炎等症。

蒲公英研成细粉；鸭肉切块，加盐和水淀粉拌匀，上浆。锅中放植物油烧热，下入鸭肉块，炸成金黄色，捞出控油。锅中留底油烧热，加入白砂糖、蒲公英粉，熬至能拔出糖丝，下入鸭肉块，炒匀即可。

萝卜荸荠汁

材料	白萝卜750克，荸荠500克，蜂蜜50毫升。
功效	下气消食、清热凉血、生津止咳、消热去痰。
适用	急、慢性咽炎。

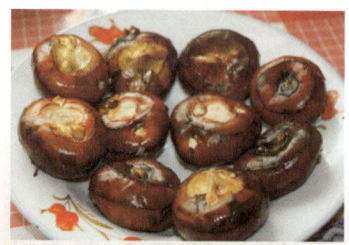

白萝卜、荸荠分别洗净，去皮，捣碎，用纱布包裹挤汁，在汁中加入蜂蜜，搅匀即成。分2～3次服用。

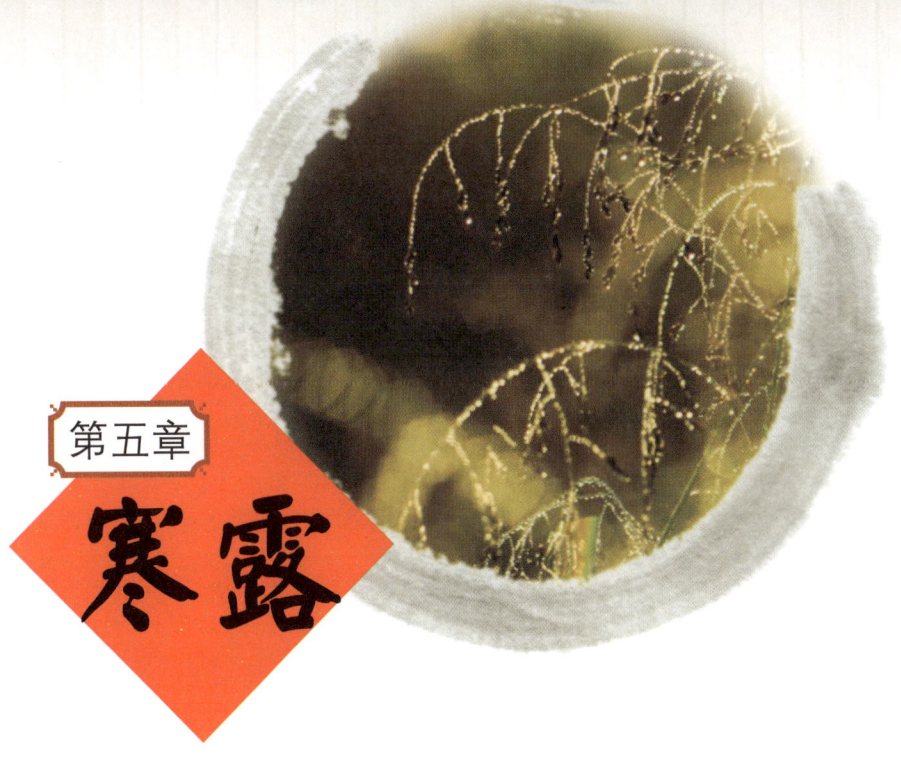

吃了寒露饭，不见单衣汉

　　秋季的第五个节气是寒露，在每年**阳历10月8日或9日**。这个节气的气温比白露时更低，地面的露水温度降低，快要凝结成霜了。《通纬·孝经援神契》上记载："秋分后十五日，斗指辛，为寒露。言露冷寒而将欲凝结也。"《月令七十二候集解》则说："九月节，露气寒冷，将凝结也。"由于气温降低，露水增多，晶莹剔透的露水快要凝结成霜了。

　　如果说白露是天气由炎热转为凉爽的标志，那么寒露则是由凉爽进入寒冷的标志。此时北方大部分地区都被冷高压控制着，天气较冷，昼夜温差较大。南方地区也时常受强冷空气南下侵袭，出现低温、大风天气。

　　我国古代将寒露分为三候："一候鸿雁来宾；二候雀入大水为蛤；三候菊有黄华。"寒露第一候时，鸿雁排成一字或人字形的队列大举南迁；到第二候时，深秋天寒，雀鸟都不见了，古人看到海边突然出现很多蛤蜊，并且贝壳的条纹及颜色和雀鸟很相似，所以就说是雀鸟变成的；第三候时，菊花已经普遍开放。

　　寒露节气，常有冷空气来袭，降温迅速，因此寒露时的养生，要注意防寒保暖，要滋养阴气，预防燥邪，让身体充分适应自然界气候的变化。

气候特点

◎寒气增长，降温较快

寒露到来后，气候转冷，万物随寒气增长而逐渐萧条，这就是民间谚语所说的"寒露一到百草枯"。随着西伯利亚的冷空气势力越来越强，气候变化极快。一旦遇到寒潮侵袭，天气就会突然变冷，迅速降温。此时，南岭及以北的广大地区均已进入深秋，东北和西北地区已经开始出现霜冻了。在南方地区，虽然中午还比较暖和，但是早晚气温较低。广东民间有"中秋过后夜夜凉"的谚语。一旦有寒流南下，就会出现阴雨天气，气温骤降。

10月份，气温下降明显，每当遇到秋雨，空气中丰沛的水汽就会很快达到饱和，常出现雨雾混合或者雨后大雾的情况。特别是在夜间，大雾更为多见。在湿度比较大的情况下，辽宁东南部、河北和山东的东部、安徽南部、湖南西部、湖北西部、四川盆地、重庆等地，可能形成成片的雾区。大雾天气，空气中污染物的浓度比平时要高很多，对人体极为不利，常引起呼吸道疾病以及肺部疾病。因此要积极预防大雾天气对人体的损害，雾天不要在室外停留的时间过长，可戴口罩过滤空气中的污染物。

养生要点

> 是月阳气已衰，阴气太盛，暴风时起，切忌贼邪之风以伤孔隙。勿冒风邪，无恣醉饱。
>
> 唐·孙思邈·《千金月令》

◎天气变冷，预防心脑血管病

寒露以后，随着气温不断下降，又到了一些疾病的高发期，对于中老年人来说，应高度警惕心脑血管疾病。外界气温的降低会使体表血管弹性降低，外周阻力增大，从而使血压升高，既增加了心脏的负担，又增大了脑部血管破裂出血的危险，因此心脑血管疾病的发病率会升高。对于有这类疾病的人群，在寒露节气一定要注意防寒保暖，并进行适当的御寒锻炼，合理调节饮食，保持良好的心境，切忌发怒、急躁和精神抑郁。

◎润肺补肾，防止脱发

民间俗语说："秋天到，头发掉。"入秋后，一些人会被脱发的问题所困扰。脱发不仅仅关系到形象，更是一个健康问题。在中医理论中，头发是体内健康状况的外在反映。肺主管人体的皮肤毛发；"发为血之余"，头发是体内气血的外在体现；"肾，其华在发"，头发与肾的功能密切相关。肺气不足，则头发不固，容易脱落；气血不足，则头发干枯，容易脱落；肾精不足，则头发过早变白，容易脱落。因此，预防脱发就要润肺补肾，补益气血。

◎寒气来袭，小心肩周炎

　　肩周炎是老年人容易患上的一种疾病。老年人由于气血不足，关节功能逐渐衰弱，此时如果不注意保暖，寒邪侵入肩关节，就很容易引起肩周炎，出现肩部疼痛、僵硬、活动不利的症状。进入寒露节气后，寒潮经常来临，老年人一定要注意防寒保暖，尤其是关节部位。预防肩周炎的另一个要点就是补益肝肾，补气养血，使关节部位得到气血的濡润，增强其功能。

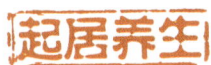
起居养生

> 九月九日，佩茱萸，食蓬饵，饮菊花酒，云令人长寿。
>
> 汉·《西京杂记》

◎寒从脚起，注意足部保暖

　　民间谚语说："白露身不露，寒露脚不露。"寒露时节，地面的露水受寒将要凝结成霜，此时地面的寒气是最重的，如果还赤脚与地面接触，寒邪很容易从脚部进入体内，引起疾病，这就是人们所说的"寒从脚起"。所以孙思邈在《千金要方》中说："每年八月一日以后，即微火暖足，勿令下冷无生意，常欲使气在下。"这是在提醒人们，秋季要注重脚部的保暖，防止下肢受寒。

◎保暖加调养，预防老寒腿

　　寒露时节，许多人的老寒腿开始发作，关节会出现各种不适，怕冷、怕风、僵硬、疼痛甚至刺痛等。老寒腿在医学上称为风湿性关节炎，是由风寒湿邪侵袭关节引起的。寒露前后，一些人会感到腿部酸麻肿胀，而且发沉，很可能就是老寒腿的前兆，此时要积极预防。

　　预防老寒腿，关键是要做好保暖措施。首先，晚上睡觉时，要把膝盖部位以及其他的关节部位用被子盖好，可以在一些容易患关节炎的部位适当地穿戴厚衣袜。其次，洗澡时用热水多擦洗这些部位，或者进行热敷，并坚持每天用热水泡脚。另外，很多人习惯使用护膝，可实际上护膝并不适合用来给膝盖保暖。因为护膝弹性太大，会勒在膝盖周围，导致血液流通不畅，对膝盖反而不利。

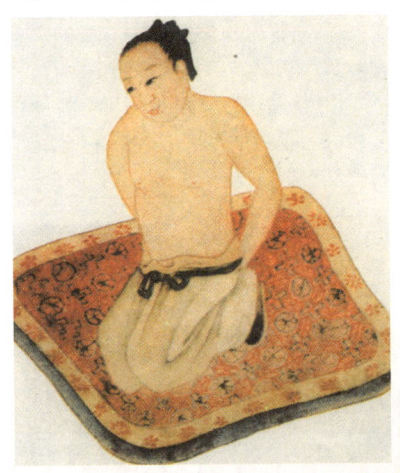

食疗养生

◎忌食肥甘，进补甘淡滋润之品

进入寒露节气后，随着气温的降低，人们会选择饮食进补以增强身体的抗寒能力。但此时脾胃功能尚未完全适应气候的变化，大量进食肥甘厚味的滋腻补品，容易使脾胃运化失常，导致脾胃功能下降，引起疾病。所以寒露时节的饮食调补，应以甘淡滋润食品为主，以防生火、生痰、生燥、伤阴。

甘淡滋润的食物既可补脾胃，又能养肺润肠，可防治口燥咽干等秋燥症状。水果之中的梨、柿子、香蕉等，蔬菜中的胡萝卜、冬瓜、银耳及豆类、菌类、海带、紫菜等，都是这个节气适宜的食物。中老年人和慢性疾病患者应多吃些红枣、莲子、山药、鸭、鱼等食品。早餐应吃温食，最好喝粥，甘蔗粥、玉竹粥、沙参粥、生地粥、黄精粥等都是比较适宜的粥品。

◎进补莫忘排毒

寒露节气，在通过饮食进补后，体内会产生很多的代谢废物。这些代谢废物要及时排出体外，否则会成为毒素，危害身体。因此寒露时节不仅要进补，还要排毒。

选择合适的排毒食品来配合饮食进补，既有益于身体健康，又能强身健体。下面推荐3类比较适宜的排毒食品。

1 菌类。菌类富含的硒元素可以帮助人体清洁血液，清除体内的代谢废物，经常食用可起到很好的润肠、排毒、降血压、降胆固醇、防止血管硬化以及提高机体免疫力的功效，同时菌类食物也是非常好的抗癌食品。

2 新鲜水果蔬菜汁。新鲜的水果蔬菜汁中含有丰富的膳食纤维、维生素等营养元素，对清除体内毒素有很好的作用。

3 猪血汤。猪血是一种很好的排毒食品，它含有丰富的血浆蛋白，可在人体胃酸和消化液中多种酶的作用下产生一种有解毒、润肠作用的物质，还能把胃肠中的粉尘、有害金属微粒等结合成人体不能吸收的物质，通过粪便排出体外。

◎寒露养生食疗

（1）银耳木瓜猪骨汤

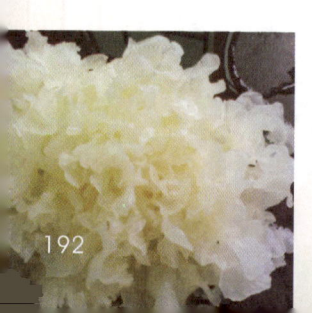

材料：猪骨700克，青木瓜700克，银耳30克，蜜枣2个。

做法：将猪骨、青木瓜和蜜枣一起下锅，加适量水烧开后转小火，煲1个小时左右，加入泡发好的银耳再煲1小时，根据个人口味适当调味即可。

功效：滋阴润肺、养胃生津、补阴益髓，适用于咽干或肺燥而干咳无痰者。

（2）核桃栗子糖羹

材料：核桃仁30～50克，炒熟栗子30～50克，白糖适量。

做法：先将炒熟栗子去壳，再与核桃仁一起捣烂成泥，加入白糖拌匀即可食用。

功效：本品滋阴益肾、补脾益肺，是很好的大众补益食品，且对中风等症有较好的调理作用。

（3）木耳炒山药

材料：木耳150克，山药1根，枸杞15粒，盐、鸡精、胡椒粉、蚝油、蒜片、葱花、花椒粒、干淀粉、植物油各适量。

做法：山药洗净，去皮，切滚刀块；木耳撕成小片；枸杞用温水泡半小时，切碎；山药块加干淀粉拌匀。炒锅放植物油烧成五成熟，放山药块煎至金黄色后捞出。原锅底留油，烧至3成熟，放花椒粒炸香后取出，转大火，放蒜片、葱花爆香，放入木耳片、枸杞末、山药块，加蚝油、胡椒粉、盐、鸡精，炒匀即可。

功效：补益肝肾，滋阴润肺。

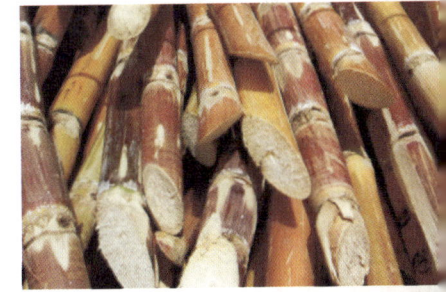

（4）甘蔗粥

材料：甘蔗汁800毫升，高粱米200克，清水适量。

做法：高粱米淘洗干净，与甘蔗汁一起放入锅中，再加入适量清水，煮成薄粥即可。

功效：补脾消食，清热生津。

调神养生

> 秋时凄风惨雨，多动伤感，若颜色不乐，便须多方诱悦，使役其心神，则忘其秋思。
>
> **宋代·陈直（养生家）**

◎积极克服敏感心理

到了寒露节气，天气日益寒冷，落叶纷飞，萧条的景象往往令人忧愁苦闷、敏感多疑，时间久了，自信心很容易受挫，对身心健康非常不利。中医认为："思为脾志，敏感多疑则过思，过思则伤脾。"伤脾则会出现因气血不足而引起的头昏、乏力、心慌等一系列气血虚弱症状。寒露时节可通过下面的方法来调节精神情志，以消除不良情绪。

第一，不要对别人妄加猜疑。对待身边的人和事，心态要平和，不要觉得时时处处都有人要和你作对；不要过于敏感；遇到问题争取化大为小，化小为无。

第二，不要把自己封闭起来。选择合适的时间、合适的场合释放自己心里的压力或苦闷，多和亲人朋友交流，不要把自己封闭在紧张压抑的心理状态中，否则会使身心造成极大伤害。

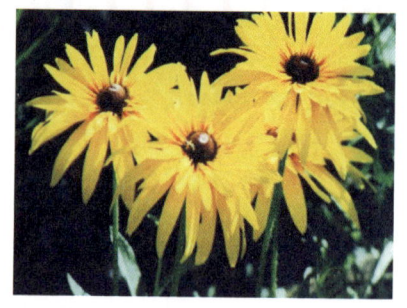

第三，不要对任何事情都期望过高。在预测结果、确立目标时，要客观地分析各种因素，不要盲目乐观。另外，要正确对待自己的优势和劣势，充分发挥出自己的优势，并尽可能地激发自己的潜能，脚踏实地地向成功迈进。

第四，不要斤斤计较。当看不惯别人办的某些事，但如果并没有涉及原则性的问题，完全没有必要过分计较。从心理学上看，适当地"装装傻""糊涂"一下，反而会使原本紧张的气氛变得轻松起来，有助于维护良好的人际关系，而且还能消除心里的苦闷，避免身心健康受到损害。

第五，多到室外进行锻炼。闲暇时间多去锻炼身体，不仅有利于身体健康，还可以使自己心胸更开阔，对待问题更冷静、更理智。

运动养生

> 养性之道，常欲小劳，但莫大疲及强所不能堪耳。
>
> 唐·孙思邈·《备急千金要方》

◎《灵剑子》导引法之七

盘腿而坐，两手十指交叉，按在头顶，头与手上下左右互相对抗用力，持续5分钟（图161）。

本套功法能健脾开胃，祛除胁下积滞的风气，有利于脾脏和四肢。

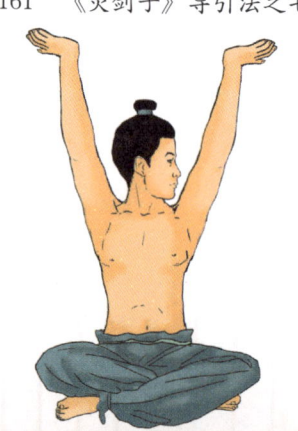

图161　《灵剑子》导引法之七

◎寒露养生导引功

盘腿而坐，两手心向上，十指尖相对，缓缓上提至胸前，然后两手慢慢向上托起，手心朝上，指尖分别朝左右侧方向，两臂伸直，呈开放型。身体上耸，头转向左，手心向下翻，两臂由身体两侧缓缓放下。如此反复做15次。然后上下牙齿相叩36次，咽口水，深呼吸，收功（图162）。

本套功法可防治头痛、腰背痛、鼻出血、目黄泪出等病症。

图162　寒露养生导引功

经络养生

◎补益肺气

（1）按揉中府穴

取穴： 两手叉腰立正，锁骨外侧端下缘、三角窝中心垂直往下推一条肋骨处即是本穴。

手法： 用拇指指腹按揉前胸中府穴3分钟，以感觉酸胀为宜（图163）。

功效： 按摩此穴，具有缓解支气管平滑肌的作用，可改善肺通气量，保护呼吸系统。

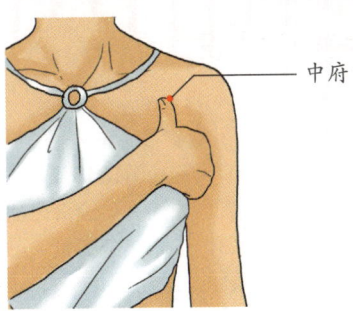

图163　按揉中府穴

（2）按揉膻中穴

手法： 用中指指腹按揉膻中穴2～3分钟，以感觉胀痛为宜（图164）。

功效： 按摩此穴可防治呼吸系统疾病，维持呼吸器官正常功能，补益肺气。

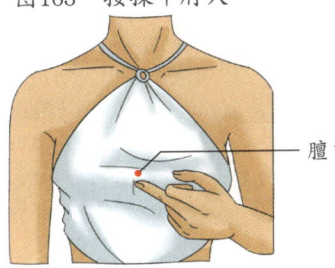

图164　按揉膻中穴

（3）按揉曲骨穴

手法： 用食指、中指按揉曲骨穴50次，以感觉压痛为宜（图165）。

功效： 曲骨穴是任脉上的要穴，医疗价值极大。按摩此穴，可强身健体、补肾益气，改善体虚症状。

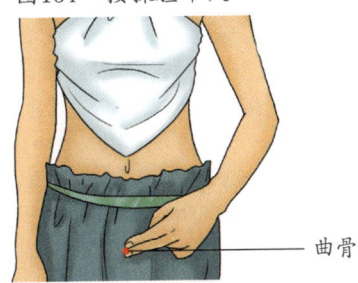

图165　按揉曲骨穴

（4）按揉肺俞穴

手法： 用食指、中指指腹按揉肺俞穴2～3分钟，以感觉压痛为宜（图166）。

功效： 肺俞穴是肺在背部的精气转输之所，按摩此穴能够调节肺的功能，增加肺通气量，维持人体气血阴阳平衡。

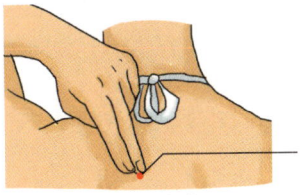

图166　按揉肺俞穴

（5）点按侠白穴

取穴： 坐位或立位，在天府穴下1寸，肱二头肌桡侧缘取穴。

手法： 用拇指指腹点按侠白穴50次，力度适中（图167）。

功效： 侠白穴属于手太阴肺经，经常按揉侠白穴，可以补益肺气。

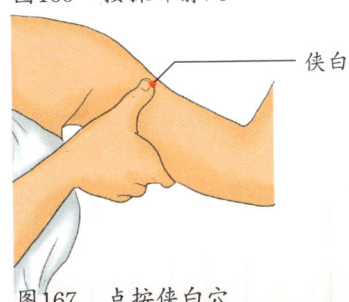

图167　点按侠白穴

195

◎固发生发

（1）按压百会穴

手法：用食指和中指按压百会穴50次，力度适中，以不觉晕为宜（图168）。

功效：百会穴是百脉交会之所，刺激它可通畅百脉，调和气血，扩张局部血管，从而改善头部血液循环，改善毛囊的营养供应。

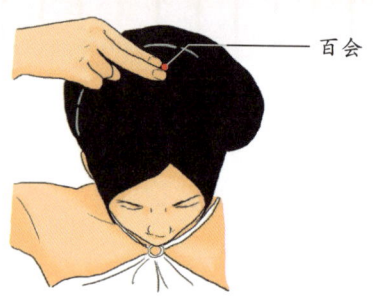

图168　按压百会穴

（2）掐按四神聪穴

手法：用拇指、食指、中指和无名指指甲掐四神聪穴50次，以感觉掐痛为宜（图169）。

功效：四神聪原名神聪，在百会穴前、后、左、右各开1寸处，因共有四穴，故又名四神聪。按摩四神聪穴可促进头部血液循环，增强头皮机能，防治脱发。

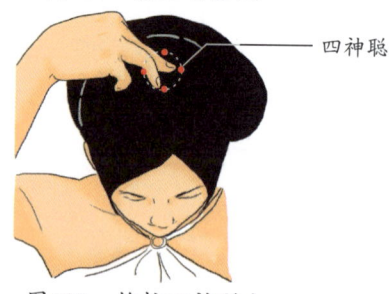

图169　掐按四神聪穴

（3）按压翳风穴

手法：用食指按压翳风穴50次，以感觉酸胀为宜（图170）。

功效：翳风穴是三焦经分布在耳部的穴位，起着疏通耳部经气的作用。经常刺激此穴能够调节大脑皮质，抑制头皮油脂过度分泌，为头发的再生创造一个好的环境。

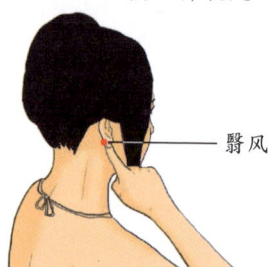

图170　按压翳风穴

（4）点按风池穴

手法：用拇指点按风池穴50次，以感觉胀痛为宜（图171）。

功效：按摩风池穴可明显改善颈部、脑部的血液和氧气的供应，促进新发再生。

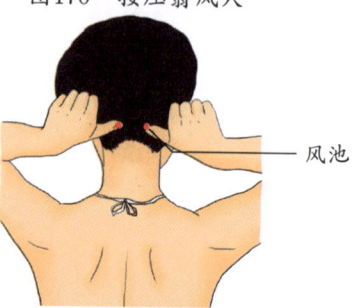

图171　点按风池穴

（5）点按上星穴

取穴：在头部，当前发际正中直上1寸。

手法：用食指按揉上星穴50次，以感觉酸胀为宜（图172）。

功效：按摩上星穴，可调节皮脂腺代谢，抑制皮脂腺分泌，增强毛囊活力，达到祛脂生发的目的。

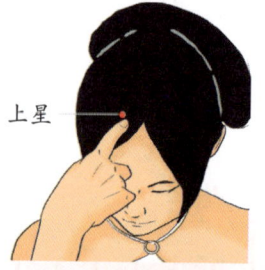

图172　点按上星穴

常见病防治

寒露节气时常有冷空气侵袭而来，引起气温骤降，这种突然降温的天气，很容易引起各种疾病，尤其是呼吸系统疾病。寒邪从口鼻进入体内，诱发哮喘。因此，哮喘病患者在这个节气一定要注意预防。由于天气干燥，气血不足，脱发也是这个节气常出现的疾病。

◎哮喘

哮喘是一种比较常见的发作性、过敏性呼吸道疾病。哮喘发作的过敏原很多，有花粉、尘埃、冷空气等。如果治疗不及时，很快就会出现气急、哮鸣、咳嗽、呼吸困难、多痰等症状，严重时还会口唇、指甲发紫。

● 预防方法

1 天气寒冷时，做好保暖措施，防止感冒和着凉。出门时最好戴口罩，避免吸入冷空气。
2 居住环境应该空气清新，避免烟尘刺激。
3 患者和家属应该清楚导致患者发病的过敏原，在日常生活中要远离这些过敏原。
4 患者应保持情绪平稳，避免激动。平时应适当锻炼身体以增强体质。

● 防治验方

哮喘患者应多吃些生津增液的食物，如梨、藕、萝卜、蜂蜜等。瘦肉、蛋类、豆类等蛋白质含量丰富的食物和钙元素含量高的食物，对哮喘也有预防作用。

百合啤梨莲藕汤

材料	鲜百合、莲藕各100克，梨1个，啤酒300毫升，盐适量。
功效	平喘止咳、除热利湿。
适用	哮喘。

鲜百合洗净，掰成小片；莲藕洗净，切块，焯水，沥干；梨洗净，去皮、核，切块。砂锅中放入适量清水，加入啤酒、梨块、莲藕块，小火煲2小时，加鲜百合片，煮10分钟左右，下盐调味即可。

麻黄煮牛奶

材料	麻黄10克，牛奶250毫升，冰糖末适量。
功效	发汗，平喘，利水。
适用	哮喘、发热、怕冷等症。

麻黄洗净，润透，切段。锅中倒入牛奶，放入麻黄段，加水100毫升，大火烧沸，改用小火煎煮25分钟，关火，去渣取汁。药汁倒回锅中，大火烧沸，改用小火煮8分钟，放入冰糖末，调匀即可。代茶饮用。

◎脱发

脱发有生理性、病理性两种，前者属于头发代谢的正常现象，后者是指头发脱落过度或异常。容易引起病理性脱发的原因有熬夜、嗜辣、染发烫发等，生活压力过大、精神持续紧张等也会引起脱发。男性比女性患脱发的概率大，脑力劳动者出现的脱发现象明显多于体力劳动者。

● **预防方法**

1 保证睡眠充足，合理安排工作和生活的作息时间，做到张弛有度，保持精神愉快的状态。
2 每周洗发2～3次，保持头发清洁卫生，洗发时水不要过热，也不要使用碱性洗发用品。
3 闲暇时多按摩头部，促进头皮血液循环，对头发的生长十分有利。
4 临睡前用梳子梳头，这样可以梳掉黏附在发丝上的尘垢，有利于保持头发的清洁。

● **防治验方**

芝麻、蜂蜜、银耳、核桃、百合粥等滋阴润肺的食品，以及鸡肉、蛋黄、豌豆等富含B族维生素、蛋白质、胱氨酸的食品能很好地促进头发的生长。而辛辣刺激的食物则可能会加重脱发。

黑芝麻核桃粥

材料	大米50克，黑芝麻40克，核桃仁20克，冰糖适量。
功效	补脾和胃、乌发健脑、滋补润肠、延缓衰老。
适用	头发早白、脱发等症。

大米淘净，冷水浸泡30分钟；黑芝麻、核桃仁分别洗净，捣成碎末。大米放入砂锅中，倒入适量冷水，熬制成粥。加入黑芝麻碎、核桃仁碎、冰糖，煮沸即可。

何首乌粥

材料	何首乌30克，大米100克，红枣3枚，冰糖适量。
功效	补肝益肾、滋养气血、延缓衰老。
适用	改善气血不足所致的头发枯黄、脱落或早白。

何首乌洗净；大米淘净。锅内放入何首乌，加适量清水，煎成浓汁，去渣取汁。砂锅内放入大米、何首乌汁、红枣、冰糖，加适量清水，大火烧沸，改用小火煮熟即成。

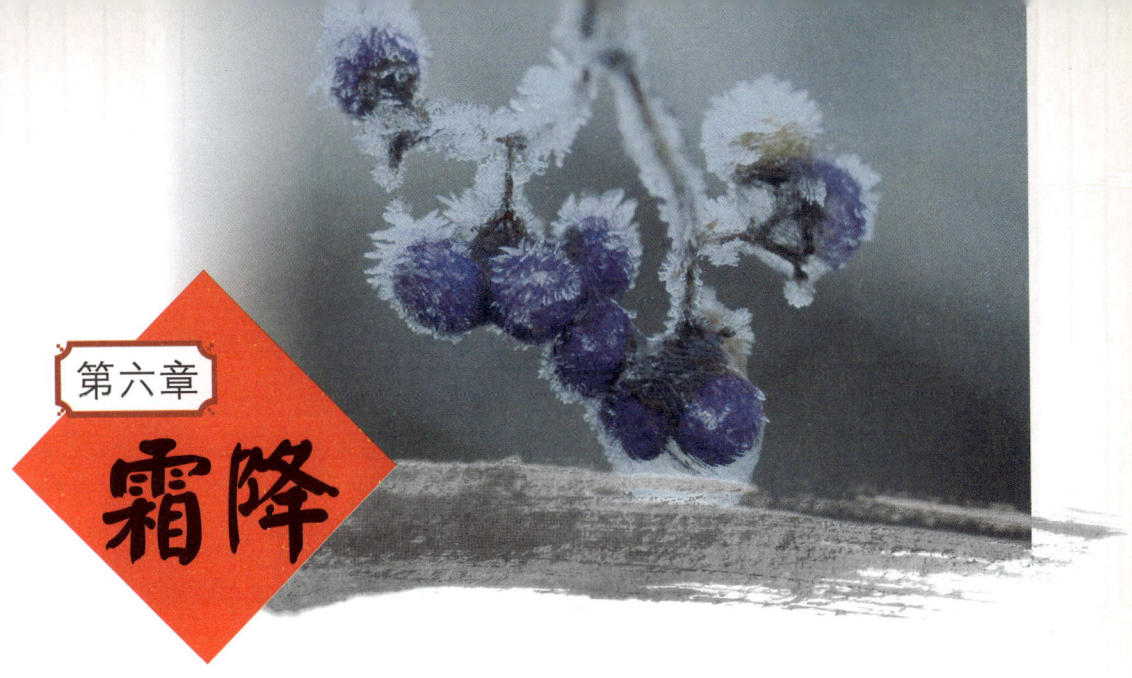

第六章
霜降

初霜下降，阴气凝结

　　秋季的最后一个节气是霜降，在每年**公历10月23日前后**到来。到了霜降节气，气温继续下降，寒露开始凝结成霜，在这个节气的早晨，可以看到地面上出现大片的白霜。《月令七十二候集解》中记载："九月中，气肃而凝，露结为霜矣"。古籍《二十四节气解》中说："气肃而霜降，阴始凝也。"在气象学上，把秋季出现的第一次霜叫做早霜或初霜，也叫做菊花霜，因为此时菊花盛开；把春季出现的最后一次霜称为晚霜或终霜。

　　霜的形成除了需要温度低以外，还需要空气潮湿、天气晴朗。霜只能在晴天形成，晚上降霜，第二天必定是大晴天，这就是民间所说的"浓霜猛太阳"。霜降时节为秋末冬初，此时气温下降较快，我国南方地区出现"霜叶红于二月花"的美丽秋景，而东北、西北和海拔较高的地区，此时已经是漫天飘雪，草木枯败了。

　　我国古代将霜降分为三候："一候豺乃祭兽；二候草木黄落；三候蜇虫咸俯。"第一候时，豺狼开始大量捕猎，豺狼将捕获的猎物先陈列后食用，古人称之为祭兽；第二候时，草木枯萎，树叶凋落；到第三候时，蜇居在地下的昆虫全都在巢穴里不动不食，垂下头来进入冬眠状态中。

◎气温下降，寒霜出现

霜降是秋季向冬季过渡的时期。深秋时节的晚上，地面的热量大量向外散失，温度骤然下降到0℃以下，空气中的水蒸气在地面或植物上直接凝结形成细微的冰针，有的成为六角形的霜花，就形成了寒霜。

进入霜降节气后，北方大部分地区已经出现初霜，冷空气活动频繁，不断有大风天气出现，温度迅速降低，预示着寒冬即将来临。南方地区也已经进入深秋，草木枯黄，树叶凋零，凉风习习，气温较低，有些地区也已经开始出现白霜。

出现降霜时，晚上和早上的温度会特别低，寒气逼人，而白天则会是大晴天，温度较高，温差比较大。所以在出现降霜的时候，由于昼夜温差大，所以更要注意加减衣物以适应气温的变化。

养生要点

> 九月，阳气已衰，阴气太盛。减苦增甘，补肝益肾助脾胃。
>
> 明·《修龄要指》

◎外御寒，内清热

霜降是秋季向冬季过渡的节气，阳气由秋季时的内收向冬季的内藏发展，此时人体的生理特点是外寒内热。由于气温变冷，人体内的气血遇寒冷而运行减慢，所以在这段时间，人的手脚容易冰凉，后背发冷，这是气血遇寒循环不畅所致。而在体内，由于阳气在内聚集，再加上外界燥气较重，所以体内常有燥热的感觉。

由于人体呈现外寒内热的特点，所以此时的养生重点就是外御寒，内清热。在气温下降及早晚较冷时，要添加衣物，做好防寒保暖，以免被寒气侵袭。白天阳光较强烈时，可适当减衣服，还可以通过饮食调养来清除内热。

◎健脾养胃，预防消化道疾病

每个季节的最后一个节气，脾胃功能会比较旺盛。霜降是秋季的最后一个节气，此时脾胃功能也比较活跃。脾胃功能过于旺盛，容易引起胃病的出现，是慢性胃炎、胃溃疡、十二指肠溃疡等疾病复发的高峰时期。由于寒冷的刺激，人体胃肠蠕动的正常规律被扰乱，破坏了胃肠的防御屏障，对溃疡的修复不利，还可导致新溃疡的出现。所以在这个节气，养生要注重健脾养胃，积极预防胃病的出现。

◎寒冷刺激，小心关节疾病

霜降节气，气温很低，且常有大风，在寒冷的刺激下，人体血管收缩、血液循环速度减慢，关节得不到充分的营养，一旦运动不当或者运动过量，会引起肢体不适、疼痛，甚至会受伤。在寒冷的气候下，关节炎、风湿病，以及其他原因引起的腰腿疼痛，很容易复发或加重，因此要注意预防这类疾病。

起居养生

季秋之月，草木零落，众物伏蛰，气清，风暴为朗，无犯朗风，节约生冷，以防疬病。

明·高濂·《遵生八笺》

◎脾胃易受寒，脐腹要保暖

霜降时天气较冷，脐腹部的保暖非常重要。脐腹部指的是上腹部，这个部位的特点是面积大、皮肤血管密集、表皮薄，而且这个部位皮下脂肪少，是个比较薄弱的部位。如果不采取恰当的保暖措施，寒气很容易由此侵入人体。

由于肠胃都在脐腹部附近，所以此处受寒后极易出现胃痛、消化不良、腹泻等症状，严重时还会使胃剧烈收缩而产生剧痛感。

保护好脐腹部，不仅要适时增添衣服，睡觉时用被子盖好腹部，还可以每天用手掌顺时针按摩肚脐。如果已经受了寒气，而且病情比较重，可以把250～500克粗盐炒热，然后装进用毛巾缝制的口袋里，趁热敷在肚脐上。

◎保护腰部，注重保暖

人体的腰部支撑着整个上半身，担负着身体一半的重量，腰椎关节是运动最复杂、活动最多的身体部位之一，由于没有坚硬的骨质结构做保护，所以负重或运动时容易受伤。人到中老年，由于腰椎关节的退化，容易出现腰间盘突出、腰肌劳损、腰椎增生等病变，而寒冷更容易诱发或加重这些病变。因此，霜降节气要注重腰部的保暖。

随着天气变冷，要及时增添衣物，睡觉时要盖好腰背部，要避免淋雨受寒，不要在潮湿的地方久留。如果室内过于寒冷，可通过使用电热褥来保暖。不要久坐久站，每隔一段时间就要起来活动一下，以此来放松腰部肌肉，避免腰部疼痛。另外要注意的是，如果腰部不适则不要行房事，在腰部痛感正在减轻却没有彻底消退之前，房事也不宜太频繁。

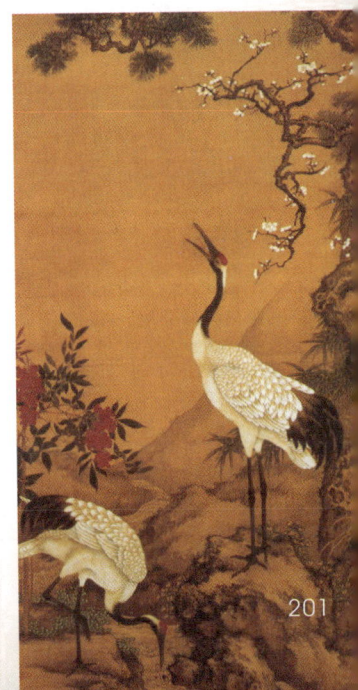

食疗养生

勿食犬肉，伤人神气。勿食霜下瓜，冬发翻胃。勿食葵菜，令食不消化。

楚帛书·《月忌》

◎霜降要补，平补为宜

中医养生认为，在霜降节气应适当地进补，为进入寒冷的冬季做准备。民间谚语说"补冬不如补霜降""霜降进补，来年打虎"，充分说明了人们对霜降进补的认同。

霜降进补应以平补为宜，所谓平补，就是用甘平和缓的食疗方法来补益身体。霜降时脾胃功能比较活跃，如果以肥甘油腻来滋补，很容易加重脾胃的负担，甚至损伤脾胃。以平补的方法来补益身体，既能健脾养胃，强身健体，又不会加重脾胃负担。

◎食物不可过热，以防刺激胃部

中医认为，每个季节的最后18天在五行中属土，与脾相对应，在这段时间里，脾胃功能比较活跃。霜降节气，由于脾胃功能过于旺盛，很容易出现脾胃疾病，如胃炎、胃溃疡等。在寒冷的季节里，很多人喜欢特别热的食物，如火锅、热粥，甚至有些人以喝烧酒御寒，这些都可能加重胃病。过热的食物会增加对胃黏膜的刺激，引起溃疡部位扩大加深，使病情加重。所以霜降节气应该避免吃过热的食物。

◎减辛增酸补肝脏，忌食辛燥伤肺阴

霜降时节应少吃辛味食物，辛能入肺，增强肺气，肺气太旺会损害肝脏，即为金克木。葱、姜、蒜、韭菜、辣椒等辛味食物在这个节气应少吃。同时，在霜降节气，还应适当增加食用酸味食物，以增强肝脏的功能。可多吃一些酸性的水果蔬菜，如苹果、石榴、葡萄、芒果、杨桃、柚子、柠檬、山楂等。

霜降节气应尽量少食用辛辣、烧烤、油炸等辛燥食物，这些辛燥食物会损伤肺部的津液，引起肺燥。在使用少量的蒜、葱、生姜、大料、茴香等调味品时，或以性温的食物来煲汤时，应注意和银耳、百合、荸荠之类的滋阴润燥的食物搭配，就不会引起秋燥的症状了。

从霜降开始，气候逐渐寒冷，此时可以适当食用猪肉、羊肉和兔肉来补益身体。深秋气候干燥，易犯咳嗽，应多吃一些润肺的水果蔬菜，如梨、苹果、萝卜等。

◎霜降养生食疗

（1）首乌猪肾粥

材料： 何首乌30克，猪肾1对，小米100克，调料适量。

做法： 将猪肾剖开，剔去筋膜腺腺，洗净切片；何首乌用纱布包好。将猪肾片与何首乌一起放入砂锅里，加适量水煮40～50分钟后。

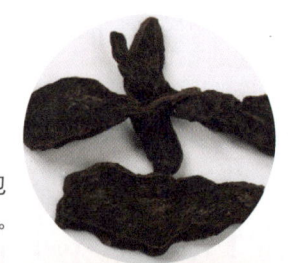

拣出药袋，加入淘洗干净的小米煮成稀粥，根据个人口味适当调味。每日1剂。

功效： 健脾益肾、养阴生津，适用于肝肾阴虚型更年期综合征患者，其症状有烦热盗汗、发作时面部及四肢潮红、性情急躁、耳鸣耳聋、腰膝酸软、大便秘结、小便频数等。

（2）花生米大枣烧猪蹄

材料： 猪蹄1000克，花生米（带红皮）100克，大枣40枚，花生油、料酒、酱油、白糖、葱段、生姜、味精、花椒、八角、茴香、盐各适量。

做法： 花生米、大枣洗净，浸润。将猪蹄去毛洗净，煮至四成熟，用酱油拌匀。锅内放油，烧七八成热，将猪蹄炸至金黄色捞出，放在砂锅里，加入清水，同时放入准备好的花生米、大枣及料酒、酱油、白糖、葱段、生姜、味精、花椒、八角、小茴香、盐等调料，烧开后小火炖烂即成。

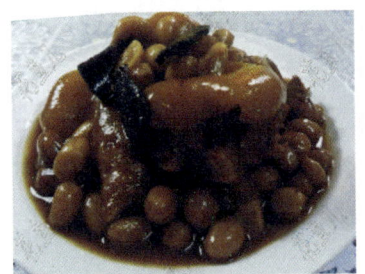

功效： 健脾益气，和中开胃，同时也是一道很好的美容食品。

（3）芡实粥

材料： 芡实、大米不定量。

做法： 先将芡实煮熟，去壳，研成粉末，晒干备用。每次取熟芡实粉30～50克，大米50～100克，将两者一起加水煮成稀粥。每日早晚服用。

功效： 《本草纲目》记载，"糯米合芡实作粥食，益精强志，聪耳明目，通五脏，好颜色"。芡实粥可以健脾补肾、养精止泻，很适合深秋时养生食用。

调神养生

> 阴道将旺，阳道衰弱，当固精敛神。
>
> 明·高濂《遵生八笺》

◎霜降养生，补身更要补神

霜降时节天气变得寒冷，这样的天气容易使老年人心情不好，哀愁、烦闷，甚至出现一些心理问题。因此，霜降时节的养生不仅要补身，更要注重补神。

补神就是要调整好精神情志，使精神愉悦，情志舒畅，保持良好的情绪，以积极乐观的态度去生活。

补神没有固定的方法，因为它包含的内容非常丰富。专家建议，老年人可以根据自己的情况，选择适当的形式。选择原则也非常简单，只要按照自己的喜好，做那些可以让自己心情愉悦的事情就好。下面介绍一些比较常用的方法。

❶ 培养兴趣爱好。有些老年人退休后，突然清闲下来会很不适应，此时可以找点喜欢的事情做，如读书写字、养花种草等等，这样可以让生活充实起来，精神上也不会觉得空虚。

②坚持锻炼身体。空气清新的早晨，或是阳光温暖的午后，到广场或公园打打太极拳、散散步，这些低强度的锻炼方式不但能强身健体，还能调整心态。

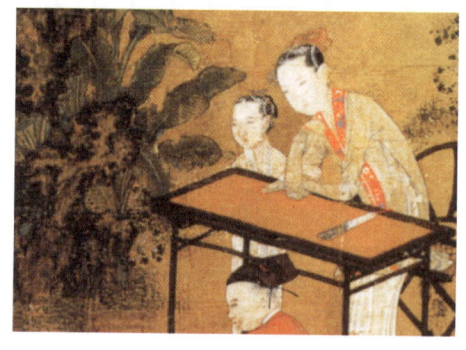

③多与人交流，多"臭美"。孤独是老年人的大敌，所以老年人应该多参加社交活动，这样不仅能避免独居一室的寂寞，还可以获得生活中的各种信息。适当"臭美"是说老年人应该讲究仪容，这样会让自己心态更年轻，不再整日感时伤怀，对健康也有好处。

④调整自己，适应社会。千万不要做"老古董"，摒弃陈旧迂腐的老想法，要尽可能地去学习，调整自己的观念，适应社会的发展。在家里也不要倚老卖老，对晚辈要平等，不要斤斤计较。

运动养生

> 流水不腐，户枢不蠹，动也。形气亦然。
>
> 秦·《吕氏春秋》

流动的水不会腐臭，经常转动的门轴不会被虫蛀蚀，是由于运动的原因。运动可以增强人的体质，促进气机通畅、气血调和、经络通达、提高抗病御邪的能力。

◎霜降养生导引功

平坐在地上或床上，伸出双手握住两脚，随着脚部的动作用力，将双脚伸直然后再弯曲，如此反复做35次。然后上下牙齿相叩36次，深呼吸，咽口水，收功（图173）。

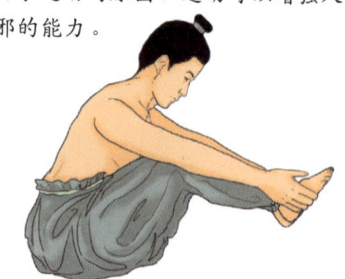

本套功法可以改善腿膝部疼痛、小腹胀痛、尿潴留、毒火攻心、胃寒抽搐、痔疮、脚气、脱肛等。

图173　霜降养生导引功

◎腰部舒展操

1.两脚分立，比肩稍宽，两手叉腰，拇指在前。

2.腰部自左向前、右、后做顺时针转动一圈，再自右向前、左、后逆时针转动一圈。

3.向左转体，右手成立掌向正前方推出，手臂伸直与肩平，左手握拳抽至腰际抱肘，眼看左后方，在向右转体，左手变立掌向正前方推出，右掌变拳抽回至腰际抱肘，眼看右后方（图174）。

4.以上动作重复18～36次。

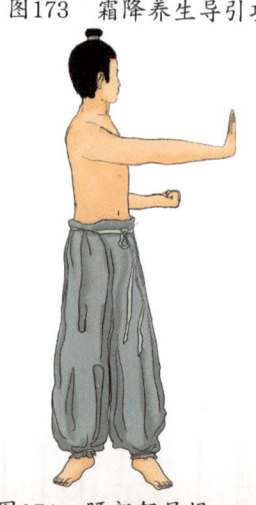

图174　腰部舒展操

本套功法可增强腰腹部肌肉力量，保护腰椎，能改善并预防腰痛、腰肌劳损、腰椎肥大等腰部疾病。

经络养生

◎和胃舒肠

（1）按揉球后穴

取穴：位于面部，当眶下缘外1/4与内3/4交界处。

手法：用食指指腹按揉球后穴1分钟，以微感胀痛为宜（图175）。

功效：按摩球后穴能调整人体的小肠机能，帮助小肠进行吸收。

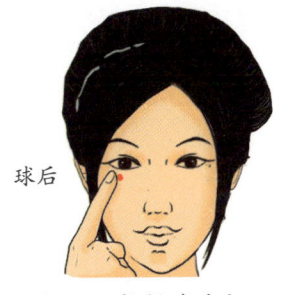

图175　按揉球后穴

（2）点按梁丘穴

取穴：屈膝，在大腿前面，当髂前上棘与髌底外侧端的连线上，髌底上2寸。

手法：用食指、中指、无名指叩梁丘穴1分钟（图176）。

功效：梁丘穴为人体足阳明胃经上的重要穴道之一，最能反映胃功能的正常与否。经常刺激该穴，可抑制胃酸分泌、调和胃气，增强胃功能。

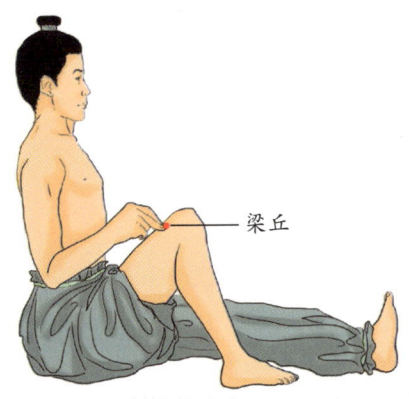

图176　点按梁丘穴

（3）按揉天枢穴、极泉穴

手法：用食、中指指腹按揉天枢穴，用拇指按揉极泉穴各2分钟，力度以感觉皮肤发热为宜（图177）。

功效：天枢穴属足阳明胃经，位于人体中段，气血强盛。经常按摩此穴，可以显著增强胃肠动力，和胃舒肠，充盈胃气。加按极泉穴可明显增强人体消化能力。

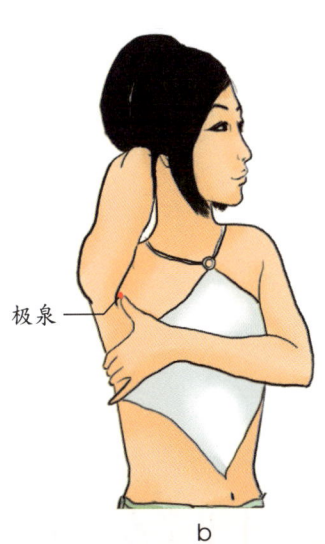

图177　按揉天枢穴、极泉穴

（4）按揉胃俞穴、脾俞穴

手法： 用双手拇指指腹点按背部两侧的胃俞穴、脾俞穴各1分钟，力度以有压痛感为宜（图178）。

功效： 胃俞穴是胃的排毒通道，经常按摩此穴，可行中和胃、调节胃气、增强胃功能，保证食物的正常消化，防治胃肠疾病。加按脾俞穴，可更好地增强消化功能。

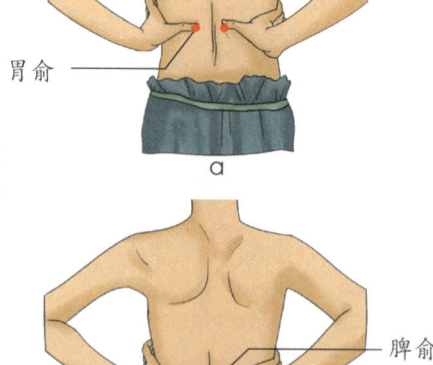

a

b

图178　按揉胃俞穴、脾俞穴

◎活血化瘀

（1）按揉人迎穴

取穴： 在颈部，结喉旁开1.5寸，胸锁乳突肌的前缘，颈总动脉搏动处。

手法： 用食指轻轻按揉人迎穴50次，以感觉酸胀为宜（图179）。

功效： 人迎穴是足阳明胃经上的穴位，胃经多气多血。该穴又是在颈内动脉的位置，适当刺激能够促进血液循环，起到活血化瘀之效。

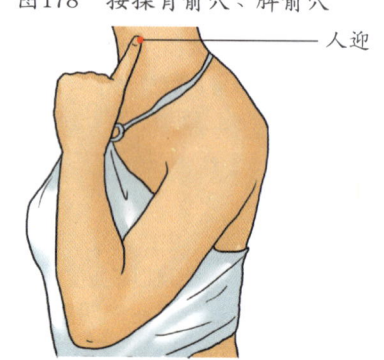

图179　按揉人迎穴

（2）按揉巨阙穴

手法： 用食指、中指指腹按揉巨阙穴50次，力度较轻（图180）。

功效： 经常按摩巨阙穴，可起到活血化瘀、促进新陈代谢的作用。

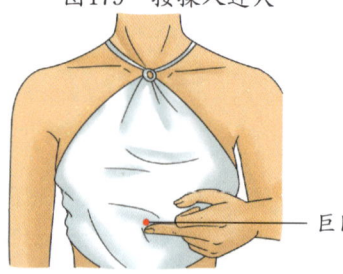

图180　按揉巨阙穴

（3）按揉血海穴

手法： 用拇指按揉血海穴50次，以局部有酸胀感为宜（图181）。

功效： 血海穴是脾经所生之血的聚集处，按摩血海穴，能促进五脏的血液循环，具有较好的活血化瘀的作用。

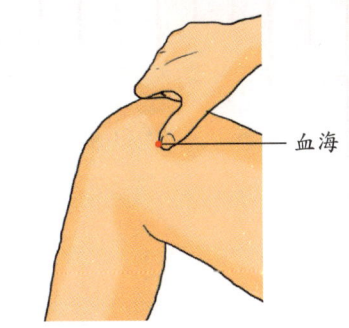

图181　按揉血海穴

（4）按揉三阴交

手法： 用拇指推揉三阴交穴50次，以感觉酸胀为宜（图182）。

功效： 推揉三阴交穴也可活血化瘀。

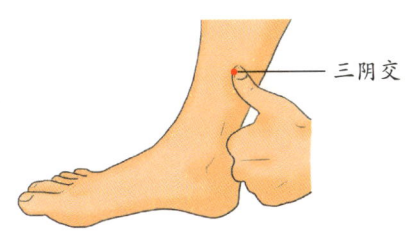

图182　按揉三阴交穴

常见病防治

霜降后，天气迅速转冷，因此血管硬化、肠胃疾病及前列腺患者要尤为注意，保持心态平和、情绪稳定，同时可以多进食药膳，积极有效地预防上述几种疾病。

◎胃溃疡

胃溃疡是常见的消化系统疾病，其临床特点为反复发作的节律性上腹痛，常有打嗝、反酸、胃部灼热，甚至恶心、呕吐、便血等症状。此病在秋末冬初发病率较高，因为这时的气候会刺激人体产生更多的胃酸，进而破坏胃黏膜。

● 预防方法

1 养成良好的饮食起居习惯，饮食有规律，按时用餐，不宜过量，戒烟戒酒。

2 避免食用刺激性食物，如咖啡、浓茶、辣椒等；少食用过甜及过酸的食物，如巧克力、冰激凌、苹果及橘子等。

3 避免过度疲劳和焦虑，保持良好的心态和精神状态。

4 坚持锻炼身体，促进身体新陈代谢，提高免疫力。

● 防治验方

胃溃疡患者要选择易消化，而且能提供必要的热量、蛋白质及维生素的食物，粥、面条、牛奶、豆浆、鸡蛋、瘦肉、豆制品等都是不错的选择。

党参黑米粥

材料	党参30克，黑米150克，白砂糖适量。
功效	补脾胃、益气血。
适用	脾胃虚寒、胃溃疡患者。

党参洗净，切段，黑米淘净，放入砂锅中，加水适量，大火烧沸，改用小火煮40分钟，加入白砂糖，搅匀即成。

罗汉果糙米粥

材料	罗汉果2个，糙米150克，盐适量。
功效	补虚益气、健脾和胃、促进消化。
适用	胃溃疡、体虚瘦弱者。

糙米淘净，用清水浸泡2小时；罗汉果洗净。锅中加入1500毫升清水，加入糙米，大火烧沸，改用小火煮至米软烂，加入罗汉果煮5分钟，加盐调味即可。每日1次。

◎前列腺炎

秋天是泌尿系统疾病的高发季节，前列腺炎常在霜降节气时出现。前列腺炎通常因患者不注意个人卫生或生活方式不科学而引起。该病的症状主要有尿频、尿急、尿痛、排尿不畅、排尿时有白色分泌物、腰酸、会阴部酸胀不适等，严重者甚至出现血尿、尿潴留。

● 预防方法

1 因为久坐不动会压迫前列腺，导致前列腺血行不畅而发炎，因此坐的时间不要太长，适当起身活动。

2 多喝水可以促进前列腺分泌物排出，保持尿路通畅，从而有效预防泌尿系统疾病。

3 少饮酒、少食用辛辣刺激的食物。

4 多参加体育锻炼，运动既能改善人体的代谢功能，又能提高机体免疫力。

5 保持积极乐观的心态，有助于减少患病概率。

● 防治验方

患者日常饮食应遵守清淡、易消化的原则，多吃新鲜的水果、蔬菜。另外南瓜子、葵花子等维生素E含量丰富的坚果类可以有效地保护前列腺，平时可适当多吃一些。

枸杞鲫鱼汤

材料	枸杞15克，鲫鱼3条（共约750克），香菜末、姜丝、葱段、料酒、胡椒粉、盐、味精、植物油、香油、清汤各适量。
功效	补中益气、健脾利湿。
适用	前列腺炎、脾胃虚弱等病症。

鲫鱼两面切花刀，焯烫4分钟，捞出备用。炒锅放植物油烧至六成热，下姜丝、葱段爆香，放鲫鱼、清汤、料酒烧沸，改小火炖20分钟，加枸杞、香菜末、盐、味精、胡椒粉、香油，拌匀。

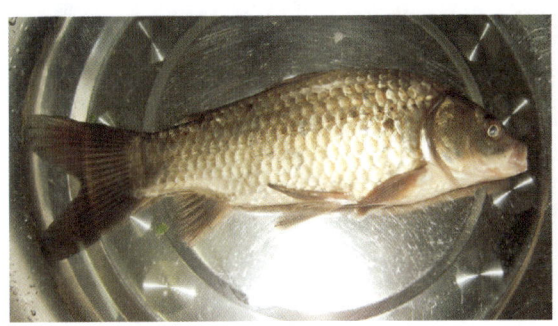

拌莴笋片

材料	莴笋1000克，盐、葱花、姜末、醋、香油各适量。
功效	健脾利尿。
适用	小便不利、前列腺炎等病症。

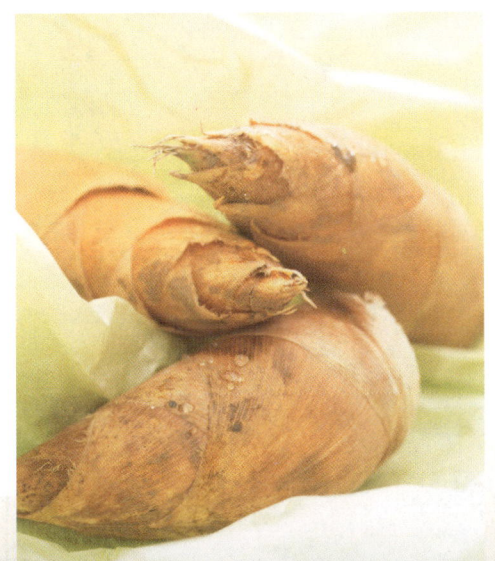

莴笋去皮，洗净，切片，在开水里烫熟后捞出沥水。取大碗放入莴笋片，加入盐、葱花、姜末，浇入醋和香油，拌匀即成。每日食用1次。

夏至
小暑
大暑
立秋
处暑
白露
秋分
寒露
霜降
立冬
小雪
大雪
冬至
小寒
大寒
立春
雨水
惊蛰
春分
清明
谷雨
立夏
小满
芒种

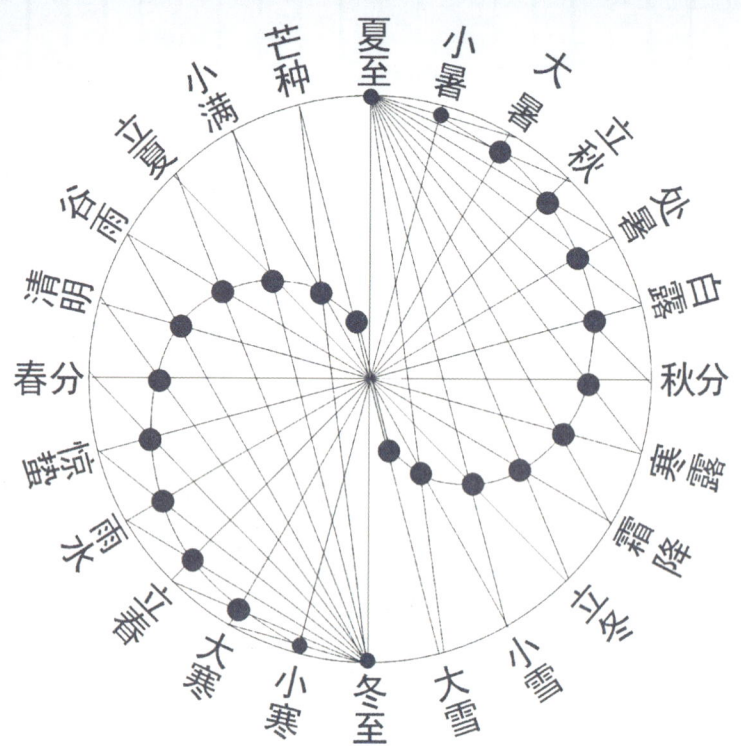

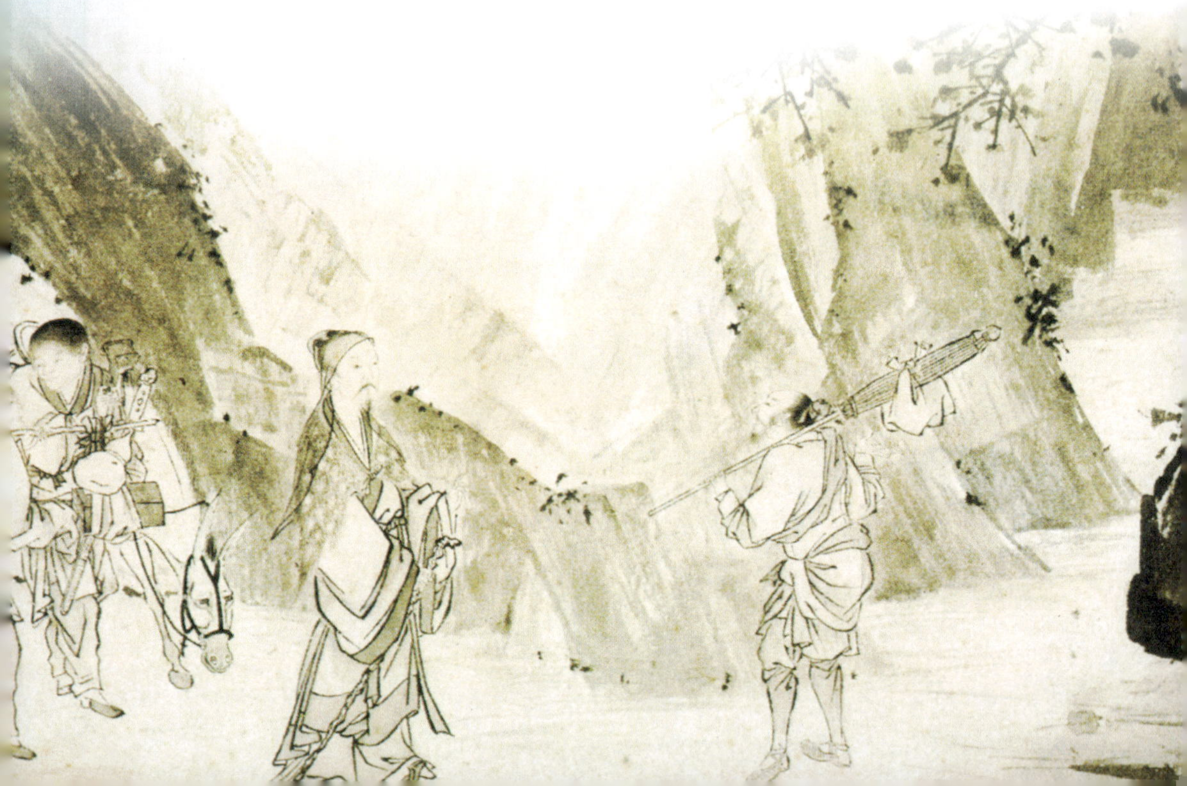

冬季篇

冬天的三个月，谓之闭藏，是生机潜伏、万物蛰藏的时令。此时水结成冰，大地龟裂。人在此时千万不要扰动阳气的收藏，起居应该早睡晚起，早晨等太阳出来了再起来活动，使精神内守伏藏而不外露，保持若有所得的心态。还要避免寒气侵袭，注意防寒保暖，不要令皮肤泄露于风寒之中，使已经收藏的阳气向外散失。这是与冬气相适应的养藏之道。如果违背这个法则，就会伤及肾气，到了春天就会得四肢萎软无力、怕冷这一类的疾病，供给春季生发的精气就少了。

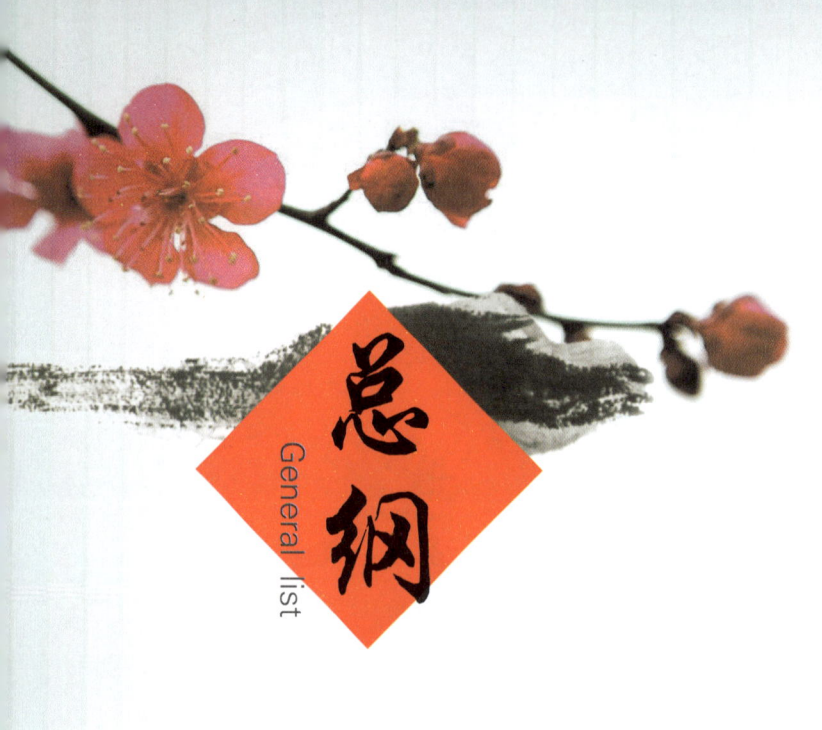

冬季养生

冬三月，此谓闭藏，水冰地坼，无扰乎阳，早卧晚起，必待日光，使志若伏若匿，若有私意，若已有得，去寒就温，无泄皮肤，使气亟夺，此冬气之应，养藏之道也。逆之则伤肾，春为痿厥，奉生者少。

《黄帝内经·素问·四气调神大论篇》

冬主潜藏，养阴护阳

每年农历的最后三个月，即从10月到12月，是一年中最为寒冷的季节。冬季包括立冬、小雪、大雪、冬至、小寒、大寒6个节气。秋收冬藏，大自然在经过秋季的收获、收敛之后，万物开始潜藏，所以冬季呈现出草木凋零、昆虫蛰伏、动物冬眠的景象。冬季日照少、气温较低、寒风凛冽、风雪侵袭，在这3个月里，防寒保暖是贯穿整个季节的主题。

冬季在五行中属水，与肾相对应，所以冬季是肾气旺盛，肾的功能最为活跃的季节。中医将肾视作人的"先天之本"，人刚出生时，肾中就蕴藏着来自于父母的先天精气。出生之后，人体后天生成的精气继续储藏在肾中，肾的精气滋养五脏六腑，是人体生命活动的根本。冬季大自然万物潜藏，人体的精气也需要潜藏，而肾主藏精，所以此时肾的功能比较活跃。为了更好地适应冬季潜藏的特性，养生上应注重补肾养肾，通过增强肾脏功能，使肾脏充分发挥潜藏精气的作用。

《黄帝内经》中说："春夏养阳，秋冬养阴。"冬季时，大自然阴气旺盛，此时人体内的阴气也应该顺应自然的规律，处于旺盛的状态，并且此时养阴可起到事半功倍的效果。由于天气寒冷，阳气潜藏于体内以避免被寒邪所伤，此时适当温补阳气，可以增强人体的抗寒能力。尤其应当补益肾阳，因为肾阳是全身阳气的根本。

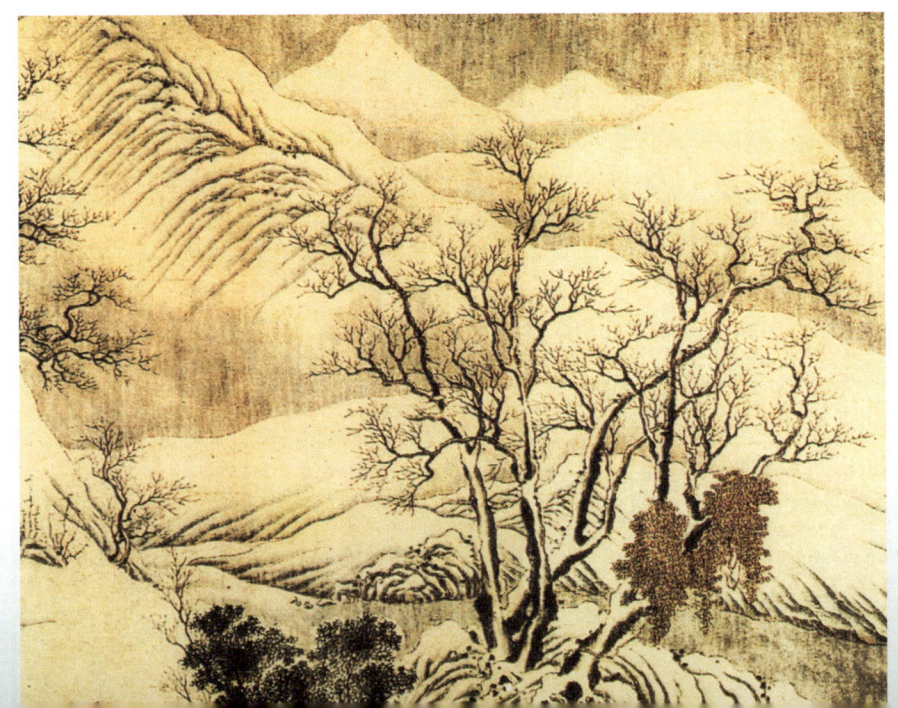

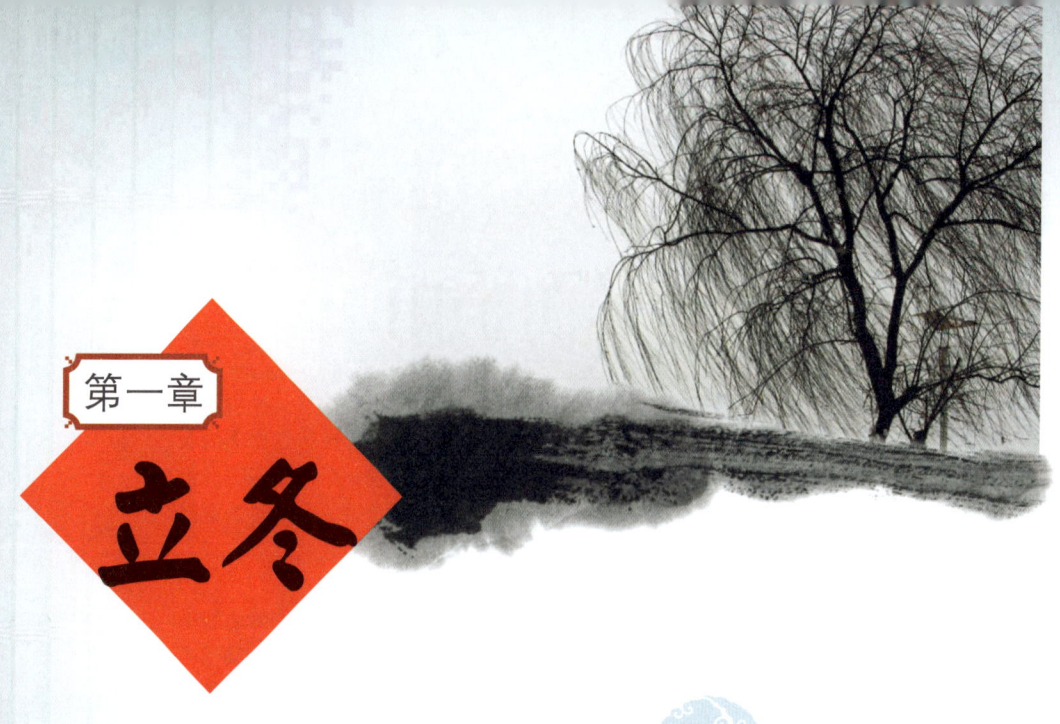

第一章
立冬

万物收藏，规避寒冷

每年**阳历11月7日或8日**，就到了冬季的第一个节气立冬。立，是开始的意思；冬，《月令七十二候集解》解释说："冬，终也，万物收藏也。"立冬，意为秋季作物全部收晒完毕，准备收藏入库，动物也已经藏起来准备过冬了。立冬表示冬季开始，万物收藏，归避寒冷。

到了立冬节气，人体的新陈代谢处于比较缓慢的水平，中医学认为，此时阳气潜藏，阴气极盛，草木凋零，蛰虫伏藏，万物活动趋向休止，人们也应该减少活动，养精蓄锐，为来年春天的生发储备能量。

我国古代将立冬分为三候："一候水始冰；二候地始冻；三候雉入大水为蜃。"第一候时，水已经能结成冰；到第二候时，土地也开始冻结；第三候时，"雉入大水为蜃"，雉是指野鸡一类的大鸟，蜃为蛤蜊，立冬后，野鸡一类的大鸟不多见了，而海边却可以看到外壳与野鸡的线条及颜色相似的蛤蜊，所以古人认为雉到立冬后变成了蛤蜊。

气候特点

◎入冬时间不一致，南北气温有差别

古代民间习惯以立冬作为冬季的开始，其实，我国幅员辽阔，华南沿海地区全年无冬，青藏高原地区长冬无夏，而其他地区的冬季也并不都是在立冬日这一天开始的，"立冬为冬

日始"的说法与黄淮地区的气候规律基本吻合。

按气候学划分四季的标准，以下半年候（5天为1候）平均气温降到10℃以下为冬季。我国最北部的漠河及大兴安岭以北地区，阳历9月上旬就已经进入冬季；首都北京10月下旬也已经是一派冬天的景象；而长江流域的冬季要到"小雪"节气前后才真正开始。

立冬时节，北方大部分地区已经进入冬季，天气寒冷，并常出现大风降温天气。在南方，也会有阴雨、降温天气，但气候整体仍属偏暖。由于此时地表夏秋季节储存的热量还有一定的剩余，所以一般还不太冷。晴朗无风时，常有温暖舒适的"小阳春"天气，十分宜人。但是这时北方的冷空气已经具有较强的势力，如果遇到强冷空气迅速南下，有时不到一天时间，温度可下降8~10℃，甚至更多。但大风过后，阳光照耀，冷气团很快消散，气温回升较快。气温的回升与热量的积聚，促使下一轮冷空气带来更强的降温，所以南方地区进入立冬后，大风、降温并伴有雨雪的寒潮天气也即将出现。

养生要点

十月，心肺气弱，肾气强盛。减辛、苦，以养肾气。为纯阴之月，一岁发育之功，实胚胎于此，大忌入房。

明·《修龄要指》

◎潜藏阳气，补养阴气

立冬后开始进入冬季，此时正是天寒地冻、草木凋零、万物潜伏闭藏的时候，人体的阳气也随着自然界的变化而潜藏于内。因此，冬季养生应顺应自然界闭藏的规律，以潜藏阳气为主。在精神调养上要力求其静，控制情志活动，保持精神情绪的安宁，含而不露，避免烦恼。

冬季，大自然阴气较重，人体的阴气也应该维持在旺盛的状态，所以在冬季应适当调补阴气，以适应冬季的特点。

◎立冬养生，重在补肾

冬季在五行中属水，与肾相对应，冬季是肾功能比较活跃的季节。肾为后天之本，主藏精，冬季精气内藏，要依靠肾"闭藏"的功能。为了维持肾的功能处于较高的水平，在冬季必须补养肾脏，以增强肾脏功能。

立冬后天气寒冷，"寒为阴邪，易伤阳气"。由于人一身的阳气来源于肾阳，所以寒邪最易损伤肾阳，因此冬季要调补肾阳。数九寒冬，为了抵御严寒，必须养肾。立冬后，可适当服用一些补养肾阴肾阳的食物和药物，如海参、枸杞、甲鱼、银耳、羊肉、鹿茸等。

起居养生

> 早卧晚起，必候天晓，使至温畅，无泄大汗，勿犯冰冻雪积，温养神气，无令邪气外入。
>
> 明·高濂·《遵生八笺》

◎早睡晚起，以应天时

《黄帝内经》提出，冬三月在起居上应该"早卧晚起"，这样才能适应冬季的自然规律。冬季白天时间短，晚上时间长，遵循早睡晚起，避寒保暖的原则，有利于阳气的潜藏和阴精的积蓄，使机体顺应自然界闭藏的规律。

对于上班族来说，很难有晚起的条件，但是应该尽量做到早睡、不熬夜。现代医学研究也证实，冬季早睡晚起可以避免低温和冷空气侵袭人体引发呼吸系统疾病，避免严寒刺激诱发心脑血管疾病。充足的睡眠还有利于体力恢复和免疫功能增强，能更加有效地抵御疾病的侵袭。

◎勤晒被褥，保持干净卫生

立冬后还要经常晾晒被褥。进入立冬节气，由于天气寒冷，人们大多会把被子盖得严严实实，每天从皮肤排出的汗水、分泌的油脂等必然会粘在被褥上，时间一长会导致被褥潮湿，从而为细菌和微生物提供了良好的生存环境。趁着天气晴朗的时候晒被褥，不仅能使被褥干爽，还能起到杀菌消毒的作用，避免细菌滋生，有效地预防疾病。

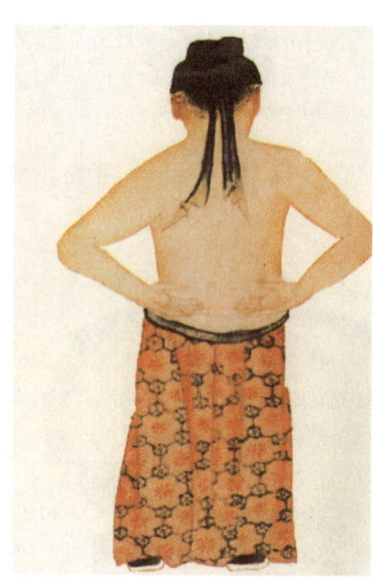

◎适当运动，补益肝肾

冬季虽然天气寒冷，但是更要坚持体育锻炼。肝肾与筋骨关系密切，肝肾精血不足会使筋骨失养，而通过运动可以强筋健骨、滑利关节，从而起到补益肝肾的功效。冬季坚持体育锻炼，可以补肾养肝，舒筋活络，畅通气血，增强抵抗力。散步、打球、做操、慢跑、练拳舞剑等，都是适合冬季锻炼的项目。

食疗养生

> 饮食之味，宜减咸增苦以养心气。
>
> 元·丘处机·《摄生消息论》

◎冬季进补，因人而异，因地制宜

立冬是养生的一个重要节气，也是进补的最佳时期，故民间俗语说："冬令进补，来年打虎。"

冬主封藏，在冬季进补能使营养物质很好地贮藏在体内，滋养五脏。但进补不能一概而论，不同的地域，不同的人群，进补的方式不一样。不同的地域气候不同，应根据气候来进补。我国西北地区天气寒冷，进补宜选用大温大热之品，如牛肉、羊肉、狗肉等。长江以南地区，虽然已经入冬，但气温比北方地区要温和得多，应清补甘温之品，如鸡、鸭、鱼类。高原山区、雨量较少且气候干燥的地域，则应以水果、蔬菜等甘润生津之品为宜。

每个人的体质不同，进补的方式也不同。脾虚、气虚的人，表现为乏力气短、厌食腹胀、大便偏稀、畏寒怕冷，可多吃健脾益气的食物，如糯米、大枣、扁豆、山药、胡萝卜、栗子等。有些人立冬后就四肢冰凉、怕冷，大多为阳虚体质，可多吃羊肉、鸡肉、狗肉、核桃肉、大枣、龙眼等；肾阴虚的老年人，常有眩晕耳鸣、腰膝酸软、健忘、潮热盗汗等症状，冬天可多吃乌龟、甲鱼、枸杞等养阴之品。

◎补肾食物不可少

立冬时节应补养肾脏，所以在饮食上要多食用补肾的食物，要减少辛味和苦味的食物，增加黑色的食物，以养肾气。核桃、栗子、花生、黑木耳、黑芝麻、黑枣、黑米、紫菜、香菇、海带等，都是很好的养肾食物。这个节气应少吃生冷或燥热的食物，清补甘温的鸡、鸭、鱼、芝麻等更为适宜，同时还应配以甘润生津的水果蔬菜，如梨、冬枣、柑橘等。

◎食疗防治感冒

立冬节气，常常突然降温，且伴有大风，很容易使人受寒，患上风寒感冒。在这个节气应该注意通过饮食调养来预防感冒。"神仙粥"是用来防治风寒感冒的老偏方，民间还总结出一首歌诀：一把糯米煮成粥，7个葱白7片姜；煮熟兑入半杯醋，风寒感冒老偏方。葱白是大葱或小葱叶子和须根之间的白色部分。做神仙粥时，先把糯米煮成粥，再把葱姜切碎，放入粥内，煮沸5分钟后倒入食醋，立即起锅。趁热喝粥，然后盖好被子躺在床上，帮助身体发汗。15分钟后便会觉得胃里面热气升腾，全身微热，出点小汗。每天早晚各1次，1~2天即可治好风寒感冒。

◎立冬养生食疗

（1）黑芝麻粥

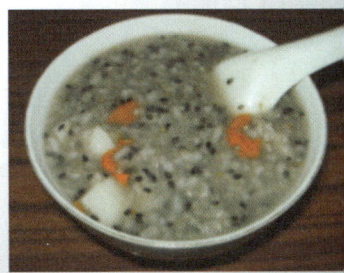

材料：黑芝麻25克，大米50克。

做法：黑芝麻炒熟后研成粉末。大米洗净，与黑芝麻一起放入锅里，加水煮粥，先用大火煮沸，再用小火煮至米烂成粥。

功效：黑芝麻具有润肠通便、补气益肾、养颜美容、补脑强身的功效。黑芝麻粥可补益肝肾、滋养五脏、延缓衰老，适用于中老年以及体质虚弱者。

（2）核桃粥

材料：核桃仁30克，大米50克。

做法：将核桃仁捣碎，和洗净的大米一起放入锅中，加适量水，先用大火煮沸，然后用小火煮成粥。

功效：核桃仁有补肾、养血、健胃及强壮筋骨的作用，经常食用核桃粥，能温补肾精，增强机体的御寒能力，特别适合年老体衰、病后虚弱、腰膝酸软的人食用。

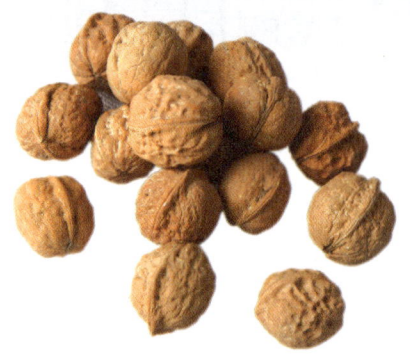

（3）枸杞鸡肉汤

材料：鸡半只，枸杞、生姜片各15克，淮山药30克，盐适量。

做法：将鸡肉洗净切块，倒入沸水锅里烫一下，以祛除腥味，然后把鸡块放入砂锅中，加入淮山药、枸杞、生姜片及适量清水，用小火煮至肉烂汤香，调入盐，再煮一会即可。

功效：补益肝肾，健脾养胃，补中益气。

（4）桂圆红枣煲牛肉

材料：桂圆肉10克，红枣6枚，牛肉250克，土豆200克，姜片、葱段、盐、植物油各适量。

做法：桂圆肉洗净；红枣洗净，去核；牛肉洗净，切块；土豆洗净，去皮，切块。炒锅里放植物油烧至六成热，下葱段、姜片爆香，加牛肉块、土豆块、盐、400毫升水，大火烧沸，改小火煲45分钟即可。

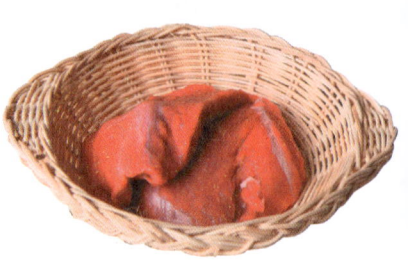

功效：补气血，安心神，用于神经衰弱患者气血亏虚、失眠、体虚乏力等。

调神养生

> 恐则气下……恐伤肾。
>
> 《黄帝内经》

◎立冬调养心神，预防恐伤肾

进入立冬节气后，诸如冠心病、哮喘、动脉硬化等老年人常患的疾病发病率开始升高，因此使得不少患者产生了极大的心理负担，担心疾病复发。殊不知，长期的焦虑、紧张、恐惧易导致肾气受损，正是养生的大忌。中医认为，恐伤肾，长时间处于恐惧中，会损害肾脏，因此立冬时节要格外注重调神养生，预防恐伤肾。

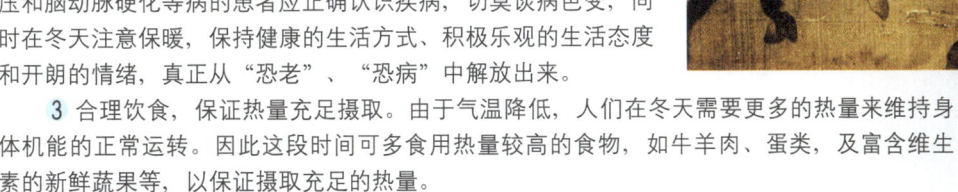

1 注意自我调节。由于害怕生病，许多人极易在冬天情绪低落、坐立不安，对什么事情都提不起兴趣。这个时候，可凝神静气，保持心态的平和；或约上三五好友，对其敞开心扉，通过朋友的开导疏散自己的不良情绪。另外，尽量多与开朗且充满激情的人交往，正所谓"近朱者赤"，人的情绪很容易受到周围人的影响。

2 心态放松，保持积极乐观的生活态度。生老病死是人生定律，任何人都难以逃脱，既然如此，每个人都应该松开心灵的枷锁，放下思想的包袱，轻松快乐地度过每一天。冠心病、高血压和脑动脉硬化等病的患者应正确认识疾病，切莫谈病色变，同时在冬天注意保暖，保持健康的生活方式、积极乐观的生活态度和开朗的情绪，真正从"恐老"、"恐病"中解放出来。

3 合理饮食，保证热量充足摄取。由于气温降低，人们在冬天需要更多的热量来维持身体机能的正常运转。因此这段时间可多食用热量较高的食物，如牛羊肉、蛋类，及富含维生素的新鲜蔬果等，以保证摄取充足的热量。

4 加强体育锻炼。适当的体育锻炼可促进人体的新陈代谢，同时加快肾上腺素的分泌速度，使人精力充沛、情绪开朗、心情愉快。

运动养生

每日丑寅时，正坐，一手按膝，一手挽肘，左右顾，两手左右托三五度，吐纳叩齿咽液。

宋·《陈希夷二十四节气导引坐功图》

◎吹字导引功

身体正坐，发声吐气，舌体、嘴角后引，槽牙相对，两唇向两侧拉开收紧，气从喉出，从舌两边绕舌下，经唇间缓缓呼出体外，口中轻吐"吹"字音。然后两手向上托举，左右转动胁部三五次。再将手交叉按住膝部，屈肘，团身环抱双膝，左右转身3~5次。再用足踏地，左右各数十次，能去除腰肾积聚邪气（图183）。

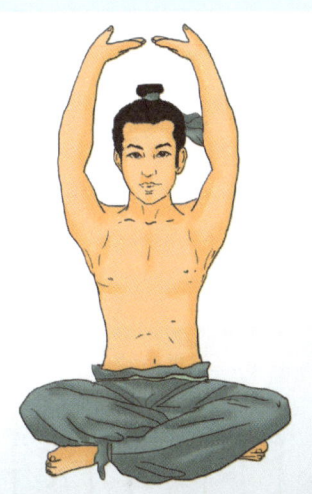

图183 吹字导引功

中医认为"吹"字与肾相应，口吐"吹"字具有泄出肾之浊气、壮腰健肾、增强腰肾功能和预防衰老的作用。长期练习能强精壮腰，巩固先天之本，对于肾虚早衰、畏寒肢冷、性欲减退、阳痿早泄、五心烦热、遗精早泄以及骨质疏松等病症具有良好的功效。

◎立冬养生导引功

每天清晨，双腿盘坐，头转向左侧，两手由体侧提至胸前，两臂随后缓缓落下，头转向正前方，两手臂再重复刚才的动作。头转向右侧，动作相同，方向相反，左右各做15次。然后上下牙齿相叩，叩齿36次，咽口水，深呼吸，收功（图184）。

此功法可改善胸胁积滞、虚劳邪毒、腰痛不能弯腰、咽干、面色无华、胸满呕逆、头痛、脸颊肿胀、目赤肿痛、两胁下痛引小腹、胸腹满闷等症状。

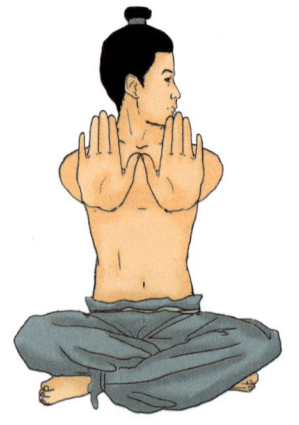

图184　立冬养生导引功

经络养生

◎固肾益精

（1）按压复溜穴

取穴： 在小腿内侧，太溪直上2寸，跟腱的前方。

手法： 用拇指按压复溜穴3分钟，以感觉酸麻为宜（图185）。

功效： 复溜穴是足少阴肾经的经穴，穴内肾阴之气较为充沛。经常按摩此穴，具有滋阴补肾、固表通利的双重作用，可有效提高肾功能，固本培元。

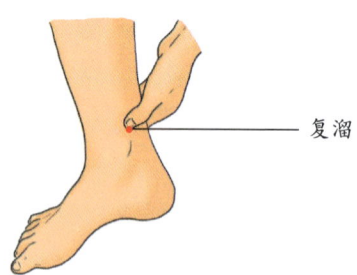

复溜

图185　按压复溜穴

（2）按揉太溪穴

取穴： 在足内侧，内踝后方，当内踝尖与跟腱之间的凹陷处。

手法： 用拇指按揉太溪穴3~5分钟，以酸胀为宜（图186）。

功效： 太溪穴是肾经的原穴，位于足内侧，内踝后方与脚跟骨筋腱之间的凹陷处。按摩此穴有固肾益精、清热生气之效。

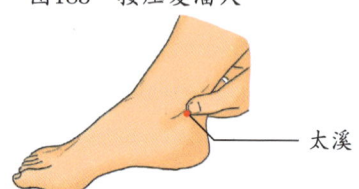

太溪

图186　按揉太溪穴

（3）点按肾俞穴、掌擦志室穴

手法： 用拇指点按肾俞穴3分钟，再用双手手掌

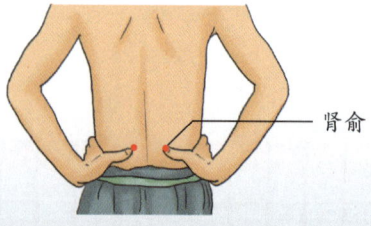

肾俞

a

摩擦志室穴3分钟，力量由轻到重（图187）。

功效：肾俞穴是肾的保健穴，与肾脏关系密切，肾俞穴附近有任脉和督脉流注。刺激该穴能使阴阳沟通，贯穿全身，具有疏通经络、行气活血的作用，可温肾壮阳、固精培元、调理气血。加双掌摩擦志室穴，固肾益精效果更好。

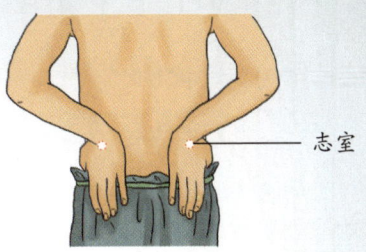

图187　点按肾俞穴、掌擦志室穴

（4）按揉涌泉穴

手法：用拇指按揉涌泉穴3分钟，以感觉足心发热为宜（图188）。

功效：涌泉穴是肾经的起始穴，也是人体养生要穴之一。经常按摩此穴，对肾脏具有极大的补益作用，可固肾益精，改善体质，增强预防疾病的能力。

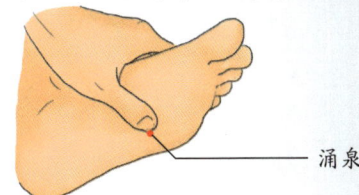

图188　按揉涌泉穴

◎排毒利尿

（1）按揉肾俞穴

手法：用双手拇指指腹按揉肾俞穴50次，以感觉压痛为宜（图189）。

功效：肾是人体主要的排毒器官，按揉肾俞穴可以增强肾的排毒功能。

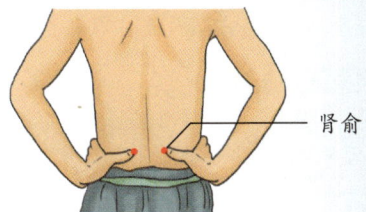

图189　按揉肾俞穴

（2）点按支沟穴

手法：用拇指指腹点按支沟穴50次，以感觉微胀为宜（图190）。

功效：支沟穴是手少阳三焦经的主要穴位之一，医疗作用极大，常用于调理由于人体新陈代谢不畅导致体内毒素堆积所引起的病症。经常按摩此穴，可增强机体的排毒功能。

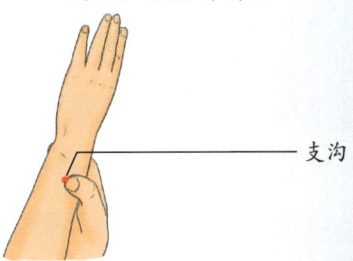

图190　点按支沟穴

（3）按揉膀胱俞穴、中极穴

取穴：中极穴在下腹部，前正中线上，当脐中下4寸。

手法：用食指、中指和无名指指腹按揉中极穴、膀胱俞穴各2分钟左右，以感觉透热为度（图191）。

功效：经常按摩中极穴不但能增强精力，还具有调理脏腑气机、化气行水的作用，能改善膀胱的气化功能，促进排尿。加按膀胱俞穴，利尿作用更明显。

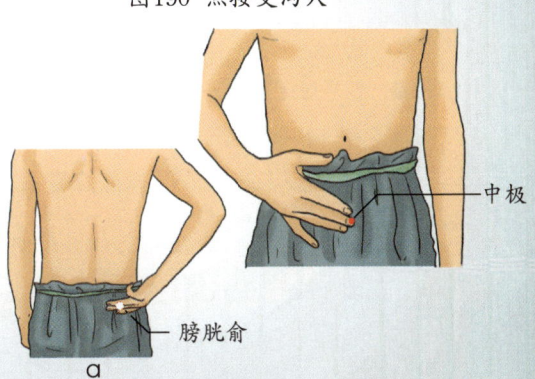

图191　按揉膀胱俞穴、中极穴

（4）按揉太冲穴

手法： 用拇指指腹按揉太冲穴50次，以感觉压痛为宜（图192）。

功效： 按揉太冲穴，不但能增强体质，还可调节体液循环，促进机体排毒。

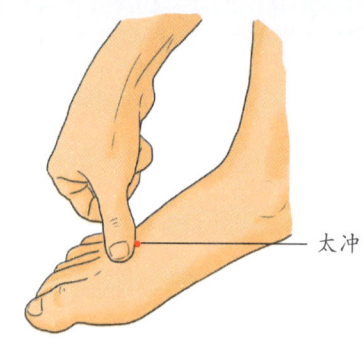

太冲

图192　按揉太冲穴

常见病防治

立冬过后，气温骤降，很容易引起血管收缩、血压骤升、血液凝固和小便减少等身体症状，这些改变容易导致肾脏和血液出现问题，急性肾炎、缺铁性贫血就是这个节气常见的疾病。

◎急性肾炎

急性肾炎是指感染后免疫系统发生变态反应引起的急性弥漫性肾小球炎性病变，症状为全身浮肿、尿少及尿血。急性肾炎发病前1~4周多有上呼吸道感染及链球菌感染病史，如扁桃体炎、咽炎、淋巴结炎、皮肤感染等。

● 预防方法

1　积极防治呼吸道传染病，隔离已患病者。
2　立冬后要坚持体育锻炼，提高免疫力。
3　不酗酒，不吸烟，不熬夜。
4　适量饮水，不憋尿，以防肾脏负担过重。
5　定期体检，及时排查糖尿病和高血压。

● 防治验方

伴有消肿、血压高症状的患者应坚持无盐或低盐饮食；浮肿严重者应严格控制水的摄入量；氮质血症的患者则应严格控制蛋白质的摄入。

翠衣香蕉皮茶

材料	西瓜皮200克，香蕉皮100克，冰糖适量。
功效	清热、利尿、降压。
适用	暑热烦渴，小便短少，急、慢性肾炎等症。

西瓜皮洗净，切方块；香蕉皮洗净。锅中放入西瓜皮块、香蕉皮，加清水2000毫升，放入冰糖，大火烧沸，改用小火煎煮半小时，滤出汁液，饮用。每日2次，每次100毫升。

干山药片粥

材料	补骨脂9克，吴茱萸3克，干山药片50克，大米60克。
功效	温补脾肾。
适用	肾炎、病毒型肝炎等疾病。

将3味药材洗净；大米淘净。锅中放入干山药片、补骨脂、吴茱萸、大米，加适量清水，煮至粥成即可。早晚餐服食，可常服。

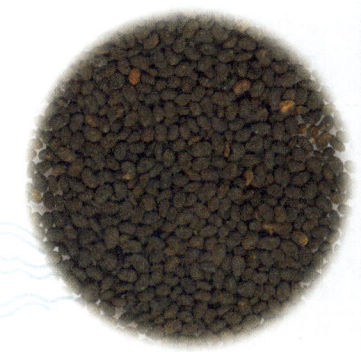

◎缺铁性贫血

缺铁性贫血是因人体内铁元素的储存量不能满足造血的需要从而引起的贫血。冬天，很多人会怕冷，这与体内铁元素的缺失有很大关系。在缺铁性贫血的患者中，婴幼儿和孕产妇占有较大比例。缺铁性贫血主要表现为心烦意乱、气闷头晕、身体乏力、容易疲倦、皮肤干燥、毛发脱落等。儿童患者会因贫血导致发育迟缓，影响日后的学习和生活。

● 预防方法

1 青少年应纠正偏食的不良习惯，定期排查寄生虫感染疾病。

2 调整饮食结构，多吃富含铁元素的食物，特别是作为缺铁性贫血的高危人群，婴幼儿和孕产妇更应在日常三餐中多摄入含铁量高的食物。

3 家长应特别注意婴儿断奶期的营养补充。正常婴儿自4个月起就应添加含铁较多的食物，以保证铁的摄入量。

4 女性应防治月经量过多，有慢性出血性疾病的人群应积极治疗，以防引起贫血。

● 防治验方

缺铁性贫血患者应在立冬后多吃猪瘦肉、牛肉、羊肉、动物肝脏、蛋黄，以及各种谷类等富含铁元素的食物。另外，富含维生素C的新鲜水果和蔬菜也可促进血红蛋白的产生。

麦冬海带煲乌鸡

材料	麦冬15克，海带100克，白条乌鸡（约500克）1只，姜片、葱段、盐、植物油各适量。
功效	补血养心，滋阴补肾。
适用	贫血、体虚等。

　　麦冬洗净；海带洗净，切段；乌鸡洗净，用沸水焯透，捞出，放凉后切块。炒锅放植物油烧至6成热，下入姜片、葱段爆香，加入乌鸡块、盐、海带段、麦冬翻炒片刻，加水，小火煲1小时即成。每日1次，每次吃乌鸡肉50克。

熟地补血汤

材料	熟地、鸡血藤各15克，当归12克，白芍10克。
功效	补益精血，滋养肝肾。
适用	血虚心悸、头晕等。

　　将以上4味药材洗净，放清水中浸泡2小时。砂锅中放入4味药材，加适量水，煎煮40分钟，去渣取汁即成。早晚温服。

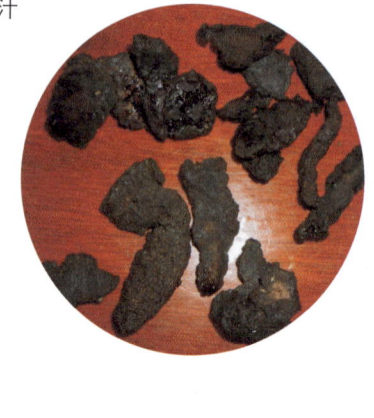

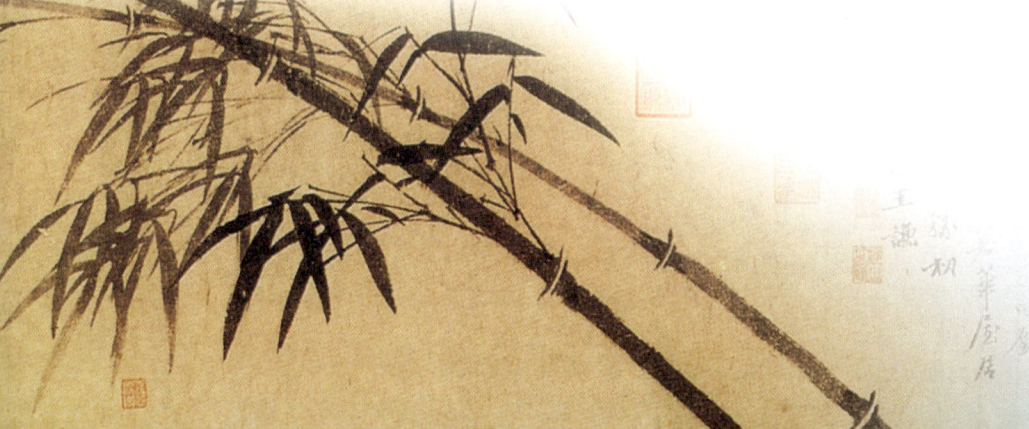

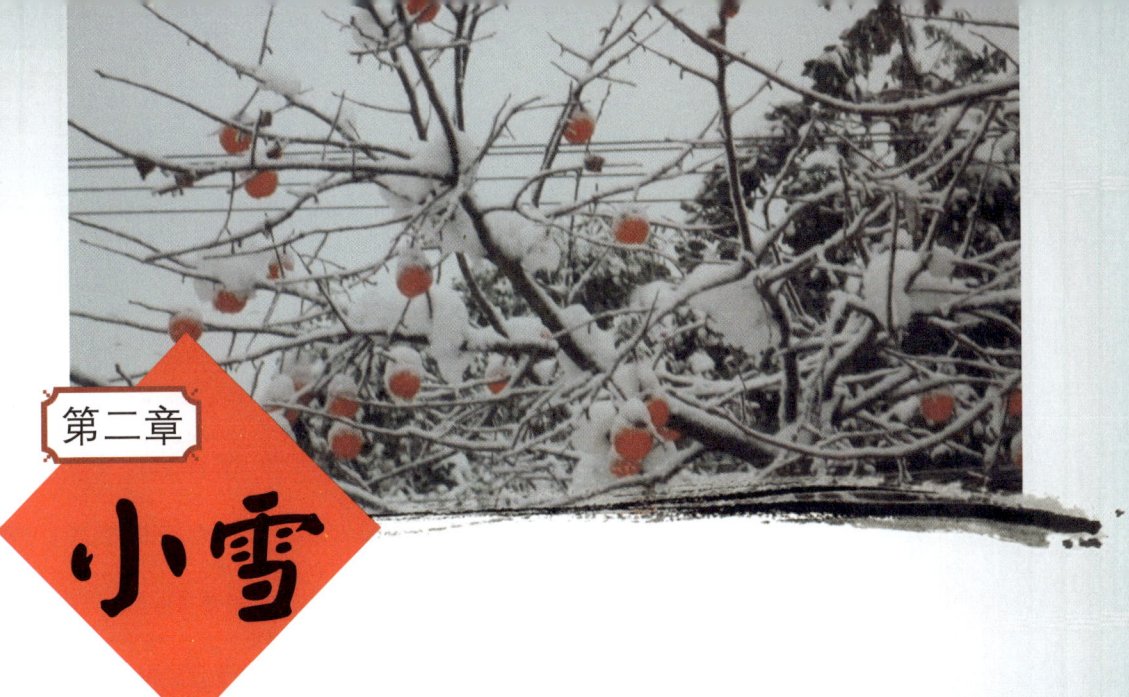

第二章

小雪

小雪雪满天，来年必丰年

立冬节气过后，农历11月22日或23日就是小雪节气。此时，冷空气势力增强，气温进一步降低，入冬的第一场雪常在这个时间出现。为什么这个节气称为小雪呢？《月令七十二候集解》中说："10月中，雨下而为寒气所薄，故凝而为雪。小者未盛之辞。"古籍《群芳谱》中也记载："小雪气寒而将雪矣，地寒未甚而雪未大也。"因为雪量不够大，所以称为小雪。

我国古代将小雪分为三候："一候虹藏不见；二候天气上升地气下降；三候闭塞而成冬。"由于天上的阳气上升，地面的阴气下降，导致天地不通，阴阳不交，所以万物失去生机，天地闭塞而转入严寒的冬天。

民间农谚道："小雪雪满天，来年必丰年。"为什么小雪节气下雪预示着明年是丰收年呢？原因有三：一是此时下雪，预兆着来年雨水均匀，无大旱涝；二是下雪可冻死一些病菌和害虫，可减轻来年病虫害的发生；三是积雪有保暖作用，利于土壤有机物分解，增强土壤肥力。因此这句农谚是有科学道理的。

小雪节气不仅要做好防寒保暖措施，还要预防上火。因为此时室外寒冷，但是屋里燥热，容易引起内火旺盛，出现口干舌燥、口腔溃疡、皮肤干燥等病症，所以要注意清除内火。

◎气温降低，开始降雪

小雪是寒潮和强冷空气活动频数的节气，强冷空气来临时，常带来入冬的第一次降雪。进入小雪节气后，东北风开始成为我国广大地区的常客。当西伯利亚冷空气大规模南下，会出现大范围的大风降温天气。气温降到0℃以下时，空中的水珠凝结成雪花，就出现降雪了。由于此时地面寒气还不太重，所以降雪量不会很大。虽然降雪不多，但也在提醒人们，寒冷的冬天到了，该做好御寒保暖措施了。

到了小雪节气，北方已经真正进入的严冬季节。在寒冷的西北高原，10月前后就开始降雪了。南方地区的北部也开始进入冬天。但在华南地区，因为北面有秦岭、大巴山屏障阻挡冷空气，这里仍然保持着"暖冬"气候环境。由于华南冬季近地面层的气温常保持在0℃以上，所以地面上很难有积雪。

小雪节气，由于天气不算太冷，雪常常是半冰半融状态，或者落到地面上立即融化，气象学上称为"湿雪"；有时还会雨雪同下，叫做"雨夹雪"；有时候是米粒大小的白色雪粒，称为"冰柱"。

养生要点

十月心肺气弱，肾气强盛，宜减辛苦，以养肾气，勿伤筋骨，勿泄皮肤，勿妄针灸，以其血涩，津液不行。

明·《遵生八笺》

◎小雪温肾阳，来年阳气长

进入冬季后，天气寒冷，而人体的阳气都闭藏于体内，此时身体主要靠肾阳来温煦。肾阳被中医称为"命门之火"，是推动人体生命活动的动力。在严寒的冬季，肾阳是人的生命之火，温暖全身，维持体内五脏六腑的正常运行。外界的寒邪容易损耗肾阳，所以此时养生的重点是温补肾阳，使命门之火保持旺盛。

小雪节气，人们的饮食、起居、运动等所有的养生内容都应围绕温补肾阳这个要点。要做好防寒保暖措施，防止寒邪侵入机体，损伤肾阳。只有在冬季保持肾阳充盛，第2年的春季人体的阳气才能正常升发。

◎小雪易上火，注意清热去火

小雪节气常出现大风天气，室外非常寒冷，但室内一般比较暖和，尤其是北方地区，室内暖气供热，温度较高。如果此时穿得太严实，体内热气散发不出去，就容易生"内火"，也就是平常说的上火，出现口干舌燥、鼻子干燥、口腔溃疡、皮肤干燥等症状。再加上天冷时人们喜欢吃热乎乎的食物，助长"内火"，因此这个时候要注意清热去火。多吃一些清火降气的食物，如白萝卜、白菜等。此外，喝点热汤，如白菜豆腐汤、菠菜豆腐汤、羊肉萝卜汤等，可以补充水分、滋润身体、缓解口鼻干燥。

◎防寒保暖，小心冻疮

天气寒冷，气温较低，容易使人气血运行不畅。在远离心脏的手、脚、鼻尖、耳朵、面颊等部位，会因气血不足，无法抵御寒邪的侵袭，生出冻疮。尤其是阳虚体质的人，更容易患上冻疮。因此，在寒冷的冬季要积极预防冻疮。

首先要做好防寒保暖措施，容易出现冻疮的部位更要重点保护，保持衣物、鞋帽干燥舒适。其次在饮食上要适当多吃一些温补阳气、补充热量的食物，如牛羊肉、生姜、肉桂等。还要注意坚持锻炼，增强体质，提高防寒能力。

起居养生

> 冬夜伸足卧，则一身俱暖。
>
> 东汉·张仲景·《金匮要略》

◎温水刷牙，保护口腔

人类的牙齿和牙龈只有在适宜的温度下才能正常完成新陈代谢。过冷或过热的水温均会刺激口腔，甚至引发各种牙齿、牙龈疾病，缩短牙齿的寿命。小雪时节，气温已跌至0℃甚至更低，此时更应注意保持口腔的恒温，特别是牙齿过敏、龋齿、牙周炎、牙龈炎、口腔溃疡等口腔疾病患者，须避免用过冷、过热的水刷牙，否则很容易使病情加重。

具体来说，在这个季节里应将刷牙水控制在35℃左右，这一温度能让人感到十分舒适，且能最大限度地清除附着在口腔内的细菌和牙缝间的食物残渣。为了更好地保护牙齿和牙龈，应尽量避免进食过冷或过烫的食物。3餐后应立即用温水刷牙或者漱口，以保持口腔的清洁，最大限度地预防口腔疾病。

◎经常泡脚，温肾暖身

在寒冷的冬季，用热水泡脚是一种既舒适又有效的养生方式。脚被称为人体的"第2个心脏"，全身各脏腑器官在足部都有相对应的反射区，通过刺激这些反射区，不仅能够舒经活络、调理脏腑功能，还能使身体相应部位发生生理变化，从而达到治病保健的功效。

在泡脚的热水中加入各种中草药，就是中药足浴。中草药的有效成分溶解在水中，通过足部的穴位直达五脏六腑，可起到"内病外治"的效果。比如，气虚者适合选用党参、黄芪和白术来泡脚；血虚肾虚者适合选用当归、赤芍、红花、川续断泡脚。正在服用中药汤剂治疗某些慢性疾病的患者，可以选用对症药物来泡脚，如菊花、枸杞、桑叶枝等适合高血压患者泡脚；田七和丹参适合中风患者泡脚。此外，也可以用熬制中药剩下来的中药渣泡脚，从而达到双管齐下治疗疾病的效果。

用热水泡脚，通过水的温热刺激脚部的穴位，尤其是肾经上的穴位，可温补肾阳，消除寒冷，强身健体。因此，冬季用热水泡脚是一种很好的养生方法。

◎头部保暖，不可忽视

进入小雪节气后，刮风的天气增多，东北风较大，此时头部的保暖就显得非常重要了。中医说"头为诸阳之会"，人体经脉中所有的阳经都在头部交会，经脉不断把阳气输送到头部，以维持头部功能正常运行。而寒邪最易损伤阳气，会使阳气溃散。头部受寒后，会出现头部重着无力、头晕、头痛等症状。因此冬季一定要注意头部的保暖，出门戴好帽子和围巾，以阻挡寒气，保护阳气。

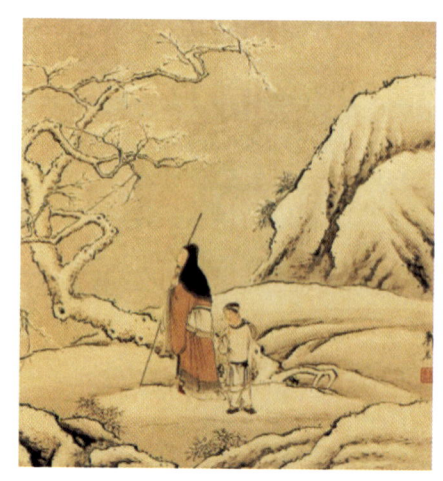

食疗养生

十月勿食椒（胡椒、花椒），伤血脉。勿食韭，令人多涕唾。勿食霜打熟菜，令人面上无光。

唐·孙思邈·《备急千金要方》

◎多吃温热食物，增强抗寒力

进入小雪节气后，天气非常寒冷，为了增强人体的抗寒能力，应食用一些温热的食物，增加体内的热量，使身体变得暖和起来，可以更好地抵御外界的寒冷。以下4类食物能增强人体的抗寒能力。

1 肉类：蛋白质、脂肪和碳水化合物被称为产热营养素，狗肉、羊肉、牛肉和章鱼肉都富含这些营养素。小雪节气适当进食这几种肉类，可起到御寒的作用。

2 根茎类：研究表明，富含矿物质的根茎类蔬菜，如胡萝卜、山芋、菜花、土豆等，能有效提高人体抗寒能力。

3 铁质含量高的食物：铁元素不足常常会引发缺铁性贫血，而缺铁性贫血引起的血液循环不畅可使机体产热量减少，从而导致体温偏低。因此，常食用动物血、蛋黄、猪肝、牛肾、黄豆、芝麻、腐竹、黑木耳等富含铁质的食物，对提高人体的抗寒能力大有裨益。

4 碘含量高的食物：甲状腺素能加速体内组织细胞的氧化，提高身体的产热能力，使基础代谢率增强、血液循环加快，从而达到抗冷御寒的目的。一般碘含量高的食物都可促进甲状腺素分泌，如海带、紫菜、贝壳类、菠菜、鱼虾等。

◎减辛减苦，以养肾气

　　小雪以后，自然界真正进入到万物潜藏、阳蛰阴浮的时期。冬季主肾，肾脏功能活跃，为了保持肾气旺盛，在饮食上应适当滋补肾气。辛味食物能发散肾气，与冬季阳气潜藏的特点相违背，所以辛味食物应少吃。苦味食物能泄出肾气，所以这类食物也要少吃。小雪节气饮食的原则就是减辛减苦，以养肾气。辛味食物主要有辣椒、葱、姜、韭菜、蒜、香菜、芥末、洋葱、蒜苗、茴香等。苦味食物主要有苦瓜、莲子心、苦丁茶、菊花茶、金银花、咖啡、啤酒、芹菜叶、莴笋叶、萝卜叶、巧克力、苦荞麦、杏仁、柑橘等。

◎小雪养生食疗

（1）胡萝卜炖羊肉

　　材料： 胡萝卜300克，羊肉180克，料酒3调羹，葱末、姜末、蒜末、白糖、盐、植物油、香油各适量。

　　做法： 胡萝卜与羊肉洗净沥干，分别切块备用。将羊肉放入沸水焯烫，捞起沥干。炒锅里放入植物油烧热，将羊肉块放入大火快炒至颜色转白。将胡萝卜块、水和适量料酒、葱末、姜末、蒜末、白糖、盐一起放入锅里，用大火煮沸后，改用小火煮约1小时后熄灭，加入香油即可。

　　功效： 补虚弱，益气血，止咳。

（2）香蕉百合银耳羹

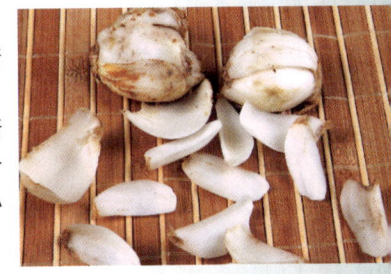

　　材料： 香蕉2根，鲜百合200克，水发银耳15克，枸杞5克，冰糖末适量。

　　做法： 香蕉去皮，切片；百合洗净，撕片；水发银耳洗净，撕成小朵；枸杞洗净，用温水泡软。取一个大碗，放入香蕉片、百合片、银耳小朵、枸杞、加适量水、冰糖末调匀，放入锅内蒸半个小时即可。

　　功效： 安神除烦、清热养阴、缓解压力、润肺化痰、润肠通便。

（3）荆芥小米粥

　　材料： 小米150克，淡豆豉150克，荆芥穗50克，薄荷叶50克。

　　做法： 将荆芥穗、薄荷叶、淡豆豉加清水煎熬，去渣留汁备用。小米淘洗干净，放入药汁中，用大火煮开后，改用小火煮成粥。

　　功效： 发散风寒，清肝散风，可用于防治风寒感冒。

（4）小米桂圆粥

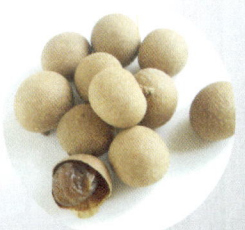

　　材料： 小米100克，大米50克，桂圆肉15克，白糖适量。

　　做法： 将小米和大米分别淘洗干净，一起放入锅里，加入桂圆肉和适量水，大火煮沸，再用小火煮至米粒熟烂，加入白糖调匀即可。早晚食用。

　　功效： 补心肾，益腰膝，适用于心肾精血不足、失眠、腰膝酸软等。

调神养生

七情之病，看花解闷，听曲消愁，有胜于服药者也。

清·吴尚（医学家）

◎阴冷天气，消除抑郁

阴冷的天气往往会使人感觉心情压抑、沮丧，特别是在气温偏低、光照时间较短的小雪节气后，这种情况分外明显。这种抑郁的情绪不但会影响我们学习、工作和生活质量，还会对身体健康造成危害，因此我们一定要学会调节自己的心态和情绪。

中医认为，良好的情绪和开朗的性格可以使人更健康，经常急躁或情绪悲观的人，健康状况往往不尽如人意。这是因为不良情绪会耗力伤神，导致体内阴阳失和、脏腑亏损，久而久之，各种疾病就会找上门来。

有抑郁情绪的人，或者遇到心情不悦、情绪不稳、焦虑烦躁、失眠易怒时，应努力变被动为主动，积极调整自己的心态，保持乐观，节制过喜过怒，经常参加一些户外活动，多听音乐，培养更多的兴趣爱好，增加生活的乐趣。还可以通过饮食进行调理，适当多吃羊肉、牛肉、奶制品等热量高且有健脑活血功效的食物，可适当饮用一些茶水、咖啡等饮料，以活跃精神、增强体力。

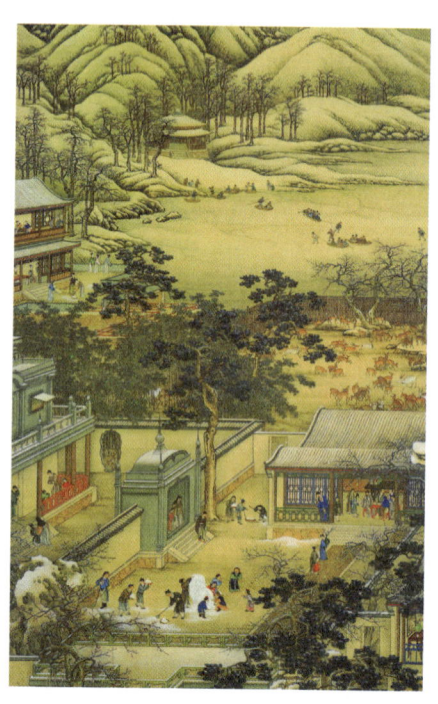

传统中医理论认为，明媚的阳光能使人的心情愉悦开朗，这是由于晒太阳有助于增强体内的阳气，阳气充足，则经络通畅、气血调和，情志自然也会更加舒畅，人的精神状态也会更好。所以在"阴盛阳衰"的小雪时节，应多参加户外活动和体育锻炼，经常晒太阳，补充阳气，让自己拥有一份好心情，尽量克制不良情绪，做到不急不躁，保持乐观平和的心态。

运动养生

以两手相叉，一脚踏之，去腰脚拘束，肾气冷痹，膝中痛诸疾。

东晋·《灵剑子》

◎《灵剑子》导引法之八

第一势：坐姿，两手十指交叉，掌心向内，一只脚踏在手掌上，手和脚相对用力，然后再换另一只脚，重复刚才的动作。左右交替15次（图193）。

第二势：用手指先揉后捏，再拉伸脚趾，顺序是从大脚趾依次到小脚趾，两侧同时做10遍。

第一势能理肾气，祛除腰部和脚部的拘急、麻木、活动不利，消除膝盖冷痛。第二势能补肾脏，祛毒气，治疗脚部麻木疼痛，以及长时间行走后的脚痛。

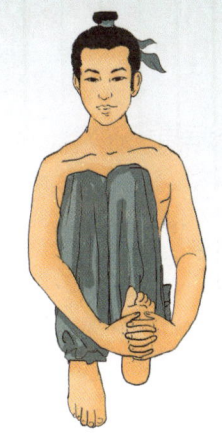

图193　《灵剑子》导引法之八

◎小雪养生导引功

每天清晨，双腿盘坐，左手按住膝部，手指朝前，右手抓住左肘关节，用力向右拉，左肘向左用力，与右手相对抗，相持10秒钟，再换另一个手，左右各做15次。然后上下牙齿相叩36次，咽口水，深呼吸，收功（图194）。

本套功法可改善风湿热毒所致的腕肘肿痛、腹胀、疝气、遗尿、睾丸肿痛、咳喘、惊恐等症状。

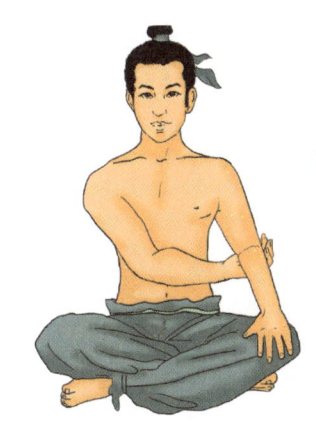

图194　小雪养生导引功

经络养生

◎消除疲劳

（1）按揉太阳穴

手法：用食指指腹按揉太阳穴，依顺时针方向做环形旋转按摩，力度适中，以感觉酸胀为宜（图195）。

功效：每天早晚各按摩太阳穴2分钟，可以促进大脑的血液循环，缓解疲劳。

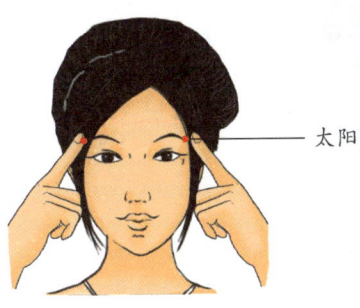

太阳

图195　按揉太阳穴

（2）按揉命门穴

手法：用拇指指腹按揉命门穴50次，以感觉胀痛为宜（图196）。

功效：按摩命门穴，能够有效消除疲劳，恢复精力。

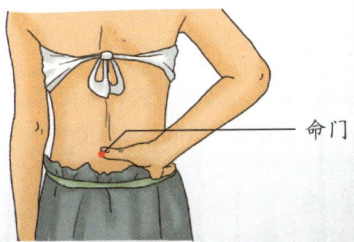

命门

图196　按揉命门穴

（3）指掐中冲穴

取穴： 中冲穴属手厥阴心包经，位于手中指末节尖端中央。

手法： 用拇指掐中冲穴50次，以感觉掐痛为宜（图197）。

功效： 按摩此穴可有效调节心脏机能，使人在较短时间内恢复体力。

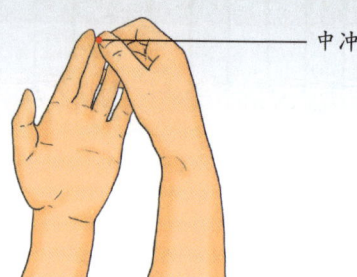

图197 指掐中冲穴

（4）点按涌泉穴

手法： 每天睡前用拇指指端点按足底涌泉穴36下，逐渐用力（图198）。

功效： 涌泉穴属足少阴肾经，经常按摩此穴，能够调节内分泌与植物神经系统，起到清心安神、消除疲劳的作用。

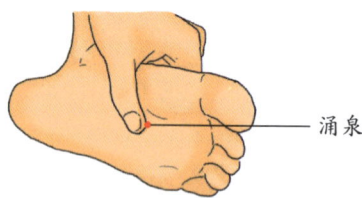

图198 点按涌泉穴

◎缓解紧张

（1）点按百会穴

手法： 用食指、中指指腹点按百会穴50次，以感觉酸胀为宜（图199）。

功效： 刺激百会穴，可放松大脑皮质，调节中枢神经系统，缓解紧张情绪。

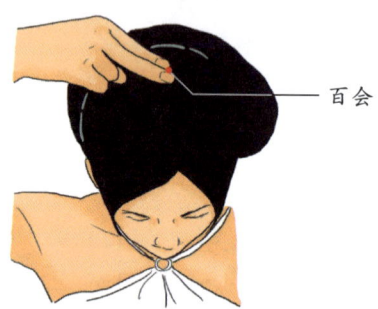

图199 点按百会穴

（2）点按通里穴

取穴： 在前臂掌侧，当尺侧腕屈肌腱的桡侧缘，腕横纹上1寸。

手法： 拇指点按通里穴100次，以感觉胀痛为宜（图200）。

功效： 通里穴是手少阴心经的穴位之一，心经络脉由此穴分出，与小肠经互为表里而相通。按摩此穴具有清心宁神的作用，可有效调节紧张情绪。

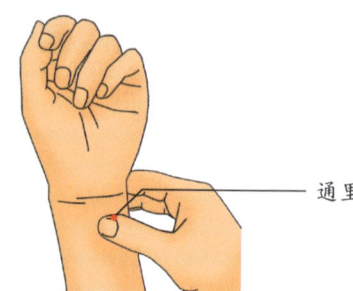

图200 点按通里穴

（3）点按内关穴、神门穴

手法： 用拇指点按内关穴、神门穴各50次，以感觉酸胀为宜（图201）。

功效： 刺激内关、神门两穴，有镇静安神的作用，可消除紧张情绪，使心情很快平静下来。

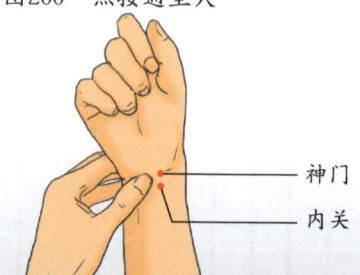

图201 点按内关穴、神门穴

（4）按揉劳宫穴

手法： 用拇指按揉手心劳宫穴50次，以感觉胀痛为宜（图202）。

功效： 劳宫穴是调节自律神经的穴位，刺激这个穴位能快速缓解紧张。

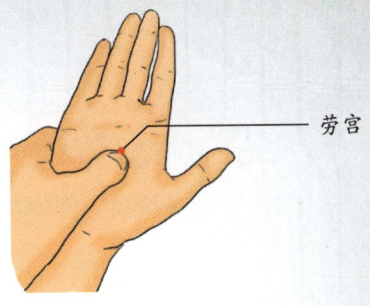

图202　按揉劳宫穴

（5）掌擦涌泉穴

手法： 用手掌侧面擦揉涌泉穴50次，以感觉胀痛为宜（图203）。

功效： 经常按摩涌泉穴，有开窍、安神、镇静的功效。

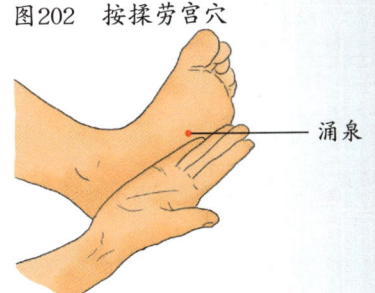

图203　掌擦涌泉穴

常见病防治

小雪时节，风寒之邪容易侵袭人体，导致经络、血脉中气血运行不畅，从而使得一些身体部位气血不足，出现病变。关节部位气血不足，会引起关节僵硬不灵活，甚至出现疼痛、活动受限制，从而引发肩周炎等疾病。远离心脏的部位出现气血不足，会使皮肤、肌肉被寒邪损伤，出现冻疮。

◎肩周炎

肩周炎又称五十肩，患者多为50岁左右的中老年人，其主要症状为肩关节僵硬、疼痛和活动不便。中医认为，肩关节劳损后又被风寒侵袭，是导致肩周炎发病的主要原因。

● 预防方法

1 避免疲劳过度及出汗后受风。

2 注意肩部的保暖防寒，在阴天和雪天时，尽量多穿能护肩的衣服，睡觉时尽量不要把肩膀露在被子外面。

3 多进行体育锻炼和家务劳动，保持身体的灵活性。

4 可经常对肩部进行简单的按摩。

● 防治验方

小雪节气前后，阳虚的人应多食用温热性的食物，比如大枣、栗子等。还可以适量服用人参、鹿茸等补气壮阳的补品。

川乌粥

材料	生川乌头5克，大米50克，姜汁10滴，蜂蜜适量。
功效	散寒祛湿、通利关节、温通经络。
适用	肩周炎。

将川乌头捣碎，研成极细粉末。将大米煮粥，粥快熟时加入川乌粉末，改用小火慢煎，粥熟后加入姜汁及蜂蜜，搅匀，稍煮片刻即可。

川芎黄芪蒸鲫鱼

材料	川芎10克，黄芪20克，鲫鱼300克，料酒、姜片、葱段、盐、味精、醋、酱油、香油各适量。
功效	活血行气，祛风止痛。
适用	肩周炎。

将川芎、黄芪洗净，润透，切片；鲫鱼处理干净，用盐、味精、酱油、料酒、醋、葱段、姜片腌30分钟。将鲫鱼加黄芪、川芎放入碗中，大火蒸7分钟，淋上香油即可。

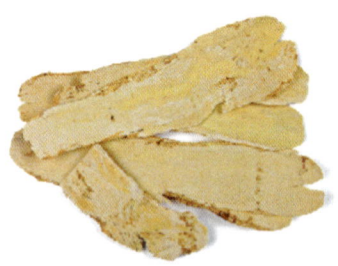

◎冻疮

冻疮指人体受寒侵袭所引起的全身性或局部性损伤，表现为手、足、脸颊等暴露部位出现充血性水肿红斑，温度升高时患处会感到瘙痒，严重者会出现患处皮肤糜烂及溃疡等现象。冻疮在气温低和气候潮湿的环境下极易发生，因此在小雪时节前后此病十分常见。随着天气转暖，冻疮大多会不治自愈。

● 预防方法

1 注意加强体育锻炼，以改善血液循环。
2 注意保暖防寒，特别是注意局部保暖，出门时要戴好围脖、手套和口罩。
3 尽量选择宽松的鞋子和袜子，以保持脚部血液循环的畅通。
4 受冻的部位切莫马上烘烤或用热水泡，以防止患处溃烂。
5 经常按摩冻疮多发部位，促进血液循环。

● 防治验方

冻疮患者应注意加强营养，以提高机体的抗寒能力，可食用阿胶、人参等补益气血的补品。另外，食用药膳可起到疏通脉络、驱除寒气、理气补血和清热解毒的功效，从而加快冻疮的治愈。

黄芪当归瘦肉汤

材料	黄芪30克，当归15克，猪瘦肉350克，料酒、盐、鸡精各适量。
功效	补益气血、温经通脉。
适用	冻疮。

当归、黄芪分别洗净，润透，切片；猪瘦肉洗净，切丝。锅内放入当归片、黄芪片、猪瘦肉丝、料酒，加入适量水，大火烧沸，改小火煮35分钟，加入盐、鸡精调味即成。每日1次，佐餐食用。

姜附烧狗肉

材料	熟附片30克，狗肉1000克，姜片、蒜瓣、葱段各适量。
功效	温阳通络、消肿止痛、温肾散寒、壮阳益精。
适用	防治冻疮。

狗肉洗净，切小块。锅内放入姜片、适量清水煮沸，下入熟附片，熬煎2小时，放入狗肉块、蒜瓣、葱段炖煮，至狗肉熟烂即成。可分多餐服食，一次不宜过饱。

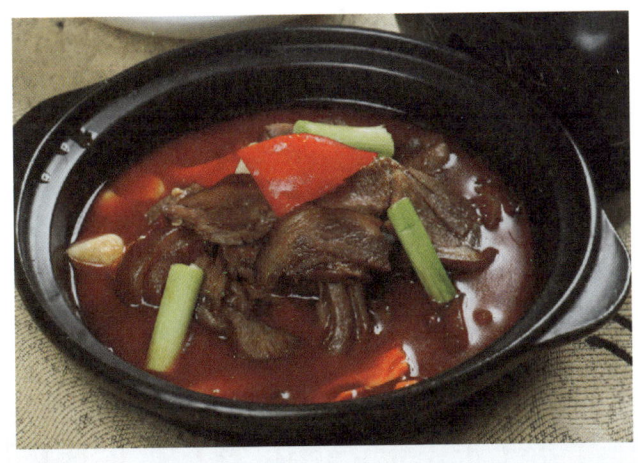

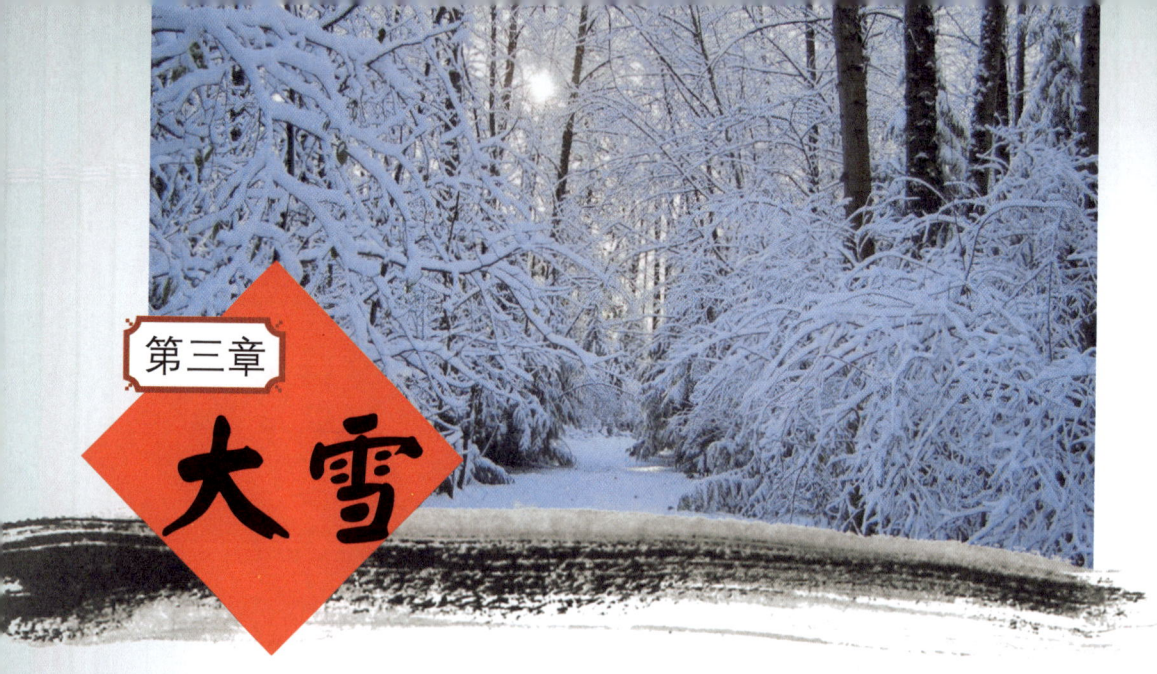

第三章

大雪

白雪堆禾塘，明年谷满仓

小雪节气之后就是大雪，通常在每年**阳历的12月7日前后**到来。《月令七十二候集解》中记载："十一月节，大者盛也，至此而雪盛也。" 大雪节气天气更冷，降雪的可能性更大，雪也往往下得更大、范围更广，所以叫做大雪。此时，除华南和云南南部等无冬地区外，我国大部分地区都已经进入冬季，东北、西北平均气温已达零下10℃以下，黄河流域和华北地区气温也在0℃以下。

我国古代将大雪分为三候："一候鹖鴠不鸣；二候虎始交；三候荔挺出。"第一候时，因天气寒冷，寒号鸟也不再鸣叫了；到第二候时，由于此时是阴气最盛时期，正所谓盛极而衰，阳气已有所萌动，所以老虎开始有求偶行为；第三候时，荔挺（兰草的一种）因感到阳气的萌动而抽出新芽。

气候特点

◎风雪来袭，气温极低

进入大雪节气后，冷空气的势力更强，范围更广，强冷空气带来低温、大风天气。在强冷空气前沿，冷暖空气交锋的地区，会出现大雪甚至暴雪，全国的气候状况可以用天寒地冻来形容。大规模经常性的降雪使得北方呈现出一片银装素裹的景象；华北地区和黄河流域的气温也达到0℃以下；江南地区也时常会出现冰冻现象。

大雪节气，由于大部分地区气温在0℃以下，再加上积雪覆盖，地面常常冻结成冰，在路面上行走，很容易滑倒。老年人在寒冷的冬季骨骼脆性增大，如果摔倒，容易发生骨折，因此这个时节外出要特别注意防止滑倒。大雪节气，老年人应减少户外活动，出门时最好有人搀扶。行人出行也应尽量放慢步行或骑车的速度，避免滑倒。

养生要点

> 是月肾脏正旺，心肺衰微，宜增苦味，绝咸，补理肺胃，闭关静摄，以迎初阳，使其长养，以全吾生。
>
> 唐·《修养法》

◎避免寒邪侵袭，预防冠心病

随着大雪节气的到来，气温持续走低，再加上气压低，室内外温差大，会使人体长时间处于自我抵御的应激状态，此时心脏负担较大，容易诱发冠心病。寒冷的大雪时节，人们体内的阳气较弱，寒邪乘虚而入，致使经脉淤滞凝结，血液不能畅通流转，进而引发冠心病。所以在大雪前后，一定要注意防止寒邪侵袭身体。

预防冠心病首先要注意保暖，千万不要迎着寒风快步走。第二要加强锻炼，长期不活动会造成血流速度变慢，进而形成血栓。第三要饮食合理，避免体重超标，肥胖会加重心脏负担，所以每日三餐应本着低盐、低脂、低糖和低热量的原则，以感觉七八成饱为宜。第四应注意心态的调节，避免出现大悲大喜等情绪波动，学会在生活中发现快乐，保持一颗乐观的平常心。

◎积极防治感冒，小心出现鼻炎

进入大雪节气后，降雪较多，气温快速下降，许多人因此患上感冒。在这个时节，感冒容易长时间不愈，或者反复出现，很可能发展成为鼻炎。鼻炎最明显的表现为鼻涕开始变得浑浊。

鼻炎可引发多种疾病：向上发展可引发眼部疾病和中耳炎；向下发展可引发咽炎或喉炎，甚至还可引起鼻甲肥大、鼻息肉及副鼻窦炎。对于青少年患者来说，鼻炎会导致头昏脑涨，进而直接影响记忆力，干扰其正常的学习生活。对于正在长身体的孩子来说，由于鼻炎发作时很容易导致鼻塞，致使孩子不得不用嘴呼吸，长此以往会导致鼻梁扁平、下颌拱出、牙齿排列不整齐或外突等症状，也就是常说的"鼻炎面容"。

拥有好的体质是预防鼻炎的关键。所以，首先要加强体育锻炼，提高自身免疫力；其次，可在每天早晨起床后喝一杯热水，出门前最好戴上口罩，以防止冷空气侵入鼻腔；第三，要注意保持清淡的饮食，少吃辛辣油腻的食物，不吸烟、不酗酒。另外，一旦鼻子周围的器官出现病变，如患上咽炎、扁桃体炎时，应尽早医治。

起居养生

◎早睡晚起，加强保暖

冬季阳气肃杀，夜间更加加剧，所以冬季的起居应遵循早睡晚起的原则。早睡以养阳气，晚起以固阴精。冬属阴，天气寒冷，要注意保暖，以固护阴精为本，尽量少泄津液，应做到"去寒就温"，积极预防寒邪侵袭。

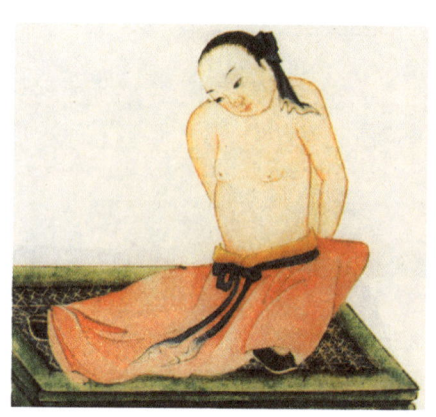

大雪节气风雪较多，风邪和寒邪较重，此时最需要预防的是心脑血管疾病、肺气肿、慢性支气管炎等。早晨日出前和傍晚太阳下山以后，中老年人要尽量少出门，外出时一定要穿厚实的外套，戴上口罩、帽子和围巾。

◎适当打开门窗，保持空气流通

人们为了御寒，冬天常把门窗关得紧紧的。这样做虽然能挡住外界的寒气，但是也会引起一些不良的后果。长时间关闭门窗，室内空气得不到更新，二氧化碳浓度升高，氧气浓度降低，容易引起脑部缺氧，出现头晕、乏力、胸闷、烦躁等症状。空气不流通还会使得室内的病菌越积越多，容易导致传染性疾病。

冬天定时打开门窗通风透气，加强室内空气流通，是净化室内空气的最好办法。打开门窗时不要对开，避免形成对流风，风口不要直接朝向人坐卧的地方。白天有太阳时，打开门窗让阳光照射进屋里，能起到消毒杀菌的作用。

◎睡觉不可穿太多衣服

有些人因为怕冷，会穿着厚厚的衣服睡觉，但是这样做不但起不到保暖的作用，反而对身体不利。人在睡眠时，大脑和肌肉进入休息状态，心脏跳动次数减少，肌肉的反射运动和紧张度下降。如果脱衣而睡，可消除疲劳，使身体各器官得到很好的休息。此外，睡觉时，人体的皮肤要进行呼吸作用以及散发汗液，如果穿着厚厚的衣服睡觉，会影响人体的正常工作，而且衣服对肌肉的压迫和摩擦，还会阻碍血液循环，造成体表热量减少，反而会降低体表的温度，所以保暖效果反而更差。因此在寒冷的冬季，不宜穿着很厚的衣服睡觉。

> 是月可服补药，不可恒大热之药，宜早食，宜进宿熟之肉。
>
> 唐·孙思邈·《千金月令》

◎进补有讲究，不可盲目乱补

大雪节气，天气寒冷，此时适宜进补，可增强身体的抗寒能力。但是进补不能盲目乱补，需要根据体质补得恰当，这样才能保健养生。

第一，进补要因体质而异。形体偏瘦、情绪容易激动的人，应本着"淡补"的原则，多选择能够补养气血、生津养阴的饮食，切忌辛辣；而体态丰满、肌肉松弛的人，适宜多食甘温的食物，忌食性辛凉、油腻和寒湿的食物。

第二，大雪节气最适合三类人进补。一是阳气虚弱的人群，通常变现为怕冷，手脚冰凉，尿频便稀，食欲不振；二是年老体迈，并患有慢性疾病的人群，进补能促进身体恢复；三是有旧病的人群，比如慢性支气管炎、关节炎患者，如果能在此时把身体调养好，就能大大减少疾病的发病率。

第三，进补要有度有节。如果进补太过，摄入过多高热量的食物，很有可能会导致胃火上升，从而诱发上呼吸道、扁桃体、口腔黏膜炎症及便秘、痔疮等。

◎荤素搭配得当，饮食才能健康

冬季进补时常会摄入一些热量较高的食物，如果进食太多，容易产生内热，出现痤疮、便秘、烦躁等症状。所以冬季进补时，要注意荤素搭配，通过食用水果蔬菜，来消除油腻、清除内热。进补要做到饮食合理，应该多补充水果蔬菜，如大白菜、萝卜、香蕉、梨、苹果等。还可以用水果蔬菜为原料，采用食疗的方法来调整身体平衡。如每天喝梨水，可以防止天气干燥所引起的口干、咽干，又有润肺止咳的功效；还可以煮萝卜汤喝，能促进消化，预防流感。

◎大雪养生食疗

（1）桂枣羊肉汤

材料：羊肉200克，红枣10枚，桂圆5颗，水发木耳50克，姜片、盐各适量。

做法：羊肉洗净，切块，在沸水中烫5分钟后捞出，沥水；红枣去核，洗净；桂圆去壳取肉；水发木耳洗净，撕成小朵。砂锅中加适量清水，大火烧沸，放入羊肉块、红枣、水发木耳小朵、桂圆肉、姜片，用中火煲3小时，加盐调味即可。

功效：健脾开胃，补血活血，养心安神，增强抗寒能力。

（2）山楂萝卜排骨煲

材料：山楂20克，白萝卜、排骨各500克，料酒、盐、姜片、味精、胡椒粉、葱段、棒骨汤各适量。

做法： 山楂洗净，去核；白萝卜洗净，去皮，切块；排骨洗净，剁段。高压锅里放入山楂、白萝卜块、排骨段、料酒、盐、味精、姜片、葱段、胡椒粉、棒骨汤，大火烧沸，煮30分钟即可。

功效： 止咳化痰，消食化积，适用于咳嗽、咳痰、饮食不消化等症。

（3）木耳冬瓜三鲜汤

材料： 冬瓜150克，水发木耳150克，虾米15克，鸡蛋1个，食盐、水淀粉、味精、麻油各适量。

做法： 冬瓜去皮洗净切片；水发木耳、虾米洗净；鸡蛋打匀摊成蛋皮，切宽片备用。锅里加鲜汤上火烧开，下虾米、水发木耳沸煮5分钟，再将冬瓜片放进去，煮开后加入食盐、水淀粉，起锅前倒入蛋皮片，淋上麻油，加味精调味即可。

功效： 生津除烦、清胃涤肠、滋补强身、清热养阴。

（4）黑木耳大枣粥

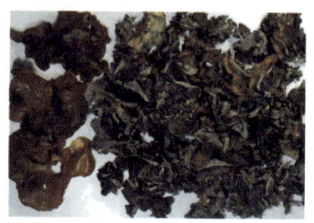

材料： 黑木耳30克，大枣20克，大米100克，冰糖150克。

做法： 大枣沸水泡洗后去核切丁，加冰糖浸20分钟；黑木耳水发后撕成小块。将黑木耳小快与大米一起煮成粥，调入大枣丁，再煮20分钟。

功效： 益气养血，健脾强体，常喝本粥可提高机体免疫力。

调神养生

> 身欲宁，去声色，禁嗜欲，安形性，事欲静，以待阴阳之所定。
>
> 《吕氏春秋》

◎大雪节气多晒太阳，消除低落情绪

冬季木枯草衰、万物凋零、阴雪纷纷的景象，常使人触景生情，郁郁寡欢。而寒冷潮湿的环境也容易使人感到精神紧张、压力增大。所以，冬季要顺应自然界的变化，精神情志要安静自如、恬淡无求，以使神气内收，适应冬天的养藏之道。

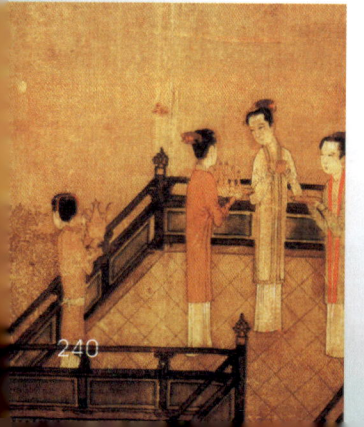

要避免冬日的不良情绪，最好的方法就是多参加活动，如跳舞、下棋、绘画、练书法、欣赏音乐、访亲会友等，以消除冬季低落情绪、振奋精神。但晚上不可参加过于激烈、让人兴奋的活动，以免影响正常睡眠。冬天可对家居布置做些调整，营造温暖、安静、平和的氛围，播放轻柔、优美的乐曲，也有助于情绪的稳定、压力的缓解。即使遇到不顺心的事，也要尽量学会自己调控情绪，豁达、节怒、宠辱不惊，并通过适当的方式将不良情绪宣泄出来，以保持心态平和。

冬季应当多晒太阳。冬季天黑得早、光照时间短，会使大脑松果体的褪黑素分泌增强，它能诱导人入睡，也是让人产生抑郁情绪的原因。多晒太阳可以有效抑制褪黑素的分泌，避免似睡非睡、时睡时醒的萎靡状态。

运动养生

> 人身常摇动，则谷气消，血脉流通，病不生。譬犹户枢不朽是也。
>
> 东汉·华佗

◎《灵剑子》导引法之九

坐姿，一手抱头前屈，一手抱膝抵胸，使头膝相接，左右各做15次（图204）。

祛除骨节间的风邪，宣通血脉，防治膀胱、肾脏疾病。

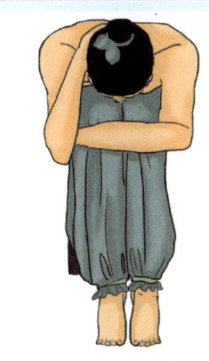

图204 《灵剑子》导引法之九

◎大雪养生导引功

每天晚上，自然站立，两脚左右分开与肩同宽，膝关节稍微弯曲，两臂伸直外展平举，手心向外，指尖朝上，抬腿原地踏步走10分钟。然后上下牙齿相叩36次，咽口水，深呼吸，收功（图205）。

本套功法可改善关节肿痛、脚膝风湿毒气、口热舌干、咽肿、心烦、心痛、阴下湿等。

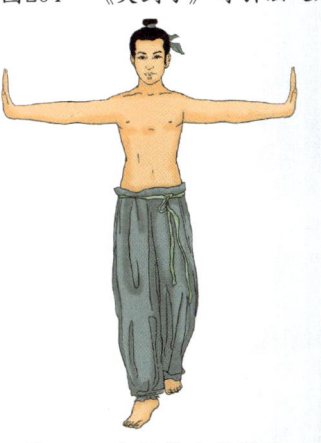

图205 大雪养生导引功

经络养生

◎补益心气

（1）点按心俞穴

手法：以拇指指腹点按心俞穴2～3分钟，以感觉胀痛为宜（图206）。

功效：心俞穴是心脏的精气在背部输注之所，是养心安神第一穴。按摩此穴可有效调节心脏功能，补充心神气血，达到保养心脏的目的。

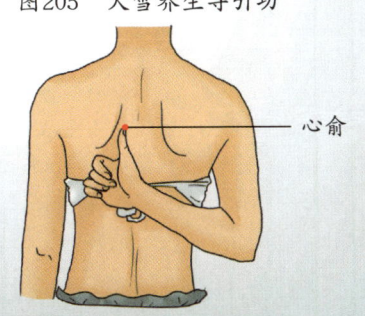

心俞

图206 点按心俞穴

（2）掐按少冲穴

手法：以拇指指尖掐按少冲穴2～3分钟，以感觉掐痛为宜（图207）。

功效：少冲穴为手少阴心经上的重要穴位之一。经常按摩此穴有清心安神、补益心气之效。

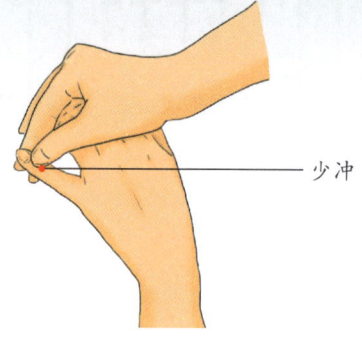

少冲

图207　掐按少冲穴

（3）按揉神门穴、大陵穴

手法：用拇指按揉神门穴、大陵穴各3～5分钟，力度要大（图208）。

功效：刺激大陵、神门两穴有养心安神、补益心气的作用。

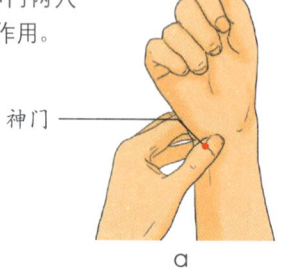
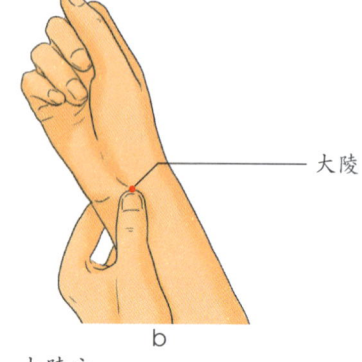

神门

大陵

a

b

图208　按揉神门穴、大陵穴

（4）点按郄门穴

手法：用食指、中指指腹点按郄门穴50次，以感觉酸麻为宜（图209）。

功效：郄门穴属手厥阴心包经，是心包经之经气出入的门户，对心脏功有调整作用。经常按摩此穴，可调节心率，改善心肌功能，补益心气，从而达到养护心脏的目的。

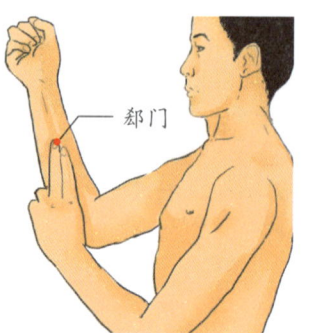

郄门

图209　点按郄门穴

◎固摄肾气

（1）掌摩神阙穴

手法：用手掌摩擦神阙穴2分钟，以透热为宜（图210）。

功效：神阙穴是全身经络的总枢，经气之海，通过任、督、冲、带四脉而统属全身经络，内连五脏六腑、脑及子宫，因此经常按摩此穴可滋阴壮阳、固摄肾气、补血养颜、延年益寿，同时还可增强机体免疫功能，降低人体患病概率。

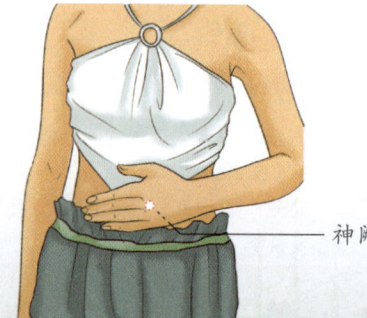

神阙

图210　掌摩神阙穴

（2）点按肾俞穴

手法： 用拇指指尖点按肾俞穴3分钟，力量由轻到重（图211）。

功效： 肾俞穴是肾的保健穴，与肾脏关系密切，具有疏通经络、行气活血的作用，可湿肾壮阳、补益肾气，增强肾的固摄作用。

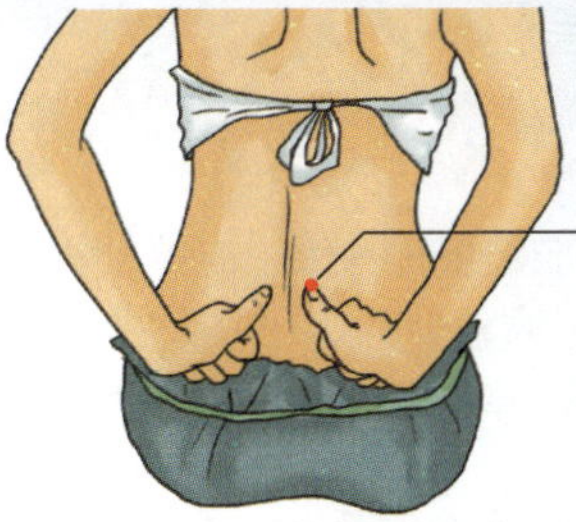

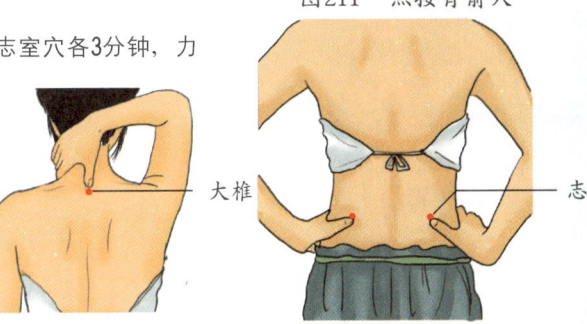

图211　点按肾俞穴

（3）点按大椎穴、志室穴

手法： 用拇指按揉大椎穴、志室穴各3分钟，力度适中（图212）。

功效： 刺激志室穴可湿肾助阳，使人精力旺盛，防病抗病能力增强。加按大椎穴，可有效补益肾脏，固摄肾气。

a　　　　　　　　b

图212　点按大椎穴、志室穴

（4）按揉涌泉穴、足三里穴

手法： 用拇指按揉涌泉穴、足三里穴3～5分钟，以微胀发热为宜（图213）。

功效： 涌泉穴是肾经的起始穴，也是人体养生要穴之一。经常按摩涌泉穴，对于肾脏具有极大的补益作用。加按足三里穴，可显著补益肾气，增强固摄作用。

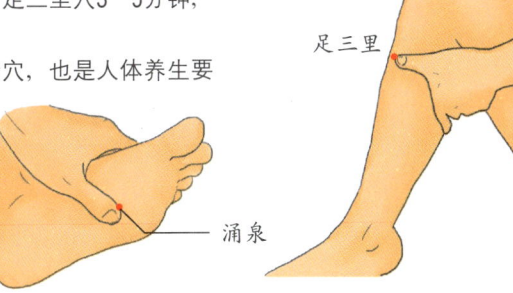

图213　按揉涌泉穴、足三里穴

常见病防治

大雪节气常出现风雪天气，气温较低，很容易因受寒而感冒，如果感冒没有得到及时的治疗和调理，那么很可能加重而引起鼻窦炎。寒冷的天气影响人体血液循环，有些老年人会出现血液流动减慢，血液黏稠度增高，因此诱发冠心病。

◎鼻窦炎

鼻窦炎主要症状为脓性鼻涕多，鼻塞，头痛，可伴有咽喉炎。鼻窦炎在寒冬时节的发病率居高不下，主要原因是人体抵抗力会随气温降低而下降，此时风寒湿邪便会侵入体内，使得风寒感冒在冬季很常见，在这个节气，风寒感冒是引起鼻窦炎的常见原因。

● 预防方法

1 戒烟戒酒，避免食用辛辣食品；保持性情开朗，精神上避免刺激，同时注意不要过于劳累。

2 积极锻炼身体，促进鼻腔中的血液循环；每日早晨可用冷水洗脸，可以有效增强鼻腔黏膜的抗病能力。

3 改掉挖鼻孔的习惯，防止鼻腔感染病菌；平时注意鼻腔卫生，养成早晚洗鼻的良好卫生习惯。

4 做好防寒保暖措施，积极防治感冒，从而预防鼻窦炎的出现；一旦鼻子周围的器官出现不适，要及早治疗。

● 防治验方

鼻窦炎患者要在饮食中增加维生素A和B族维生素的摄入量，多吃动物肝脏、瘦猪肉、胡萝卜和西兰花等食物。

龙井茶叶黄柏末

材料	上等龙井茶叶30克，川黄柏6克。
功效	清热泻火，解毒排脓。
适用	鼻窦炎、鼻塞、鼻内有脓性腥臭分泌物。

将龙井茶叶和川黄柏一起研成细末，吸入鼻内两侧少许，每日多次。

辛夷花煮鸡蛋

材料	辛夷花15克，鸡蛋2个。
功效	通鼻窍，排脓涕。
适用	慢性鼻窦炎、流脓涕、体弱怕冷。

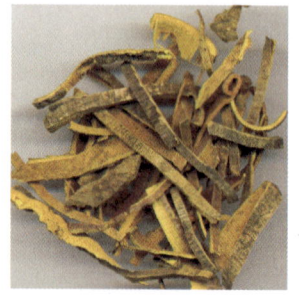

先将鸡蛋煮熟去壳，刺10余个小孔。然后将辛夷花放入砂锅内，加清水两碗，煎煮至1碗。再把鸡蛋放入药汤中，煮片刻。取出鸡蛋，滤出汤液。吃蛋饮汤。常服有效。

◎冠心病

冠心病是由冠状动脉粥样硬化所引起的心肌缺血、缺氧。中老年人，特别是40岁以上的男性及脑力劳动者，易患此病。由于低温、低气压和温差大的环境会使人体持续处于应激状态，其中又以心脑血管系统最为严重，因此冬天往往是冠心病的高发期，其主要症状包括心绞痛、心肌梗死、心肌缺血或坏死。

● 预防方法

1 日常作息要有规律，保持平和的心态，并保持充足的睡眠，善于发现生活中的美好，培养情趣，不要动辄发火或者情绪低落。

2 经常参加体育锻炼，以增强体质。

3 长期吸烟饮酒是冠心病的危险因素，因此要戒烟戒酒。

4 注意防治高血压、高血脂、糖尿病等慢性疾病，这些病症很容易诱发冠心病。

● 防治验方

冠心病患者要格外注意饮食，均衡营养，少吃高胆固醇和高脂肪的食物，严格控制摄入的总热量，防止体重超标。

天麻鸽蛋羹

材料	天麻10克，鸽蛋4个，盐、香油、葱花各适量。
功效	补养肝肾、养心安神。
适用	改善冠心病症状。

鸽蛋磕入碗内搅散；天麻烘干，磨成细粉。取一蒸盆，倒入蛋液，加入葱花、天麻粉、盐、香油、清水拌匀，上笼，大火蒸15分钟即成。每日1次，适量食用。

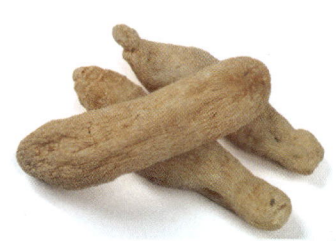

海带松

材料	海带200克，香油、绵白糖、精盐少许。
功效	软坚化痰，利水泄热。
适用	预防高脂血症、高血压、冠心病和动脉硬化。

将海带洗净，放入锅里煮透后捞出，再用清水洗去黏液，沥干水分后，切成细丝。在锅里放入香油，油七成熟时，把海带丝稍加煸炒，盖上锅盖，略经油炸，揭开锅盖继续翻炒。当海带发硬、松脆时，捞出，滤去油水入盘，加入绵白糖、精盐拌匀即可。

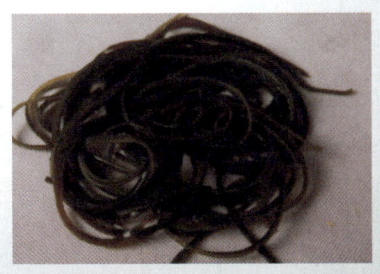

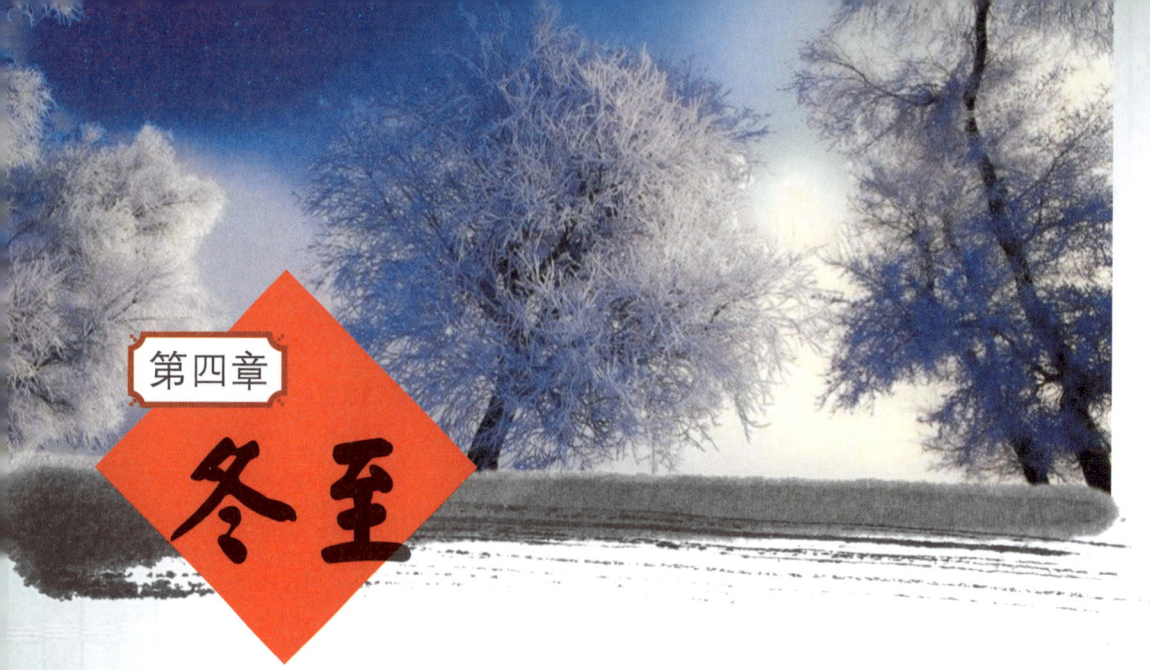

第四章

冬至

冬至有雪，九九有雪

冬至是冬季的第四个节气，在<u>阳历12月21日到23日之间</u>到来。冬至日是二十四节气中最早被确定的一个，早在2500多年前的春秋时代，古人就已经用土圭观测太阳测定出了冬至日的时间。冬至是一个非常重要的节气，也是中华民族的一个传统节日，民间说"冬至大如年"，就是说冬至和过年一样重要。冬至又叫做"冬节""长至节""亚岁"等。

冬至这一天，太阳直射南回归线，北半球白天时间最短，黑夜时间最长。过了冬至这一天，白天时间开始变长，夜晚时间开始变短。同时，在这一天，大自然阴气达到最旺盛的状态，阳气处于最微弱的状态，冬至后，阴阳开始转换，阳气开始增长，阴气开始减弱，所以古人说"冬至一阳生"，即从冬至日开始，阳气逐渐回升。

我国古代将冬至分为三候："一候蚯蚓结；二候麋角解；三候水泉动。"传说蚯蚓是阴曲阳伸的生物。冬至第一候时，阳气虽然已经开始增长，但阴气仍然十分强盛，土壤中的蚯蚓仍然蜷缩着身体；麋与鹿同科，却阴阳不同，古人认为麋的角朝后生，所以为阴，第二候时，阳气生长，阴气减弱，麋感觉到阴气渐退，所以头上的角开始脱落；第三候时，由于阳气初生，所以山中的泉水可以流动并且是温热的。

在冬至这一天，北方大部分地区有吃饺子的习俗，而南方则流行吃汤圆。冬至日吃着热气腾腾的饺子和汤圆，可以祛除寒气、温暖身体，增强抗寒能力。所以民间谚语说："冬至到，吃水饺"。

气候特点

◎气温继续降低，进入数九寒天

到了冬至节气，夏秋两季地面储存的热量不断向空中散发，而地面接收到的热量又非常少，所以气温会继续降低。进入冬至，就意味着开始进入全年中最冷的一段时间，也就是民间所说的数九寒天。从冬至日开始，每9天为1个小节，一共9个小节，过了第9个小节，寒冷的冬季就结束了。民间流传的"数九歌"生动形象地反映这一段时间的气候变化。"一九、二九不出手，三九、四九冰上走，五九、六九沿河看柳，七九河开，八九燕来，九九加一九，耕牛遍地走。"前三九是天气最冷、地面热量最少的时期，所以说"冷在三九"。而到了九九时期，全国大部分地区已经进入春天，所以叫做"九九艳阳天"。

古人对冬至的描述是：阴极之至，阳气始生，日南至，日短之至，日影长之至，故曰"冬至"。就是说冬至这一天，阴气达到了最强盛的状态，然后阳气开始增长。这一天，白天时间减少到最短，太阳下的影子达到最长。冬至时阳气初生，开始逐渐增强，此时人体的消化和吸收能力也变强，对营养的需求也会提高，因此，冬至是人们养生的一个重要节气，很适合进补。

养生要点

十一月，肾脏正旺，心肺衰微。增苦减咸，补理肺胃。一阳方生，远帷幕，省言语。

明·《修龄要指》

◎寒冬慎防心脑血管疾病

冬至到小寒、大寒，是最冷的时期，患心脏病和高血压的人往往病情加重，中风者增多，心脑血管疾病成为严重威胁中老年生命的疾病。

中医学认为，人体内的血液得温则易于流动，得寒就易于停滞，即所谓的"血遇寒则凝"。当寒冷作用于机体时，会使人体血管中的血液流通不畅，甚至引起瘀血阻滞，从而为心脑血管疾病的发作和加剧提供条件。现代医学也认为，寒冷能刺激交感神经使其兴奋，导致交感神经和副交感神经失调，使细小动脉收缩，外周血管阻力增大，同时血液黏稠度增高，血凝时间缩短，血流速度缓慢，引起血管堵塞及血液瘀滞，从而诱发中风、心绞痛、心肌梗死等危重病症。

因此，高血压、动脉硬化、冠心病等患者在这段时期需要提高警惕，谨防病情发作。注意防寒保暖，包括头部保暖。但应注意衣裤、帽子等既要保暖性好，又要柔软宽松，不宜穿得过紧，以利于血液流畅。合理调节饮食起居，不酗酒、不吸烟，适当休息，不过度劳累。保持良好的心境，情绪要稳定、愉快，切忌发怒、急躁和精神抑郁。进行适当的御寒锻炼，如平时坚持用冷水洗脸，可提高机体对寒冷的适应性和耐寒能力。

◎预防皮肤瘙痒

冬季为避免热量散发，皮肤及皮下毛细血管收缩，皮脂腺与汗腺的分泌与排泄也随之减少，加上气候干燥，寒气侵袭，使得皮肤非常干燥粗糙，很容易出现皮肤瘙痒，尤其是代谢缓慢的中老年人。为了预防瘙痒，需注意以下几点。

1 饮食宜清淡，多吃新鲜水果和蔬菜，避免饮酒、喝浓茶及食用辛辣刺激性食物，多吃富含维生素A的食物，如瘦肉、动物肝脏、胡萝卜和豆制品等，有利于减轻皮肤干燥、瘙痒。

2 保持室内空气新鲜，温湿度适宜。冬季室温一般保持在18～20℃，老年人居住的室温应在22～24℃，湿度以50%～70%为宜。

3 保持皮肤清洁。洗澡不要太勤，洗澡时要使用中性沐浴液，尽量少用碱性较强的肥皂、药皂等；不要用力搓皮肤，水温不应过高，浸泡的时间不应过长。洗完以后最好擦一些润肤霜，以保护皮肤。

4 衣服要宽松、舒适。贴身内衣裤要清洁、干爽，最好穿着质地柔软的纯棉衣物。

5 避免气候环境变化对皮肤的刺激，如寒风侵袭、化纤衣物的刺激，以及汗液刺激。

起居养生

> 冬至日阳气归内，腹宜温暖，物入胃易化。
>
> 宋·《云笈七签》

◎保护头面，预防脑血管疾病

中医认为"头为诸阳之会"，就是说人体内的阳气会通过经络汇聚在头面部，也会通过这个部位向体外散发。在寒冷的冬天，如果不注意保护头面部，使其长期暴露在外，身体的热量就会从这里向外散发，导致能量消耗、阳气受损。另外，在外界冷空气的刺激下，头部的血管很容易收缩，肌肉也会跟着紧张，容易引起风寒感冒、咳嗽、头痛、鼻炎、牙痛、面瘫、三叉神经痛等病症，甚至诱发脑血管疾病。

所以，冬至时节一定要注意头部的保暖和防风。俗话说"天天戴棉帽，胜过穿棉袄"，在户外最好戴上帽子、口罩，对头面部加以保护，尤其不要让头部迎风吹，而且要尽量避开过道风。即使不在户外，也要注意防风，比如在车里不要打开车窗，晚上睡觉不要打开窗户。出汗后不要吹冷风，更不要马上到户外去，以免着凉感冒。洗头发时水温最好不要低于35℃，洗完头发后，等头发自然干透或用电吹风吹干后再到户外去。

◎数九寒天，做好防冻

低温寒冷的天气容易造成人体冻伤，从冬至节气开始，就进入最为严寒的三九天气，此时防寒保暖成为养生的重点。冬至防冻要注意以下3点。

一是防寒。在气温下降时，要及时增添衣服，衣裤既要保暖性能好，又要柔软宽松，不宜穿着过紧，以防血流不畅。除利用口罩、手套、耳套、帽子等对裸露的皮肤进行保护外，还可以涂抹一些油性的护肤品来降低皮肤的散热量。

二是防湿。衣服、鞋袜等要保持干燥，一旦受潮应及时更换。如果脚部容易出汗，可以每次洗完脚后，在擦干的脚掌和脚趾缝间擦一些硼酸粉或滑石粉，使脚部保持干燥。

三是防静。要适当活动，避免长时间静止不动，特别是在寒冷的户外，活动量少很容易造成血液循环不畅，从而导致体温下降。另外，还要注意不要蹲过长时间，以免造成血液回流不畅。

这3点对冻伤以及严重冻伤都有很好的预防作用。此外，还可以用生姜片涂擦容易冻伤的皮肤部位，每天擦两次就能有效防止或减轻冻伤。

◎勤搓双手防冻疮

在寒冷的冬季，人在室外时手脚容易受冻，进入屋里后不要立即将冻僵的手脚放到火上或者取暖器旁边烤，也不要立即放入热水中烫。因为这样做对手脚皮肤的保健非常不利，还容易引起冻疮。应该在离取暖器不远的地方，将裸露的手脚互相搓擦，使手脚的温度自然回升，待皮肤表面变红时，再移到取暖器旁边或放入热水中取暖。

严冬时节养成搓手的习惯对身体很有好处。搓手的方法很容易，就是双手抱拳捏紧，两虎口相对，再移动双手转动，使两手在转动过程中各部位互相摩擦。搓手的时间可长可短，平时经常这样做，有良好的预防冻疮的功效。

食疗养生

> 至日，以赤小豆煮粥，合门食之，可免疫气。
>
> 北宋·《岁时杂记》

◎冬吃萝卜赛人参

白萝卜有小人参的美称。白萝卜中含有蛋白质、糖、维生素A、维生素C、烟酸，以及钙、磷、铁等营养物质，能为人体补充大量的营养。除此之外，白萝卜中还含有糖化酵素和芥子油。糖化酵素能分解食物中的淀粉、脂肪等，使之被人体充分消化、吸收；芥子油具有辛辣味，能促进胃肠蠕动，增强食欲，促进消化，对人体的消化功能大有益处。

白萝卜味甘辛，性凉，有下气定喘、止咳化痰、消食除胀、利大小便和清热解毒的功效。患有急慢性气管炎或者咳嗽、痰多、气喘者，用白萝卜洗净切丝，加饴糖腌后食用，有降气化痰平喘的功效。呕吐时，可将萝卜捣碎，加蜜水煎煮，细细嚼咽，有和胃、止呕、消食的作用。

需要注意的是，白萝卜不能和人参、西洋参、何首乌一起服用，否则会降低药效。

◎冬至吃水饺，馅儿由你挑

我国北方有"冬至不端饺子碗，冻掉耳朵没人管"的俗语，可见在冬至那天吃饺子是流传已久的传统习俗。由于饺子的馅料荤素搭配，营养丰富，且蒸和煮的烹调方式也能够最大限度地保证营养不流失，可以说是一种非常健康的食品。饺子不同的馅儿有不同的功效，个人可以根据自己的体质提点，选择适合的饺子。下面介绍几种饺子馅。

1 胡萝卜馅：胡萝卜含有丰富的胡萝卜素，能消食、化积、通肠道，且极易吸收，因此特别适合老年人食用。

2 虾仁馅：虾肉富含蛋白质、微量元素和不饱和脂肪酸，且易消化，适合儿童、老人及血脂异常的人群食用。

3 牛肉芹菜馅：牛肉富含蛋白质，芹菜富含膳食纤维，具有降血压的功效，因而此馅特别适合高血压患者食用。

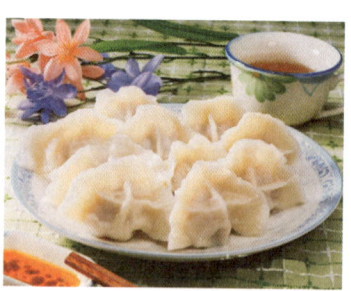

4 羊肉白菜馅：羊肉是冬季养生的"法宝"之一。此馅有利于提高人体的御寒能力，在冬至节气特别适合阳虚者食用。

5 猪肉萝卜馅：具有润燥补血、利气散寒的功效，特别适合体力劳动者食用。

6 韭菜鸡蛋馅：富含膳食纤维，适合口味清淡者食用。

◎冬至养生食疗

（1）羊肉炖白萝卜

材料： 白萝卜500克，羊肉250克，姜、料酒、食盐各适量。

做法： 白萝卜、羊肉洗净切块备用。锅里放入适量清水，将羊肉块下锅，加热煮沸，5～6分钟后捞出羊肉块，倒掉汤水。锅里重新换水，烧开后放入羊肉块、姜、料酒、食盐，炖至六成熟后将白萝卜块放入锅里煮至全熟。

功效： 益气补虚，温顺助阳，对腰膝酸软、困倦乏力、肾虚阳痿、脾胃虚寒者更为适宜。

（2）萝卜杏仁汤

材料： 白萝卜1个，杏仁15克，冰糖20克。

做法： 将白萝卜洗净切片，与杏仁一起放到锅里加水煎汤，再依个人口味加入冰糖即可。每日1剂。

功效： 宽中下气，止咳平喘。

（3）炒双菇

材料： 水发香菇、鲜蘑菇等量，植物油、酱油、白糖、水淀粉、味精、盐、黄酒、姜末、鲜汤、麻油各适量。

做法： 水发香菇、鲜蘑菇洗净切片。炒锅烧热后放植物油，下双菇片煸炒片刻，放姜末、酱油、白糖、黄酒继续煸炒，使之入味后加入鲜汤烧开。放入盐、味精，用水淀粉勾芡，淋上麻油即可。

君子当静养以顺阳生。

明·高濂·《遵生八笺》

◎中年压力大，心静养生法

《黄帝内经》中说："三十岁，五脏大定，肌肉坚固，血脉盛满，故好步；四十岁，五脏六腑，十二经脉，皆大盛以平定，腠理始疏，荣华颓落，发颇斑白，平盛不摇，故好坐；五十岁，肝气始衰，肝叶始薄，胆汁始减，目始不明；六十岁，心气始衰，苦忧悲，血气懈惰，故好卧；七十岁，脾气虚，皮肤枯；八十岁，肺气衰，魄离，故言善误……"这段话概括了人到中年后，人体逐渐走向衰弱的过程。而《景岳全书·中兴论》中说："人于中年左右，当大为修理一番，则再振根基，尚余强半。"这是告诫我们，人到中年如果科学地运用养生之道，可以保持旺盛的精力，防止早衰。

中年养生首先要做好精神调养。《列子》中说："少不勤行，壮不竞时，长而安贫，老而寡欲，闲心劳形，养生之方也。"这是告诉人们，"清心寡欲"是养生的最好方法。因为，当人不被世事所累时，心理、精神负担小，人体的脏腑功能便不受七情所伤而各守其职，自然会健康长寿。对于上有老、下有小，对社会、家庭都承担着重大责任的中年人来说，这点显得尤其重要。

所以，人到中年后，更要提高自己的修养，保持精神畅达乐观，不为一些琐事困扰，不强求名利、患得患失。宋代医家陈真在《寿亲养老新书》中有诗云："自身有病自身知，身病还将心自医，心境静时身亦静，心生还是病生时。"清楚地告诫我们，只有进行自身心理保健，保持"心静"才能保证身体健康。

每晨起，以一捻盐纳口中，以温水含揩齿，及叩齿百遍，为之不绝，不过五日，齿即牢密。

唐·孙思邈·《千金方》

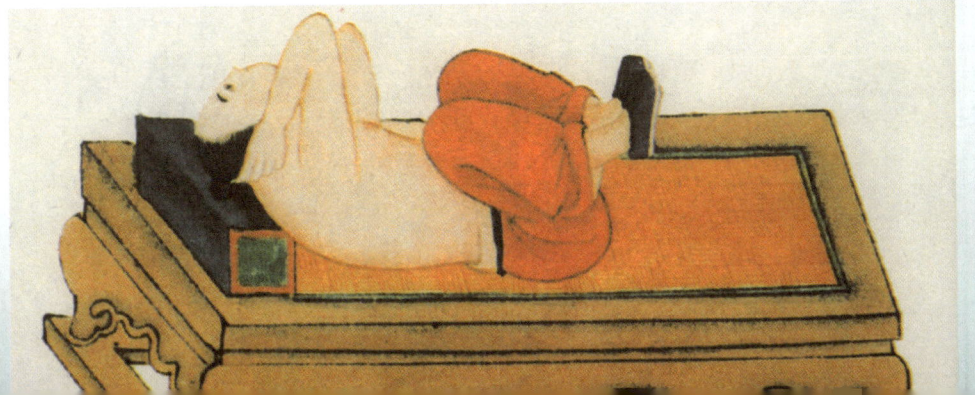

◎冬至养生导引功

每天晚上，起身平坐，两腿前伸，左右分开，与肩同宽，两手半握拳，按在两膝上，拳心朝外，使肘关节分别朝向左右斜前方。上身前俯，极力以拳压膝。再重心后移，双拳轻轻按膝，如此反复做15次。然后上下牙齿相叩36次，咽口水，深呼吸，收功（图214）。

本套功法可以改善手足经络寒湿、手臂、大腿内侧痛、足痿、嗜睡、足下热痛、脐痛、胁下痛、胸满、上下腹痛、大便秘结、颈肿、咳嗽、腰冷。

◎牙齿按摩功

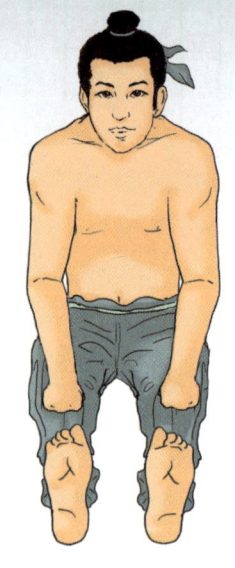

图214　冬至养生导引功

两手用肥皂及流动的水洗净，用左手食指伸入口腔内按摩右侧上下牙龈，各按摩36次；然后再用右手食指伸入口腔内，按摩左侧上下牙龈36次，每天早晚各按摩一遍。开始按摩时，可用食指蘸少量精盐在牙龈上轻轻摩擦，按摩后用清水漱口；按摩后牙龈不出血，可不用精盐。

做牙齿按摩功，可防治牙周炎等疾病，还可以保健牙齿，使牙龈丰满、牙齿坚固。

经络养生

◎补虚益损

（1）点按关元穴

手法：用拇指指腹点按关元穴50次，以皮肤透热为宜（图215）。

功效：关元穴是人体保健要穴，按摩此穴具有培元固本、补虚益损的作用。

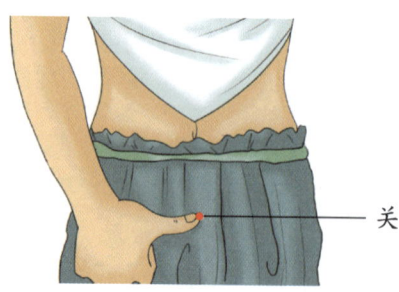

关元

图215　点按关元穴

（2）点按膏肓穴

手法：用食指、中指指尖点按膏肓穴50次，以感觉胀痛为宜（图216）。

功效：膏肓穴在背部，当第4胸椎棘突下，旁开3寸。按摩此穴具有健脾生血、补虚益损的作用，能提高人体的抗病能力。

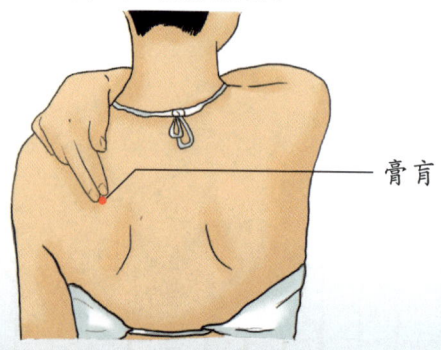

膏肓

图216　点按膏肓穴

（3）点按大椎穴、腰俞穴

取穴： 腰俞穴在骶部，当后正中线上，适对骶管裂孔。

手法： 用拇指指腹点按大椎穴、腰俞穴各50次，以感觉压痛为宜（图217）。

功效： 刺激大椎穴可调节全身气血，激发人体阳气，将人的精、气、神提升起来。加按腰俞穴，有补虚益损的作用，还可调节人的精神状态。

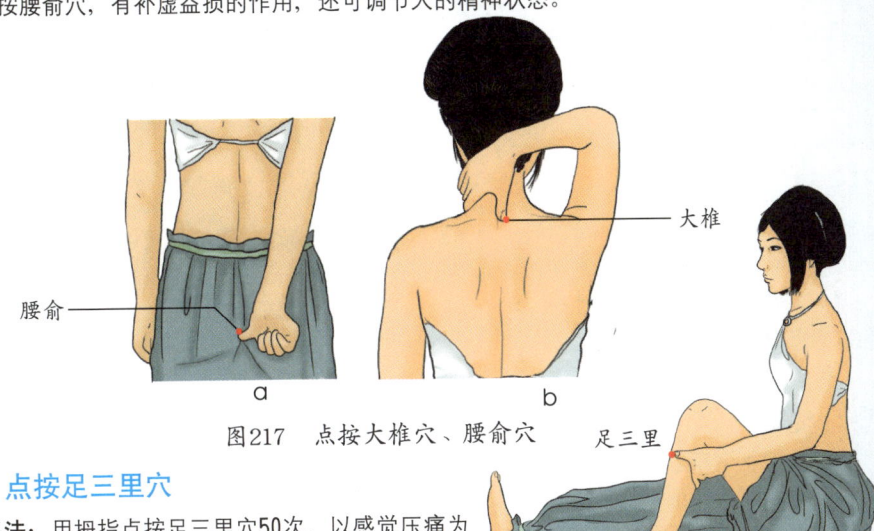

图217　点按大椎穴、腰俞穴

（4）点按足三里穴

手法： 用拇指点按足三里穴50次，以感觉压痛为宜（图218）。

功效： 足三里穴为胃经要穴，有理脾胃、调气血、主消化、补虚弱之功效。

图218　点按足三里穴

◎祛风散寒

（1）按揉太阳穴

手法： 用双手拇指按揉太阳穴50次，以感觉酸胀为宜（图219）。

功效： 点按太阳穴可祛风散寒，缓解头部血液循环障碍，以解除头脑紧张感。

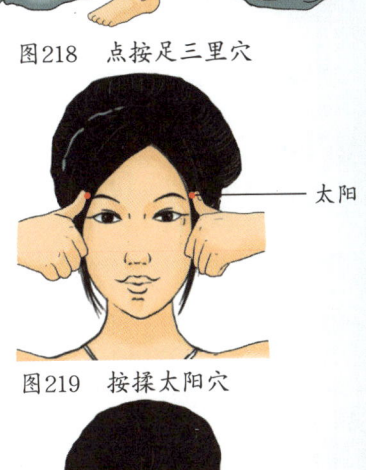

图219　按揉太阳穴

（2）点按风池穴

手法： 用拇指指尖点按风池穴50次，以感觉酸胀为宜（图220）。

功效： 适当刺激风池穴，具有祛风散寒、宣肺解表、宣通鼻窍的功效，可消除鼻塞、咳嗽等慢性支气管炎症状。

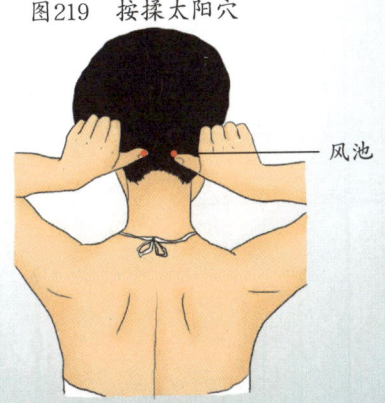

图220　点按风池穴

253

（3）点按肩井穴

手法： 用拇指指尖点按肩井穴50次，以感觉压痛为宜，双肩交替按摩（图221）。

功效： 肩井穴是调理颈椎病的特效穴位。刺激该穴具有祛风散寒、舒经活络、解痉止痛的功效，可温经通络，去除体内淤血，使全身气血通畅。

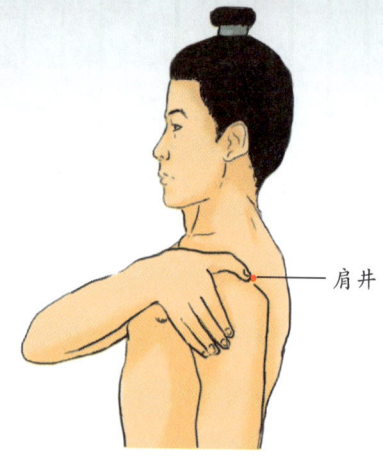

肩井

图221　点按肩井穴

常见病防治

数九是全年中最冷的一段时间，而冬至则是数九的开始。寒冷的天气会使人面部血管收缩，使牙齿部位的供血减少，从而容易引起牙痛。冬至时阳气最弱，而天气寒冷，又容易损伤肾阳，所以此时一些人会处于肾阳亏虚的状态，肾阳亏虚是遗精的最主要病因，因此遗精也成为冬至节气常见的一种疾病。

◎牙痛

牙痛的发病原因多种多样，入冬后寒气的侵袭容易引起牙痛。因此在冬至时要特别注意养护牙齿及牙周部位，积极预防牙痛。轻微的牙痛只会影响进食，严重时可能无法咀嚼，甚至出现面颊肿胀、说话困难等。

● 预防方法

1 定期进行口腔检查，及时发现病变。
2 保持口腔清洁，坚持每天早晚刷牙，饭后要漱口。
3 少吃甜食，以防止龋齿的发生。
4 避免牙齿损害，不要咬过于坚硬的物品。
5 注意口腔部位的保暖，避免让寒风直吹面部，避免用嘴吸入冷空气。

● 防治验方

如果已经患有牙痛，要注意调整饮食，多补充维生素和纤维素；适量摄入一些绿茶、生姜等泻火止痛的食物；同时还应避免辛辣、坚硬、刺激性强的食物。

京糕拌梨丝

材料	梨1000克，京糕100克，白砂糖适量。
功效	清热泻火，活血止痛，健脾润肺。
适用	牙痛、咽喉肿痛等症。

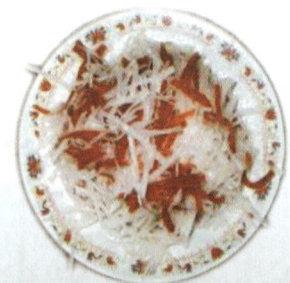

梨洗净，去皮、核、切粗丝；京糕切粗丝。取一盆，放入梨丝、京糕丝，加入白砂糖拌匀，装盘即可。每日食用1次。

白芷粥

材料	白芷15克，大米60克，白砂糖适量。
功效	散风、解表、止痛。
适用	寒凝牙痛、怕风怕冷、牙痛牵连半侧头痛等症。

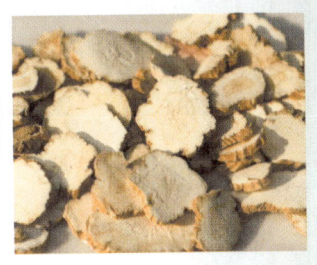

白芷研成细粉；大米淘净。锅内下入白芷粉、大米、600毫升水，大火烧沸，改小火煮30分钟，加白砂糖调味即成。每日1次，早餐食用。

◎遗精

遗精是指男子不性交而精液自行遗泄的现象，分病理性及非病理性两种。未婚男子或分居的已婚男子偶尔会出现遗精，这是非病理性的正常生理现象。而病理性遗精多由神经衰弱、前列腺炎、精囊炎等疾病引发，每周发生2次以上，睡梦中和清醒时都会流精，还伴有头痛、精神萎靡、失眠、腰膝酸软等症状。

● 预防方法

1 合理规划日常生活，培养自己积极的、广泛的兴趣爱好，多参加户外活动。

2 养成侧卧的良好睡眠习惯，被子的厚度要适中。

3 保持外阴及内裤清洁，选择尺码合适的内裤，不可过于紧绷。

● 防治验方

韭菜、栗子、核桃、黑豆、莲子、芡实、金樱子、山药、甲鱼、牡蛎、杞子等一些健脾补肾的食物对病理性的遗精有很好的防治效果，遗精者可适当多吃一些这种温肾的食物。

淮山芡实粥

材料	芡实30克，淮山药50克，大米100克，胡椒粉、盐各适量。
功效	滋阴补肾。
适用	肾虚引起的频繁遗精。

芡实洗净，去杂质；淮山药洗净，切片；大米淘净。砂锅内放入大米、淮山药片、芡实，加适量清水，大火烧沸，改用小火煮40分钟，撒入胡椒粉、盐，搅匀即成。

核桃韭菜炒蛤蜊

材料	核桃仁20克，韭菜100克，蛤蜊肉50克，料酒、酱油、葱丝、姜丝、盐、味精、植物油各适量。
功效	补肾壮阳、健脑强神。
适用	脾肾虚损、遗精等症。

核桃仁用植物油炸香；韭菜洗净，切段；蛤蜊肉洗净，切细丝。炒锅放植物油烧六成熟，加入姜丝、葱丝爆香，放入蛤蜊肉丝、核桃仁、韭菜段、酱油、料酒、盐、味精，炒熟即成。每日1次，佐餐食用。

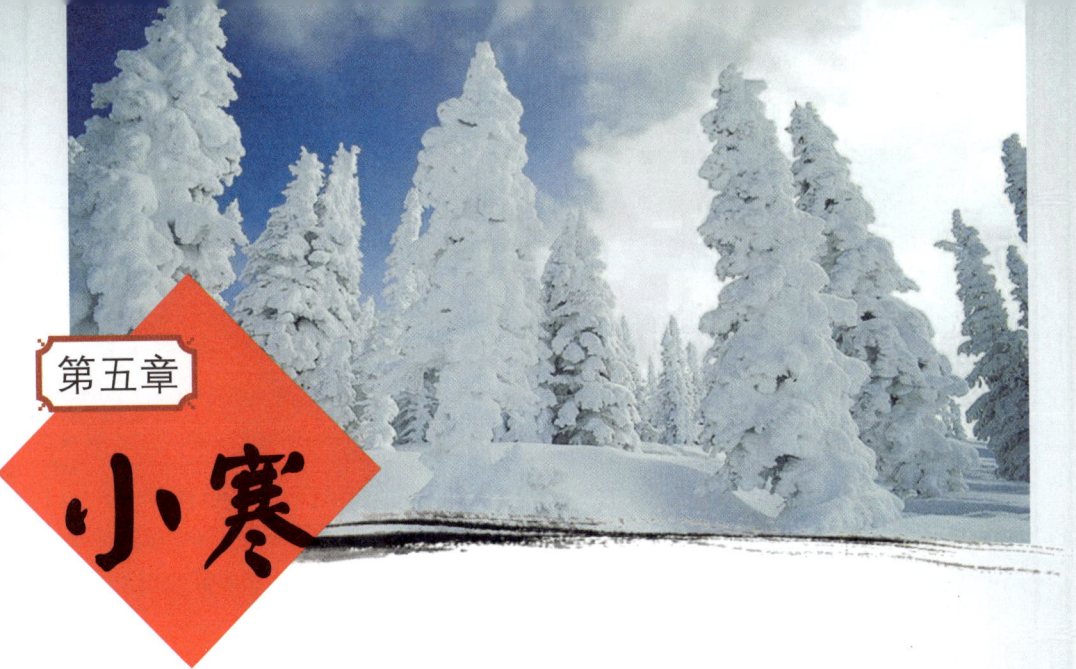

第五章

小寒

小寒大寒，冻成冰团

冬至过后就到了一年中最冷的节气——小寒。小寒是每年的第23个节气，在阳历1月6日前后到来。小寒之后还有大寒，但中国气象资料显示，小寒是气温最低的节气，只有少数的年份，大寒气温低于小寒。数九寒天中的第三个九是一年中最冷的时候，正好在小寒节气里。到了小寒，"出门冰上走"，所以民间有谚语说："小寒大寒，冻成冰团。"

中国古代将小寒分为三候："一候雁北乡，二候鹊始巢，三候雉始鸲。"第一候时，古人认为候鸟中大雁是顺阴阳而迁移，此时阳气已动，所以大雁开始向北迁移；第二候时，北方到处可以见到喜鹊，喜鹊感觉到阳气而开始筑巢；到第三候时，已接近"四九"，野鸡感受到阳气的生长而鸣叫。

小寒正值三九时段，天寒地冻，风雪交加。中医认为寒性凝滞，收引，寒冷会使人体气血运行不畅，因此这个时候正是关节炎、颈椎病以及心血管疾病的高发期。这个时期不仅要积极预防这些容易复发的疾病，还要注意防四低：一防低血压，二防低血糖，三防低体温，四防气血不足。

气候特点

◎三九时期，气温极低

民间俗语说"冷在三九"，因此小寒时节天气非常寒冷，气温极低。此时，我国东北北部地区的平均气温在零下30℃左右，极端天气时，最低气温可低达零下50℃，午后最高气温平均也不过零下20℃；黑龙江、内蒙古、新疆以北地区以及藏北高原，平均气温在零下20℃上下；华北大部分地区平均气温在零下10℃上下，都是一派寒冬的景象；即使在江南地区，也时常会因为寒流侵袭，气温降至0℃左右，甚至更低。

养生要点

> 十二月，土旺，水气不行。减甘增苦，补心助肺，调理肾气。勿冒霜雪，禁疲劳，防汗出。

明·《修龄要指》

◎三九补一冬，来年无病痛

小寒节气，为了增强体质，提高人体的抗寒能力，应该以食疗的方式来补益身体，因此自古民间就有"三九补一冬，来年无病痛"的说法。人们在经过了春、夏、秋近一年的消耗，脏腑的阴阳气血会有所偏衰，合理进补及时补充气血津液，抵御严寒侵袭，又能提高身体的免疫力，使来年少生疾病，达到事半功倍的养生效果。

在冬令进补时应将食物和药物相结合，以温补为宜。这个节气适宜用来补益气血的药物有人参、黄芪、阿胶、冬虫夏草、首乌、枸杞、当归等。食补要根据阴阳气血的偏盛偏衰，结合食物的性质来选择，羊肉、狗肉、猪肉、鸡肉、鳝鱼、甲鱼、鲅鱼和海虾等是适宜用来温补脾肾的食物。其他食物如核桃仁、大枣、龙眼肉、芝麻、山药、莲子、百合、栗子也是小寒节气的食疗佳品。药膳进补可选择山药羊肉汤、强肾狗肉汤等，有补益脾胃、温肾阳、健脾化湿、止咳化痰的作用。

◎寒风袭来，预防面瘫

冬天，如果面部长时间直接被冷风吹，则容易导致风邪和寒邪侵入面部经络而引发面瘫。所以小寒时节在户外活动时一定要做好面部的防寒防风工作。

面瘫，俗称歪嘴巴、吊线风等，主要表现为口眼歪斜，属于西医的面部神经麻痹，在中医里称为"口噼"。面瘫是一种非常常见的病症，各类人群都有发病的可能性，而且在冬春两季发病率最高。

对于面瘫的病因，中医学认为，过度劳作使人体正气虚弱，感受风寒之邪，侵袭面部，引发经气阻滞，经脉失养，肌肉纵缓不收而导致面瘫。西医学的研究也证实面瘫与气温降低导致面部肌肉麻痹有关。

小寒节气尤其要注意预防面瘫，必须做到防风保暖，在户外尽量不要迎风前行，在车里最好关上车窗，洗完澡不要受风，避免进食冰冷的食物或饮料。另外尤其要注意预防感冒，因为感冒病毒也有可能会引发面瘫。面瘫的发生一般会有前兆，多数人会感觉脸部一侧的肌肉发沉、眼皮沉，而且有些人提前三四天就能感觉到耳后的痛感。如发现这些症状，要及时到医院就医。

起居养生

> 勿枕冷石铁物，令人目暗。
>
> 唐·孙思邈·《千金翼方》

◎小心墙壁冷辐射

在寒冷的冬季，尤其是小寒节气，要防止墙壁散发出的冷辐射对人体造成的伤害。据环境医学研究，在我国北方严寒季节，室内气温和墙壁温度有较大差别，墙壁温度比室内温度低3～8℃。当墙壁温度比室内气温低5℃时，人在距离墙壁30厘米处就能感受到寒冷的感觉。如果墙壁温度比室温低6℃，人在距离墙壁50厘米处就会产生寒冷的感觉，这就是冷辐射所引起的。

人体组织在受到冷辐射的作用之后，局部组织会出现血液循环障碍，神经肌肉活动缓慢且不灵活。全身反应为血压升高、心跳加快、尿量增加、感觉寒冷。如果原来患有心脑血管疾病、胃肠道疾病、关节炎等病变，可能诱发心肌梗死、脑出血、胃出血、关节肿痛等冷辐射综合征。

所以，寒冷的季节要注意远离过冷的墙壁和其他物体，睡觉时至少要距离墙壁50厘米以上。如果墙壁与室内温度相差超过5℃，墙壁常出现潮湿甚至有小水珠形成。此时可在墙壁前置放木板或泡沫塑料，以阻断和减轻冷辐射，从而使身体免受冷辐射的损害。

◎冬季睡眠有三忌

冬季养生，睡眠是很重要的一个方面，因此要养成良好的睡眠习惯，应早睡晚起，以养阴护阳，并提高睡眠质量。冬季睡眠应注意以下3个方面。

1 睡觉忌棉被蒙头。冬季天气寒冷，有些人睡觉时喜欢用棉被蒙头。棉被不透气，盖头睡觉，会使被子里的氧气越来越少，二氧化碳越来越多，起床后会昏昏沉沉，身体疲乏无力。

2 忌睡觉前洗头。冬天用热水洗头后，由于温热作用，会使头皮毛细血管扩张，导致热量散失。同时，由于头发是湿的，水分蒸发也会带走热量。于是散热增多，机体受冻，呼吸道毛细血管反射性收缩，局部血流量减少，上呼吸道抵抗力降低，容易被细菌、病毒感染，引发疾病。如果在头发未干的情况下睡觉，入睡后身体的体温调节能力降低，更容易发生感冒。因此冬季睡觉前最好不要洗头。

3 忌棉被太厚。冬季天气寒冷，但睡觉时棉被不是越厚越好。棉被薄了会觉得冷，冻得睡不着觉；但是棉被太厚了，也会影响睡眠和健康。

如果棉被太厚，仰卧时，厚重的棉被压迫胸部，会影响呼吸运动、减少肺的呼吸量，使人吸入氧气较少而导致多梦；盖太厚的棉被，被窝热度必然升高，而被窝里太热，会使人的机体代谢旺盛，能量消耗大大增加，汗液排泄增多，从而使人烦躁不安，醒后会感到疲劳、困倦、头昏脑涨；盖太厚的棉被，不但使人体散热增加，毛孔大开，而且由于冬季的早晨外界气温较低，起床后很容易因遭受风寒而罹患感冒。因此，冬季盖的被子薄厚要适当，不能太厚。

食疗养生

◎忌燥热寒凉，多苦少甘

小寒节气的饮食养生应遵循"少食甘，多食苦"的基本原则，以"藏热量"为主，这样才能补益心脾，调养肾气。这个节气比较适宜的食物有羊肉、鹅肉、虾、桂圆、黑木耳、甲鱼、萝卜、核桃仁、栗子、红薯等。

冬季寒冷，适宜食用温性的食物，饮食如果不当，会导致人体阳气受损。由于天气干燥，煎、烤、炸等燥热食品应当少吃，葱、姜也要少吃。冬季时人的脾胃功能相对虚弱，如果再食生冷寒凉性食物，易损伤脾胃阳气。因此冬季应少吃荸荠、柿子、生萝卜、生黄瓜、西瓜、鸭肉等性凉的食物。

◎喝腊八粥养生

小寒节气恰逢我国传统节日腊八节。每年农历腊月初八喝腊八粥，是全国各地共同的习俗。传统的腊八粥以谷类为主要原料，再加入各种豆类及干果熬制而成。各种谷物豆类等都有不同的食疗功效，煮粥时可结合自己的身体状况选择相应的材料。

腊八粥常用的谷类主料有大米、糯米和薏苡仁。其中大米有补中益气、养脾胃、和五脏、除烦止渴及益精等作用。糯米可辅助治疗脾胃虚弱、虚寒泻痢、虚烦口渴、小便不利等症。而薏苡仁能够防治慢性肠炎、消化不良等症，及高血脂、高血压等心脑血管疾病。

腊八粥中的豆类通常有黄豆、红豆等。黄豆有多种保健功效，比如降低胆固醇、预防心血管疾病、抑制肿瘤、预防骨质疏松等。红豆可辅助治疗脾虚、腹泻、水肿等症。

腊八粥中有一类重要的原料干果，其中比较常用的有花生、核桃等。花生有润肺、和胃、止咳、利尿、下乳等功效。而核桃有补肾纳气、益智健脑、强筋壮骨的作用，同时还可以增进食欲、乌须生发。更为可贵的是，核桃仁中还有医药学界公认的抗衰老成分维生素E。

◎小寒养生食疗

（1）素炒三丝

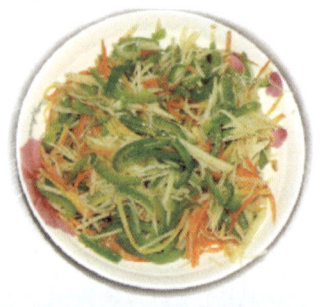

材料：干冬菇100克，青椒2个，胡萝卜1根，植物油、白糖、黄酒、味精、盐、水淀粉、鲜汤、麻油各适量。

做法：干冬菇用水浸发，洗净，挤干水分，切成细条；胡萝卜、青椒洗净切丝。锅里放植物油烧热，将三丝放入锅里煸炒后，放黄酒、白糖再炒，然后加鲜汤、盐，待汤烧开后加味精，用水淀粉勾芡，再淋上少许麻油即可。

功效：青椒富含维生素C，有抗氧化功能，在增强抵抗力之余，还可延缓衰老。冬菇有强心保肝、凝神定志、促进新陈代谢和加强体内废物排泄等作用。胡萝卜有健脾和中的功效。素炒三丝既能健脾化湿、增强体质，也是一种美容佳品。

（2）山药炖羊肉

材料： 番茄、山药各200克，羊肉（瘦肉）400克，香菜30克，葱15克，植物油20毫升，料酒10毫升，味精、胡椒粉各2克，盐、花椒各3克，高汤1000毫升。

做法： 番茄去皮切滚刀块；山药去皮切滚刀块；羊肉切条块，在沸水烫一下。葱切段。锅烧热，倒入植物油烧至八成熟，投入花椒，炸出香味，捞出花椒不要。锅内加葱段煸炒，加入羊肉块翻炒，加入料酒、高汤、盐烧沸，用小火炖至八成熟，加山药块炖熟，再加入番茄块炖软，加入味精、胡椒粉、香菜，淋花椒油即可。

功效： 羊肉有温肾助阳、开胃健脾、暖中补虚的功效；山药能补脾养胃、补肺益肾。山药炖羊肉补肾，补脾胃，暖身体，尤其适宜体虚胃寒、四肢冰冷、慢性哮喘、贫血以及阳气不足的人进补。

（3）强肾狗肉汤

材料： 狗肉500克，菟丝子7克，附片3克，料酒、姜、葱、盐、味精、植物油、胡椒粉各适量。

做法： 狗肉洗净切块，放入锅内用沸水烫透，捞出待用；姜切片，葱切段备用。锅烧热，倒入植物油烧至八成熟，把狗肉、姜片放入煸炒，调入料酒炝锅，然后一起倒入砂锅内，同时将菟丝子、附片用纱布包好放入砂锅内，加清汤、盐、味精、葱段，用大火煮沸，再改用小火炖两小时左右，待狗肉熟烂，挑出纱布包，加胡椒粉即可食用。

功效： 补中益气、温暖脾胃、温肾助阳，适用于阳气偏衰、精神不振、腰膝酸软等症。

调神养生

> 志闲而少欲，心安而不惧，形劳而不倦。
>
> 《黄帝内经》

◎三九寒天，驱除心理严寒

天气寒冷的时候，人的情绪也容易低落，而处于三九的小寒，则是一年中最寒冷的时候。这个时期的养生，不但要为身体驱寒保暖，更要对心理健康倍加呵护，使心情保持舒畅，欢愉。下面介绍几种调畅心情的方法。

① 选择橙色、红色等一些暖色调的衣服，这些明快亮丽的色彩会给自己以及身边的人带来好的心情。

② 懒惰会让人心情越来越糟糕，当中午或下午有温暖的阳光和清新干爽的空气时，不妨多到户外去散散步，会令人感到精神焕发、思路清晰。

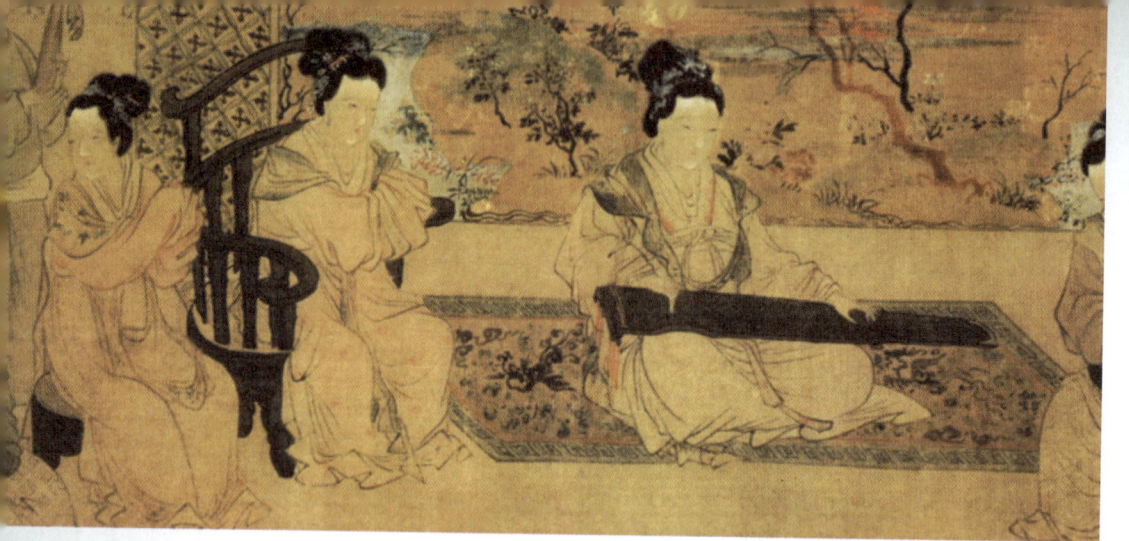

3 昏暗的光线会加重沉闷的心情，而当房间里明亮温暖时，人的内心也会变得安宁踏实。

4 把花草搬进家中，苍翠的绿色不仅能给房间增添生机，还会让你对春天充满期待。

5 雪是冬天给我们的礼物。下雪之后，可以堆雪人、打雪仗，这样不仅能充分活动身体，更能感受到轻松和快乐。

6 当屋外寒风刺骨时，邀来亲朋好友在屋里围坐一桌，热火朝天地享受美味的火锅，是一件非常惬意的事情。

7 冬天可以适当减轻一些工作强度，稍事放松，减轻些压力。

运动养生

> 以两手耸上，极力三五遍，去脾脏诸疾不安，依春法用之。
>
> 唐·《十二月修养法》

◎《灵剑子》导引法之十

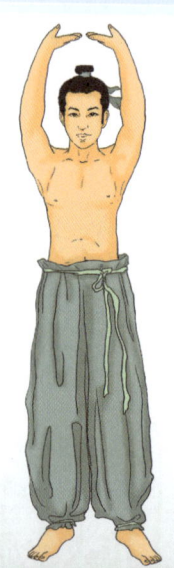

自然站立，两手掌心向内，从身体两侧向上伸举，过头顶后掌心翻向上，两手指尖相对，极力伸直两手臂，然后手臂下垂，恢复自然站立的状态。重复该动作15遍（图222）。

本套功法可以提升脾气，防治脾脏疾病。

图222 《灵剑子》导引法之十

◎小寒养生引导功

每天晚上，双腿盘坐，右大腿压在左小腿上，右小腿稍向前放，左手掌按在右脚掌内上方，右手极力向上托天，手心朝上，指尖朝右方向，仰头目视上托之手。接着换相反的方向，重复上述动作，左右各做15次。然后上下牙齿相叩36次，咽口水，深呼吸，收功（图223）。

常做本套功法可改善呕吐、胃痛、腹胀、心痛、大小便不畅、黄疸、身体乏力疲倦等症状。

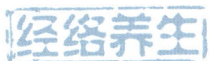

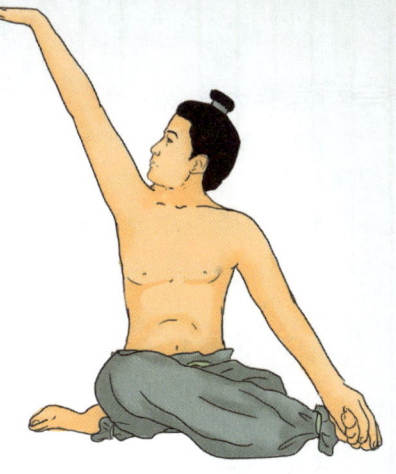

图223　小寒养生引导功

◎扶正祛邪

（1）点按风池穴

手法：用双手拇指指腹点按风池穴50次，逐渐用力，以感觉酸胀为宜（图224）。

功效：风池穴是足少阳胆经上的重要穴位之一，适当刺激风池穴，具有增强人体正气、祛风邪、宣肺气的功效。

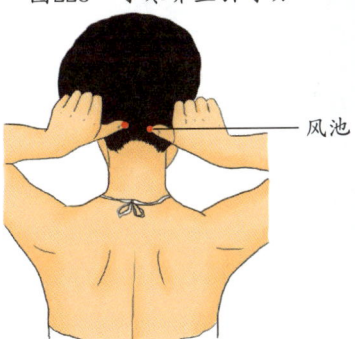

风池

图224　点按风池穴

（2）按揉神阙穴

手法：用食指、中指指腹按揉神阙穴50次，以感觉酸胀为宜（图225）。

功效：适当刺激神阙穴，可提升人体正气，增强机体免疫功能，降低人体患病概率。

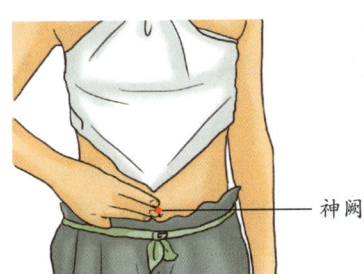

神阙

图225　按揉神阙穴

（3）点按关元穴

手法：用拇指点按关元穴3~5分钟，以感觉皮肤发热为宜（图226）。

功效：适当刺激关元穴可有效扶助人体正气，祛除邪气。

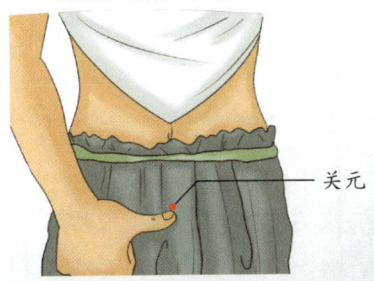

关元

图226　点按关元穴

（4）按揉大椎穴

手法：用拇指指腹按揉大椎穴50次，以感觉压痛为宜（图227）。

功效：按摩此穴能疏通经络、祛风散寒、扶正祛邪。

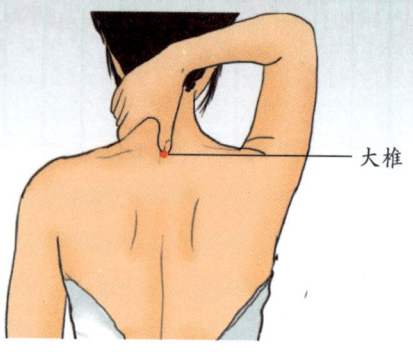

图227　按揉大椎穴

（5）按揉涌泉穴

手法：用拇指指腹按揉涌泉穴50次，以足心透热为宜（图228）。

功效：涌泉穴是肾经的第一个穴位，汇聚诸多经脉，因此，涌泉穴在人体养生、防病、治病、保健等各个方面都起着非常重要的作用。经常按揉涌泉穴，可扶正祛邪，使精力旺盛，改善体虚症状，强身健体，增强防病能力。

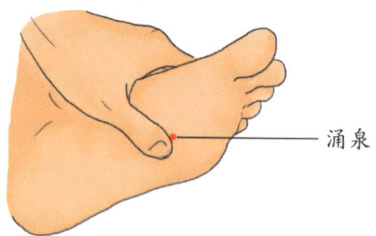

图228　按揉涌泉穴

◎温通气血

（1）按揉气海穴

手法：用食指、中指按揉气海穴50次，以透热为宜（图229）。

功效：气海穴是一个重要的保健穴位，可补肾虚、益元气。经常按揉此穴，能有效改善全身虚弱状态，增强免疫及防卫功能，补气益中、湿通气血。

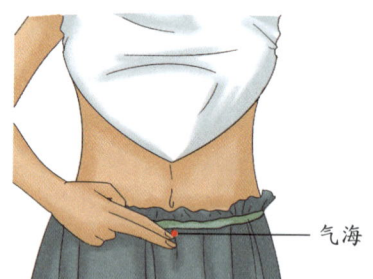

图229　按揉气海穴

（2）按揉合谷穴

手法：用拇指指腹按揉合谷穴50次，以感觉酸麻为宜（图230）。

功效：合谷穴是人体的保健要穴，按摩此穴可以温通气血，促进血液循环，调节脏腑功能，使机体保持健康的状态。

（3）按揉血海穴

手法：用食指按揉血海穴50次，以感觉酸胀为宜（图231）。

功效：按揉血海穴有调经统血、舒筋活络、清热凉血的作用，能促进血液循环，可用来调治一切血病。

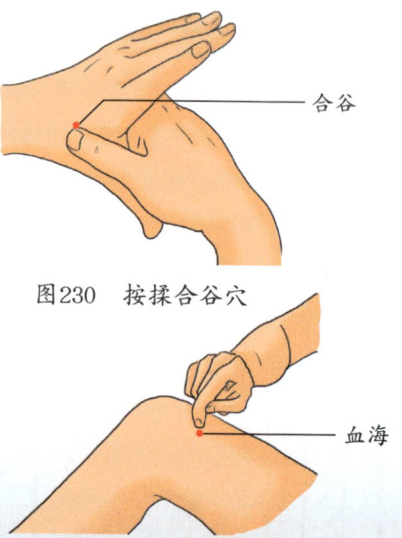

图230　按揉合谷穴

图231　按揉血海穴

（4）按揉胃俞穴、脾俞穴

手法： 用双手拇指指腹按揉胃俞穴、脾俞穴各50次，以感觉酸胀为宜（图232）。

功效： 中医认为脾脏是负责人体气血生化的器官之一。脾俞穴是足太阳膀胱经上的穴位，是脾脏的精气输注于背部的位置，和脾脏直接相连，所以刺激脾俞穴可以增强脾的气血生化功能。加按胃俞穴，可补气养血，使人面色红润。

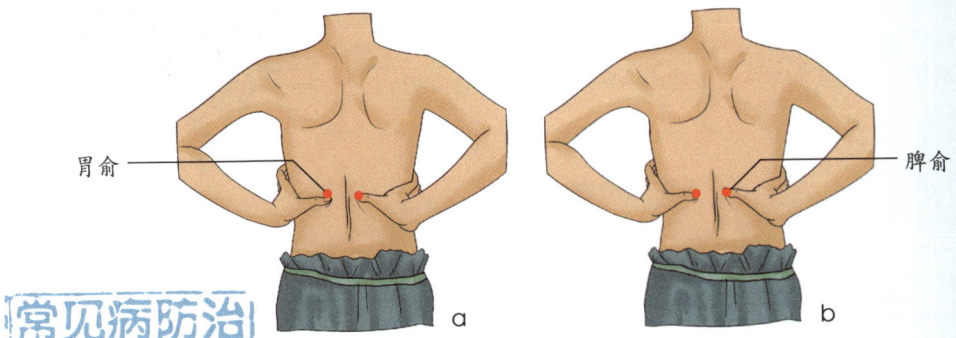

胃俞　　　　　　　脾俞

a　　　　　　　b

图232　按揉胃俞穴、脾俞穴

小寒节气，强冷空气频繁来袭，带来大风、低温天气。面部位于人体的较高部位，而且不易保暖，当寒风直吹面部时，寒邪侵袭面部经络，容易引起面瘫。寒冬时节，老年人由于体温调节能力下降，可能会出现身体冰凉、体温过低的症状，所以在小寒节气，应注意预防老年人的体温过低症。

◎面瘫

面瘫症状一般为口眼歪斜。冬季，人们从暖和的室内走到寒冷的室外，面部被冷风直吹，面部血管刺激后会自动收缩，如果受风时间长，就非常容易诱发面瘫。

● 预防方法

1 防风保暖。出门时注意面部的保暖，不要让冷风直接吹到面部。
2 多做面部按摩，可经常用手掌搓脸。
3 要积极防治感冒，冬季感冒会增加患面瘫的风险。
4 适当运动，加强身体锻炼，常听轻快音乐，心情平和愉快，保证睡眠充足。

● 防治验方

排骨、深绿色蔬菜、蛋黄、奶制品等富含钙和B族维生素的食物能促进面部肌肉群以及面神经功能恢复正常，面瘫患者应多食。

黑豆红花汤

材料	黑豆50克，红花5克，红糖适量。
功效	活血化瘀、行气通络、滋补脾肾。
适用	防治面瘫。

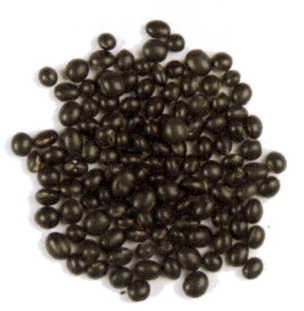

黑豆淘净，用清水浸泡30分钟；红花洗净。锅内放入黑豆，加适量水，小火煮至黑豆熟烂开花，放入红花、红糖，略煮即可。适量饮用。

防风葱白粥

材料	大米100克，防风12克，葱白50克，盐适量。
功效	祛除风寒。
适用	风寒袭络引起的面瘫、肌肉酸痛等。

大米淘净；防风洗净；葱白洗净，切段。砂锅中倒入适量清水，放入防风、葱白段，大火烧开后，改用小火煎汁，倒出过滤后备用。砂锅洗净，倒入适量清水，放入大米，大火烧开，倒入药汁，改用小火煮至粥成，加盐搅匀即可。

◎体温过低

体温低于35℃为体温过低症，其主要症状有怕冷、手足冰凉、皮肤苍白冰冷、心跳呼吸减慢、脉弱无力等。寒冬时节老年人可能出现体温过低，应注意积极预防。

老年人对寒冷的反应不明显，一般人感觉到寒冷，身体就会打寒战，体内产生更多热量，皮肤血管会紧缩，以减少热量散失，而老年人的这种调节能力降低，身体的热量不断减少，就会出现体温过低。

● 预防方法

1 老年人应做好充足的防寒保暖措施，多穿衣服，戴上帽子。睡觉时可用热水袋或者电热毯帮助取暖。

2 戒除吸烟的习惯，吸烟会损害脏腑器官，从而降低身体素质，抗寒能力下降。

3 在饮食上可吃一些牛肉、羊肉、海鱼等热量大的食物，以补充身体能量，抵御寒冷。

4 坚持锻炼，可选择一些能在室内进行的运动方式，通过运动可促进全身血液循环，增强体质，提高抗寒能力。

按照中医的理论，冬季老年人身体冰凉，体温过低，主要是由于肾阳虚弱引起的。肾阳为命门之火，可以温暖全身。因此防治冬季老年人体温过低，以温补肾阳为主。韭菜、虾、狗肉等食物都是补益肾阳的佳品。

韭菜炒虾仁

材料	鲜虾250克，韭菜100克，酱油、盐、味精适量。
功效	温肾、助阳、暖身。
适用	体温过低、阳痿、遗精、腰膝酸软。

将鲜虾洗净去壳，再将韭菜洗净切成3厘米长的段。把鲜虾仁放入油锅中大火急炒，随即放入韭菜段一起炒，下酱油、盐、味精，炒熟出锅。一次吃完。

五香狗肉

材料	狗肉、橘皮、葱、姜、桂皮、八角、料酒、酱油、糖、盐。
功效	温肾、补虚、强身。
适用	年老体弱、手脚冰凉、腰膝酸软。

将狗肉切成小块放入沸水锅中稍微煮一下，捞出后洗净，放入锅中，加橘皮、葱、姜、桂皮、八角、料酒、酱油、糖、盐，再加水至淹没狗肉块。用旺火烧开后改用文火煮1小时，至肉熟烂、香味扑鼻、汤呈酱红色为止。

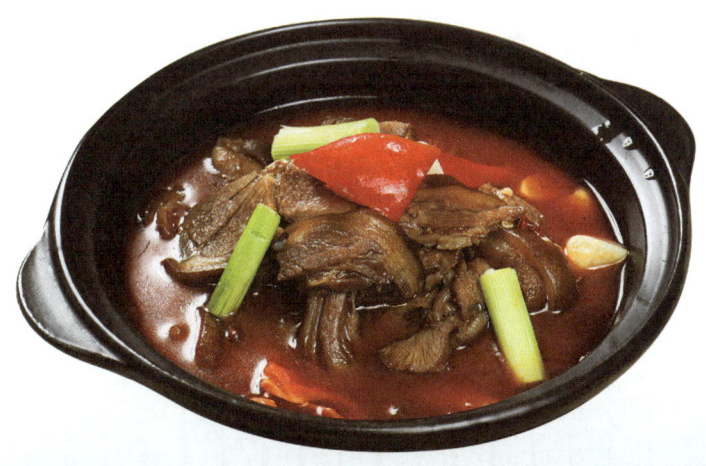

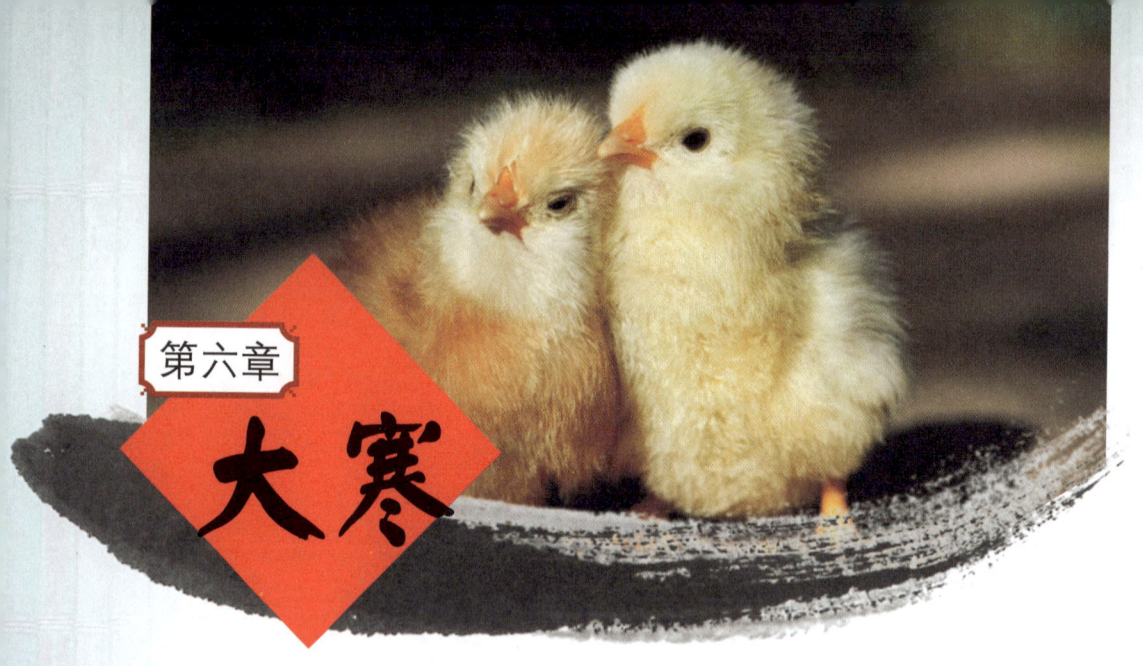

第六章

大寒

大寒不寒，春分不暖

大寒是二十四节气之中的最后一个节气，在公历1月20日或21日。大寒节气，寒潮频繁南下，风大，低温，地面积雪不化，呈现出冰天雪地、天寒地冻的严寒景象。虽然多数年份最冷的时候是出现在小寒节气，但是在某些年份以及一些沿海地区，全年最低气温是出现在大寒节气的。过了大寒，就进入立春节气，又开始新一年的节气轮回。

我国古代将大寒分为三候："一候鸡乳；二候征鸟厉疾；三候水泽腹坚。"就是说到了大寒节气第一候时，母鸡就开始孵小鸡了；第二候时，鹰隼之类的猛禽正处于捕食能力极强的状态，盘旋于空中到处寻找食物，以补充身体的能量，抵御严寒；第三候时，水域中的冰一直冻到水中央，是最结实、最厚的时候，人们可以尽情在河上溜冰。

大寒节气已经是一年的年底，中国的传统佳节春节即将到来。此时人们都要置办年货，准备过年，同时也要总结一年的经验，为明年做好计划。由于此时天气非常寒冷，进补仍是人们常用的养生方式，正如民间谚语说："大寒大寒，防风御寒，早喝人参黄芪酒，晚服杞菊地黄丸。"

◎天气寒冷，年味浓重

　　大寒节气，我国受西北风气流控制及不断补充的冷空气影响，会出现持续低温的气候，而且常常会有大范围雨雪和大风降温天气。同小寒一样，大寒也是表示天气寒冷程度的节气。但是由于此时已经接近立春节气，所以不会像大雪到小寒节气期间那样酷寒。而且大寒节气时快要迎来中国人最重要的节日——春节。人们忙着除旧迎新、腌制年味、准备年货，一片热闹喜庆的气氛，所以大寒时节人们心中已经感觉到更多暖意了。

养生要点

　　季冬之月，天地闭塞，阳潜阴施，万物伏藏，去冻就温，勿泄皮肤★汗，以助胃气。

明·高濂·《遵生八笺》

◎禁疲劳，防汗出

　　大寒节气不可过度疲劳，要减少出汗。在日常生活中，要保持有规律的生活作息时间，避免体内疲劳蓄积并出现过劳状态，以致记忆力减退、注意力不集中，睡觉不安稳、睡眠质量下降，时常头疼、耳鸣、目眩、烦躁、郁闷。

　　正如"冬时天地气闭，血气伏藏，人不可劳作汗出，发泄阳气"所说，汗为津液所化，乃"阳加于阴"、阳气蒸腾阴精所化生，如劳力太过，出汗过多，不但会耗伤津液，导致阴精损伤，而且气随汗泄，容易加剧阳气虚损而出现少气懒言、畏寒怕冷、体温下降，甚至肾中阳气被伤的结果。尤其在冬季肾阳微弱、肾精不足的时节，防止大量出汗是护养肾中阴阳的重要方法。因此，冬季养生应该做到"无扰乎阳"，以祛寒、养肾、养藏为主，顺应体内阳气的替藏，以敛阳护阴。

◎养精护阳，房事不可过度

　　大寒节气寒气笼罩，此时的养生以收敛、封藏为主，以保护人体阳气，使其闭藏、内养而不被打扰，神气不外露，以养精蓄锐，来年才能身体安康。冬季气候寒冷，人体需要阳气来御寒，而性生活会消耗人体的阴精与阳气，因此在寒冷的冬季不要扰动精气而破坏人体阴阳转换的生理机能，要藏而不泄，避免房事过多，培固先天之本，强壮体质，安然度过寒冷的冬季，保持身体健康。

起居养生

　　勿甚温暖，勿犯★雪。众阳俱息，勿犯风邪，勿伤筋骨。

明·高濂·《遵生八笺》

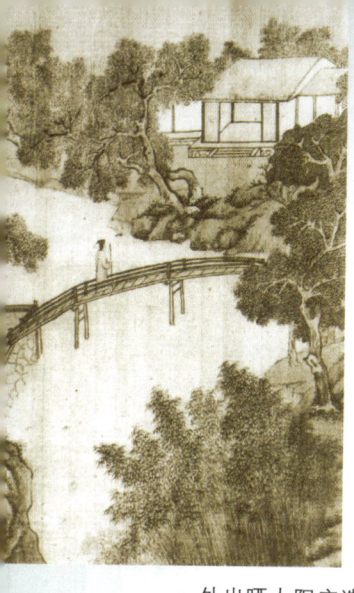

◎多晒太阳，保暖驱寒

大寒节气虽然天气寒冷，但此时却多以晴天为主，这就给人们带来了利用阳光保养身体的有利条件。冬季最好能每天晒太阳30～60分钟，尤其对婴幼儿和老年人更是大有好处。

首先，冬季晒太阳能给人带来温暖，促进血液循环和新陈代谢，也易使人心情愉悦；第二，晒太阳能增强人体对钙和磷的吸收，能有效预防婴幼儿佝偻病和老年骨质疏松症；第三，晒太阳对类风湿性关节炎、贫血等患者的恢复有一定的益处；第四，阳光中的紫外线还可以起到杀菌消毒的作用，有利于预防各种传染性疾病。同时，无论老人、孩子，都可以在晒太阳的时候找到同伴，一起玩耍、嬉戏或聊天、交谈，是一种有利于心理健康的交往活动。

外出晒太阳应选择在天气晴好时的上午10点到下午3点。上班的人可以在午饭后到办公室附近的小花园、绿地等太阳能照射到的地方活动，或是在周末、假日到室外去。

◎冬季护肤要重视

我国冬季气温低、湿度小、气压高，并且时常伴有大风，这样的天气不利于皮肤保健。低温会使皮肤血管收缩，时间一长，会导致皮肤缺乏养分。加上空气干燥，皮肤会变得粗糙脱屑，甚至皲裂，中老年人还容易出现皮肤瘙痒。所以冬季保养皮肤很重要。冬季皮肤保养可以从以下三个方面入手。

1 早晨用冷热水交替洗脸，先用温水湿敷，然后用冷水擦脸，这个方法有助于减轻面部皮肤对低温的敏感性。晚上临睡前，用热水洗脚，可以舒经通络，促进血液循环，能有效地预防脚裂和冻疮。冬天洗澡的水温应控制在38℃左右，这样既有利于减轻皮肤瘙痒，又不容易洗去皮肤上的一些有用物质，如皮脂等。

2 洗过脸后擦用一些含油脂成分多的护肤品。

3 冬天多喝水是保持皮肤滋润光滑的首要前提。

食疗养生

腊月晨起，以蒸饼卷猪脂食之，终岁不生疥疮。久服肌体光泽。

宋·《琐碎录》

◎辛温食物，补充热量

大寒是一年中最冷的节气之一，这个时期，人们不仅要加强锻炼身体，在饮食上也需要借助食物来帮助身体抗寒。大寒时应多摄入富含糖类和脂肪的食物，如牛肉、羊肉、狗肉等。此外，大寒节气是感冒等呼吸道传染病的高发时期，寒气容易侵袭人体，引起呼吸道疾病，此时应适当多吃一些能祛风散寒的食物，以防御风邪的侵袭。这个时节的饮食应以温补为主，可多吃一些红色水果蔬菜以及辛温食物，如红辣椒、红枣、胡萝卜、红苹果等，以增加人体内的热量，维持体温，抵抗外邪入侵，预防疾病。

◎吃羊肉后不可立即饮茶

羊肉性温，能温肾暖身，是冬季人们喜爱吃的食物。有的人吃完羊肉后就立即喝茶，以为这样可以帮助消化。其实这种做法不仅不能帮助消化，反而不利于消化。

羊肉中含有大量蛋白质，而茶叶中含有较多的鞣酸，如果吃了较多羊肉后立即喝茶，尤其是浓茶，茶水中的鞣酸就会与羊肉中的蛋白质结合，生成具有收敛作用的鞣酸蛋白质，从而使肠道的蠕动功能减弱，大便中的水分减少，使排便不畅，引起便秘。因此，吃羊肉后不宜立即饮茶。

◎冬季喝酒抗寒不可取

冬季，一些人认为喝酒可以使体内血液循环加快，全身发热，从而能起到抗寒的作用。然而，喝酒抗寒的做法并不科学。

人喝了酒后会觉得全身温暖，有发热的感觉，但这只是暂时的。从长时间看，喝酒后由于血管扩张，体内的热量散发得更多更快，等酒劲一过，反而会使身体更加寒冷，并会使身体的抗寒能力减弱，从而引起头痛、感冒或冻伤等疾病。

另外，如果喝酒过多，中枢神经大脑皮质的机能就会受到抑制，从而影响体内热量的产生，使体温降低。据研究测定，1毫升酒精在体内氧化时仅能产生29.3千焦的热量，这点热量对人体温度的影响是微不足道的。酒精进入血液循环到达大脑之后，会直接干扰调节体温的中枢神经系统，造成体温调节功能的紊乱，同时还会降低人对寒冷的感觉。因此冬季饮酒抗寒是不可取的。

◎大寒养生食疗

（1）虾皮燕麦粥

材料：燕麦60克，虾皮、水发紫菜、大米各20克，鸡蛋1个，盐、味精各适量。

做法：虾皮洗净；水发紫菜洗净，撕小片；大米淘净，浸泡30分钟，沥水；鸡蛋磕入碗里打散。大米、燕麦放入砂锅，加水，大火煮沸，下入虾皮、水发紫菜片，改小火煮成稠粥，加入鸡蛋、盐、味精后拌匀，用大火煮沸即可。

功效：健脾开胃，防治心血管疾病。

（2）白胡椒煲猪肚汤

材料：猪肚1个，白胡椒、味精、盐、白芝麻、酱油各适量。

做法：把猪肚用水反复冲洗干净。把白胡椒打碎，放入猪肚内，并留少许水分。把猪肚头尾用线扎紧，慢火煲至猪肚酥软，加盐调味即可。猪肚汤单独喝，将猪肚切条装盘，再撒上白芝麻和酱油，可做冷盘食用。

功效：健脾养胃，可用于治疗胃寒、心腹冷痛等症。

（3）当归生姜羊肉汤

用料： 当归30克，生姜30克，羊肉500克。

做法： 将当归、生姜洗净切片；羊肉洗净切块，入沸水锅内焯去血水，捞出晾凉备用。砂锅内放入适量清水，将羊肉块、当归片和姜片下入，大火烧沸后撇去浮沫。改用小火炖1.5小时至羊肉熟烂，喝汤食肉。

功效： 羊肉、生姜性质温热，能补益阳气；当归能补血活血、温通经络。故本品有温中补血、祛寒强身、散寒止痛的作用，适于平素脾胃虚寒，有脘腹冷痛、呕吐、腹泻等症状的患者。

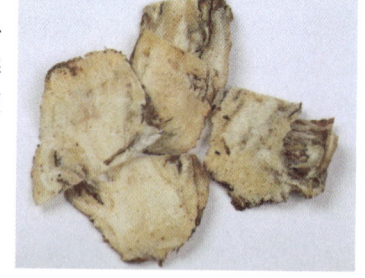

调神养生

> 读义理书，学法帖字，澄心静坐，益友清谈，小酌半醺，浇花种竹，听琴玩鹤，焚香煎茶，登城观山，寓意弈棋。虽有他乐，吾不易也。
>
> 宋·《齐斋十乐》

◎室内活动丰富寒冬生活

严冬时节室外冰天雪地，气温极低，不适宜过多的户外活动。且冬季昼短夜长，居家时间显得更多，尤其是退休在家的中老年人，时间似乎更难捱，常常因为无事可做而感到生活无趣，难免出现情绪低落，心烦意乱，甚至感到孤单凄凉。其实有很多适合在家做的事情，一方面可以丰富中老年人的生活，另一方面也能养心益志、陶冶情操、舒缓身心、延年益寿。

❶ 读书能让人明理、静心、怡情，提高品位，心胸开阔、心平气和。人在读书时精神集中、近乎忘我，中医认为"聚精会神是养生大法"，因此冬季正是静心阅读的好时候。

❷ 冬季虽然室外一片枯枝败叶，但可在家里种花养草，营造一片红花绿叶的景致。只要掌握光照、温度、水分三个要素，冬季也可养一些对环境要求不太高、容易养活的花草，如吊兰、蜡梅、万年青、一品红、令箭荷花、仙人掌、水仙等。每天为花草浇浇水，将花草搬到室外去晒太阳，既有生活情趣，又能锻炼身体，一举两得。

❸ 抚琴下棋、书法绘画与读书一样，是聚精会神、怡情静心的养生之法，可给中老年人的生活带来很多情趣和乐趣。

❹ 一个有爱好、有情趣的人，往往是乐观、向上、心胸开阔的人。十字绣、剪纸、编织、做布娃娃、小玩偶等等手工劳作，既需要创意、想法，又需要动手操作，对于保持中老年人思维活跃、头脑清醒、肢体灵活非常有益。

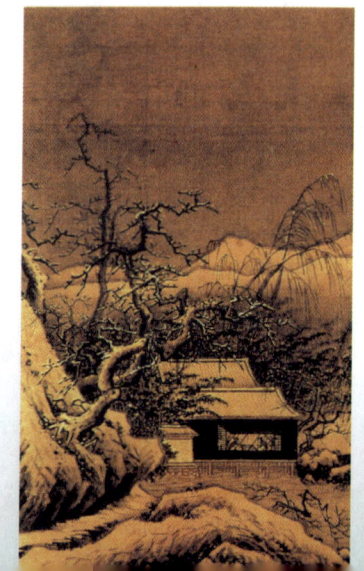

运动养生

> 每日子丑时，两手向后，踞床跪坐，一足直伸，一足用力，左右各三五度，叩齿漱咽吐纳。
>
> 宋·《陈希夷二十四节气导引坐功图》

◎大寒养生导引功

每天晚上，一腿前伸；另一腿跪坐在床上，前脚掌着地，臀部坐在脚后跟上。上身后仰，以两臂分别在身后两侧撑地，指尖朝向斜后方，身体重心后移，再前移。两腿互相交换进行，左右各15次。然后上下牙齿相叩36次，咽口水，深呼吸（图233）。

经常做本套功法能够改善舌根僵硬疼痛，身体不能动或不能卧、股膝内侧肿痛、足背痛、腹胀肠鸣、泄泻、足踝肿。

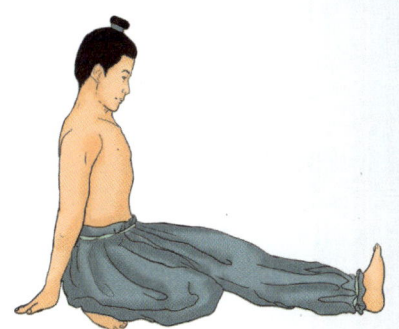

图233 大寒养生导引功

◎调脾养心操

取舒适坐姿，两腿向前伸直，两手放于身体两侧，自然呼吸。手臂向前伸直，与地面平行，手指交叉相握。腰部不动，手臂保持水平，身体前倾。按顺时针的方向，手臂带动身体做圆周水平运动，模拟推动石磨的姿势，转动10圈左右。然后按同样的方式逆时针方向做推磨动作，转动10圈左右（图234）。

本套功法有调理脾胃、养心安神、舒畅身心的作用，可以预防和辅助治疗消化系统、心血管系统疾病。

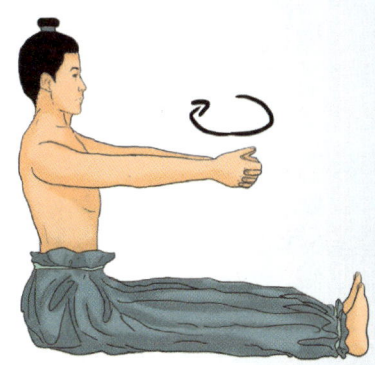

图234 调脾养心操

经络养生

◎健脾和中

（1）按揉中脘穴

手法：用食指、中指指腹按揉中脘穴2~3分钟，以感觉酸胀为宜（图235）。

功效：中脘穴是消化系统的保健要穴，按摩此穴对脾胃功能有调整作用，可以起到健脾和胃、补中益气的功效，增强脾脏运转水湿的功能。

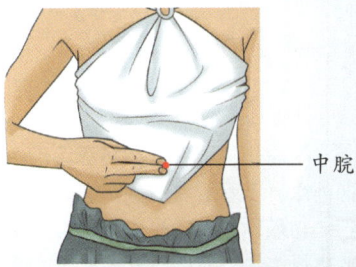

中脘

图235 按揉中脘穴

（2）按揉水分穴

手法： 用食指、中指指腹按揉水分穴，以感觉胀痛为宜（图236）。

功效： 水分穴是负责提高人体水分代谢的穴位，按摩此穴，能利水渗湿、通调水道，起到健脾和中的作用，增强脾脏功能。

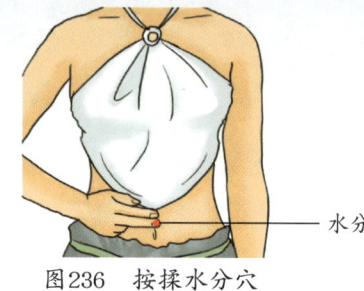

图236　按揉水分穴

（3）点按手三里穴

手法： 用拇指点按手三里穴50次，力度适中（图237）。

功效： 手三里穴属手阳明大肠经，与胃经联系密切，因此按摩此穴可以调节肠胃功能，具有健脾和中之效。

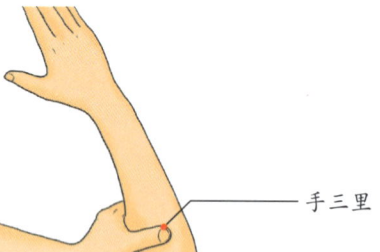

图237　点按手三里穴

（4）按揉鱼际穴

手法： 用拇指指腹按揉鱼际穴50次，以感觉压痛为宜（图238）。

功效： 按摩鱼际穴可增强脾胃功能，健脾和中，促进人体气血循行。

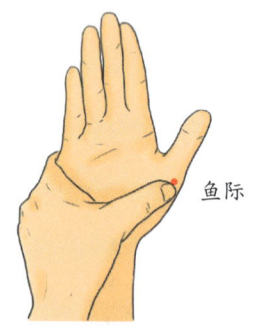

图238　按揉鱼际穴

（5）点按公孙穴

取穴： 足内侧缘，第一跖骨基底部的前下方。

手法： 用拇指指尖点按公孙穴1～2分钟，以感觉皮肤发热为宜（图239）。

功效： 公孙穴被称为脚下"第一温阳大穴"，是脾经和冲脉的能量汇聚点和调控中心，既能调治脾经，又能调治冲脉，因此点按公孙穴，可健脾化痰、和中消积，达到调理脾脏的目的。

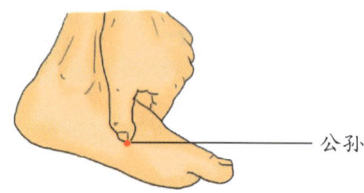

图239　点按公孙穴

◎排毒养颜

（1）指擦攒竹穴

手法： 将两手食指指腹置于两侧攒竹穴上，由内向外沿眉形擦至眉梢，反复抹动35次（图240）。

功效： 攒竹穴是膀胱经上的重要穴位，有着较好的排毒功效。适当刺激攒竹穴可排出体内毒素。

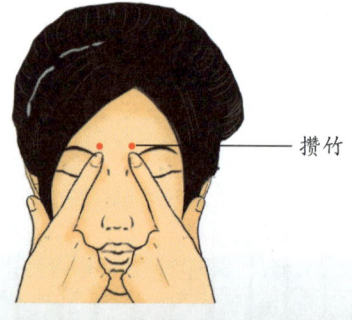

图240　指擦攒竹穴

（2）按揉太阳穴

手法： 用双手食指指腹按揉太阳穴1～3分钟，力度适中（图241）。

功效： 太阳穴掌管着淋巴流动，因此刺激太阳穴可改善淋巴循环不良的状况，加速身体毒素的排出。

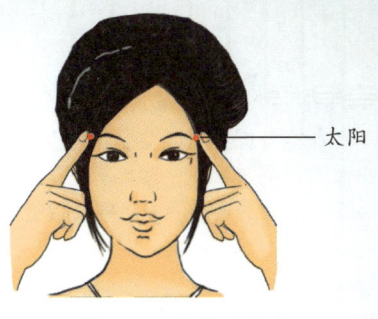

图241　按揉太阳穴

（3）点按迎香穴

取穴： 在鼻翼外缘中点旁，当鼻唇沟中。

手法： 用双手食指指腹点按迎香穴50次，力度稍重（图242）。

功效： 迎香穴位处血管、面神经丰富的三角区，经常刺激，可调节面部血色，让脸色红润、健康有光泽。

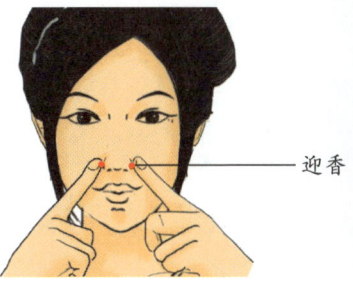

图242　点按迎香穴

（4）按揉颊车穴

取穴： 在面颊部，下颌角前上方约一横指（中指），当咀嚼时咬肌隆起，按之凹陷处。

手法： 用双手食指、中指指腹按揉左右颊车穴50次，以感觉压痛为宜（图243）。

功效： 颊车穴位处血管、面神经丰富的三角区，经常按摩此穴不仅能有效改善面部气色，还可使皮肤变得细腻有光泽。

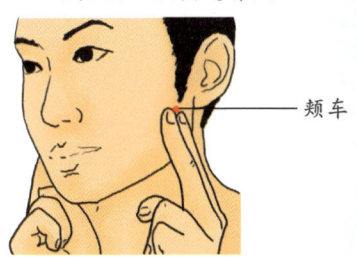

图243　按揉颊车穴

（5）点按三阴交穴

手法： 用拇指点按三阴交穴50次，以感觉胀痛为宜（图244）。

功效： 足三阴经的气血交会于此，按摩此穴可有效调节人体消化系统、泌尿系统和生殖系统功能，不但可提升气色，同时还可使皮肤变得油腻细嫩。

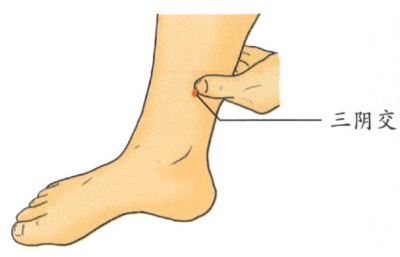

图244　点按三阴交穴

常见病防治

大寒时节，人体需要消耗很大一部分热量来抵御严寒，如果营养跟不上，脂溢性皮炎等疾病的发病率就会增加。进入大寒节气后，离春节越来越近，人们置办年货、走亲访友，外出的时间比较多，由于天气寒冷，所以这个节气哮喘等呼吸道疾病发病率也比较高。

◎脂溢性皮炎

脂溢性皮炎的典型症状为皮肤上有边缘清楚的暗黄或红色斑片或斑丘疹，其表面覆盖有油腻性鳞屑或痂皮，常伴有不同程度的痛痒。冬天寒冷、干燥、多风的气候容易破坏皮肤的水分、油脂的代谢平衡，导致脂溢性皮炎的发病率升高。

● 预防方法

1 适当多食用富含维生素A、B₂、B₆、E的食物，如动物肝、胡萝卜、南瓜、土豆、卷心菜、芝麻油、菜籽油等。

2 尽量少食用辛辣刺激性的食物，如辣椒、胡椒面、芥末、生葱、生蒜、白酒等。少食用油腻食物、甜食和过咸的食物。

3 多到户外呼吸新鲜空气，室内要多开窗，勤通风。注意个人卫生，每晚用温水涂少量硫磺香皂或硼酸皂洗脸，清除面部油腻，保持皮肤清洁。

4 避免精神紧张、过度劳累，积极预防细菌感染。长青春痘或成人痤疮后要正确护理和治疗，以防引起脂溢性皮炎。

● 防治验方

富含维生素A、E和B族维生素的食物对改善脂溢性皮炎非常有效。另外茅根茶、蒺藜消风粥、薏米山楂粥等也可以起到辅助治疗的作用。

茅根五味豆浆饮

材料	白茅根30克，五味子15克，豆浆250毫升，白砂糖适量。
功效	清热利尿，活血散瘀。
适用	防治脂溢性皮炎。

将五味子、白茅根分别洗净，放入锅中，加水250毫升，小火煎煮25分钟，去渣取汁。原锅洗净，倒入豆浆，小火煮5分钟，加入药汁烧沸，撒入白砂糖，搅匀即成。每日服用1次。

冬瓜薏米粥

材料	冬瓜250克，薏苡仁30克，大米100克，白砂糖适量。
功效	清热解毒、利湿止痒。
适用	防治脂溢性皮炎。

冬瓜洗净，去皮、瓤、切块；薏苡仁米、大米分别淘净。锅内放入大米、薏米、冬瓜，加清水适量，大火烧沸，改用小火炖煮35分钟，加入白砂糖，搅匀即成。每日1次，每次吃粥150克。

◎哮喘

哮喘全称为支气管哮喘，是一种发病率较高，危害较大的疾病。哮喘常反复发作，尤其是在夜间或凌晨，发作时出现气喘、呼吸困难、胸闷、咳嗽，伴有喉咙中的哮鸣声。哮喘严重者长期不能平躺，平躺即感觉到呼吸困难，只能被迫坐着。

大多数哮喘患者属于过敏体质，对空气中一些可吸入的物质，如螨虫、花粉、霉菌等，或者某些食物，如坚果、牛奶、花生、海鲜类等，以及某些药物存在过敏反应。冬季时天气寒冷，呼吸道的抵抗力降低，易出现哮喘发作。

● 预防方法

1 天气寒冷时做好保暖，防止感冒和着凉。出门时最好戴口罩，避免吸入冷空气。
2 居住环境应该保持空气清新，避免烟尘刺激。
3 患者和家属应该清楚导致患者发病的过敏原，在日常生活中要远离这些过敏原。
4 患者应保持情绪平稳，避免激动。
5 平时应加强锻炼身体，增强体质。

● 防治验方

柚子皮百合汤

材料	柚子1个（约1000克重，去肉留皮），百合125克，白糖125克。
功效	补脾虚，清肺热，消痰涎。
适用	陈年咳嗽、痰多、哮喘、肺气肿等。

将柚子皮、百合和白糖一起放入砂锅里，加水60毫升，煎煮2~3个小时，然后滤出药液，分3次服完，每日1次，儿童减半。每服3个柚子为1个疗程。服药期间禁食油菜、萝卜、鱼虾。

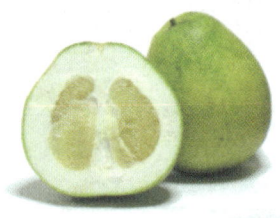

乌贼骨粉

材料	乌贼骨500克，白糖1000克。
功效	收敛肺气，止咳定喘。
适用	哮喘。

将乌贼骨放在锅里焙干，捣碎，研成粉末，加入白糖调匀，装在瓶内封存。成人每次服用15~25克。儿童用量：1~2岁为成人量的1/4，3~4岁为成人量的1/3，5~6岁为成人量的2/5，7~9岁为成人量的1/2，10~14岁为成人量的2/3。

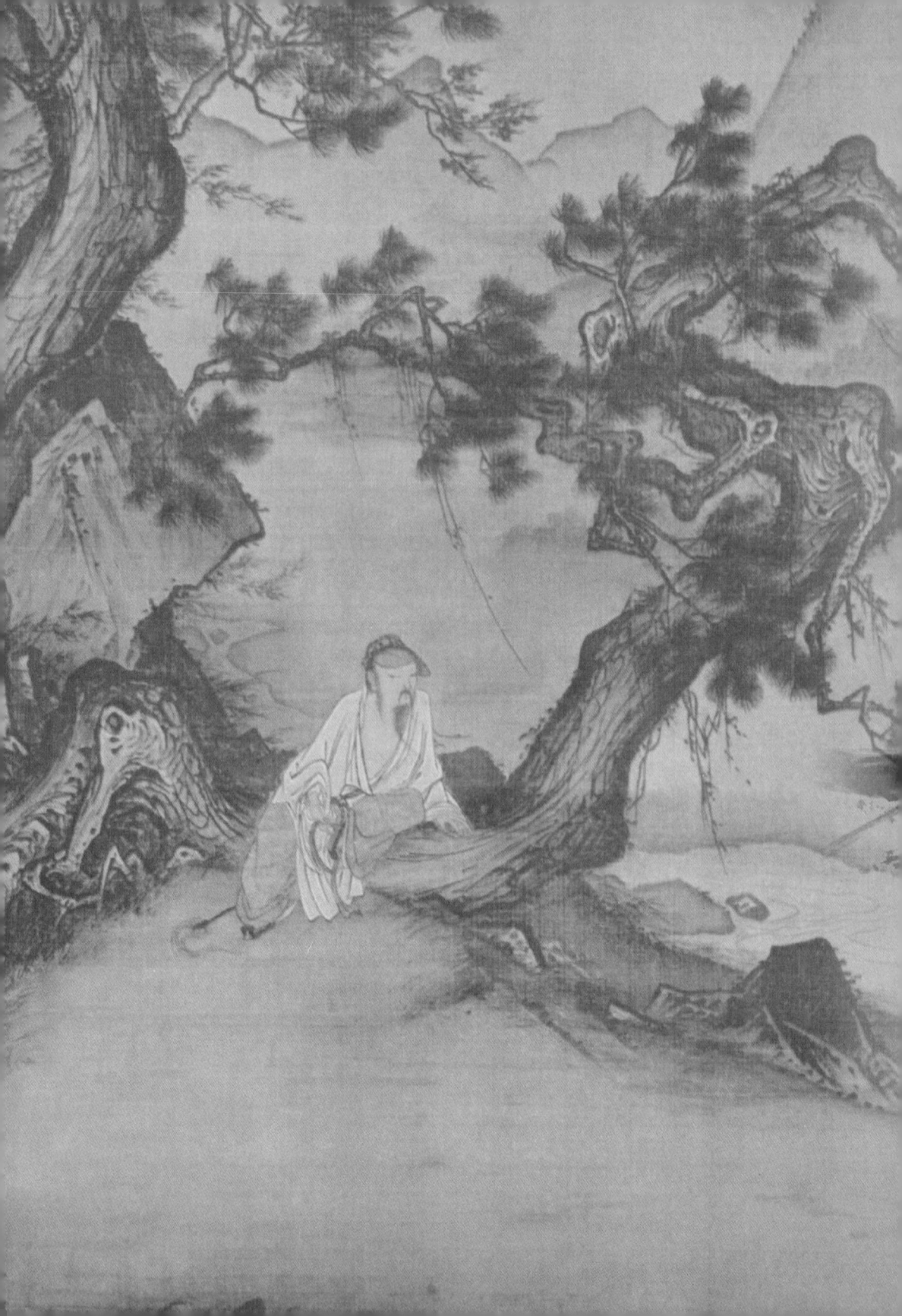